甘 泉 周 冬 孙国强◎主编

赵 蕾 肖 梅◎主审

# 双胎临床处置

SHUANGTAI LINCHUANG CHUZHI

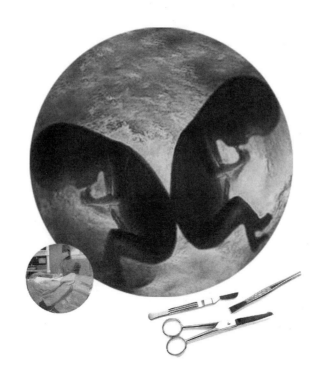

长江出版传媒
Changjiang Publishing & Media

湖北科学技术出版社
HUBEI SCIENCE & TECHNOLOGY PRESS

**图书在版编目(CIP)数据**

双胎临床处置/甘泉,周冬,孙国强主编.—武汉:湖北科学技术出版社,2021.3

ISBN 978-7-5706-0899-7

Ⅰ.①双… Ⅱ.①甘… ②周… ③孙… Ⅲ.①多胎妊娠－研究 Ⅳ.①R714.23

中国版本图书馆 CIP 数据核字(2020)第 214031 号

责任编辑:冯友仁　程玉珊　　　　　　　　　　　封面设计:喻　杨

出版发行:湖北科学技术出版社　　　　　　电话:027－87679447
地　　址:武汉市雄楚大街 268 号　　　　　　邮编:430070
　　　　　(湖北出版文化城 B 座 13—14 层)
网　　址:http://www.hbstp.com.cn

印　　刷:湖北恒泰印务有限公司　　　　　　邮编:430070

700×1000　　　　　1/16　　　　　18 印张　　　　400 千字
2021 年 3 月第 1 版　　　　　　　　　　2021 年 3 月第 1 次印刷
　　　　　　　　　　　　　　　　　　　　　定价:128.00 元

# 《双胎临床处置》

## 编 委 会

| 主　编 | 甘　泉　周　冬　孙国强 |
|---|---|
| 副主编 | 胡娅萍　王　玲　蒋婷婷　张　莉　林　莹 |
| 编　委 | 胡　晶　李运祥　汪红艳　程　瑶　肖　蓉　顾　夏 |
| 主　审 | 赵　蕾　肖　梅 |
| 编写秘书 | 贺文静 |

# 序

双胎——产科之王，是不争的事实。

一直想写一本有关双胎的书，准备了比较长的时间。

本书的作者是华中科技大学同济医学院附属湖北妇幼保健院、湖北省妇幼保健院产科、重症医学科的一批年轻有为的高年资主治医师、副主任医师、主任医师。他们认真阅读了国内外的相关文献、指南与共识，结合科室近5~10年内收治的双胎病例，完成了此书的撰写工作。

产科是个特殊的专业，医、助、护之间是唇齿相依的关系，本书的每个章节中特意增加了"护理心得"部分，此部分也是本书的一个亮点。

希望我们的工作能够得到大家的认可，能给从事产科临床，尤其是妇幼保健系统产科、基层妇产科医务工作者一些帮助，我们就很欣慰了。

欢迎大家在阅读本书时，给予批评指正。

肖　梅

2020 年 8 月 19 日

# 目　录

# 第一章　双胎起源及概述

一次妊娠同时有两个胎儿称双胎妊娠。双胎妊娠约占所有妊娠的 1%，有双卵双胎和单卵双胎两种，双卵双胎的发生率约为双胎总数的 2/3，与种族、家族和地区有一定关系。单卵双胎的发生率约为双胎总数的 1/3，与遗传、环境等无明显关系。此外，双胎的发生率在不同国家、地区、人种间有一定差异。

我国最早有关双胎的记载是在春秋战国时期，《左传·僖公十七年》谓："梁嬴孕过期，卜招父与其卜子，其子曰将生一男一女。"最早的中医学里记载双胎出自《脉经》卷九，亦名双躯、骈胎，又称孪生。人类的生殖绝大多数为单胎，随着促排卵药的应用和试管技术的开展，多胎妊娠的发生率明显增多。在美国，双胎妊娠约占活产的 3%，占多胎妊娠的 97%。双卵双胎较单卵双胎更为常见，分别占双胎的 70% 和 30%。双卵双胎的发生率虽在不同人群中有所差异，但世界各地单卵双胎的发生率相对稳定。单羊膜性是最少见的双胎胎盘形成形式，仅占单卵双胎妊娠的 1%～5%。单羊膜囊双胎妊娠来自单个受精卵的分裂。胎膜包括一层羊膜及一层绒毛膜。这些妊娠相对少见，其特征是胎儿发生并发症的风险高，单羊膜囊双胎的发生率约为 1/10000 次妊娠。

双胎妊娠孕妇较单胎妊娠孕妇并发症增多，早产发生率及围生儿死亡率高，故双胎妊娠属于高危妊娠范畴。有统计显示，双胎妊娠的自然发生率约为 1.1%，其病死率为单胎妊娠的 3～12 倍。目前双胎妊娠的发生率还在逐年上升。世界各国双胎妊娠也均呈上升趋势，加拿大的发生率上升了 15%，英国从 1980 年的 0.1% 上升到 2009 年的 1.65%，美国从 1980 年至 2009 年上升了 76%，从 1.89% 上升至 3.33%。双胎妊娠作为一种特殊的高危妊娠，伴随双胎妊娠发生率增多，其出生缺陷率、死亡率、流产率、早产率、染色体异常和其特有的母胎并发症发生率均较单胎妊娠高。据原国家卫生和计划生育委员会公益性行业项目 10 家参加单位的统计结果显示，双胎的出生缺陷率约为 6.3%。同时，双胎妊娠较单胎妊娠的产前筛查和产前诊断的准确性差，其咨询难度也更大。

双胎妊娠孕妇在孕早期就可能出现比单胎妊娠孕妇更为严重的早孕反应。孕 10 周后子宫明显增大，到孕 24 周后，子宫增大尤为迅速。孕晚期可出现明显的压迫症状，如呼吸困难、下肢水肿明显及下肢外阴部的静脉曲张等。双胎妊娠孕妇血容量的增加比单胎妊娠孕妇明显增多，更容易出现缺铁性贫血，另外双胎妊娠的并发症较单胎妊娠而言明显增多，如妊娠期高血压疾病、妊娠期糖尿病、胎儿生长受限等。孕晚期子宫过度膨大，且双胎妊娠并发症多且复杂，双胎妊娠常常难以维持到足月，容易发生早产。

对于家庭而言，双胎的到来带来的是收获双倍的幸福和辛苦。对于产科医师而言，双胎是产科之王，双胎包含着复杂的产科诊断和处理。双胎孕妇和胎儿特殊的情况及并发症，给产科医生增加了诊断和处理的难度，双胎处置能力也是评判产科医生乃至一个医疗机构中产科团队诊治能力的标准。本书对不同双胎妊娠临床病例进行分析，通过分析双胎临床类型、临床处理，参考最新国内外双胎处理指南，以期为产科临床医生提供一些帮助。

（张　莉）

# 第二章　双胎妊娠的孕期监护及处理

一次妊娠宫腔内同时有两个或两个以上胎儿时称为多胎妊娠，以双胎妊娠多见。20世纪70年代以前，多胎妊娠的发生率相对稳定，但是近年来随着辅助生殖技术的发展，多胎妊娠的发生率明显增高。单卵双胎的发生率比较恒定，在0.3%~0.5%，而双卵双胎的发生率波动极大，为0.13%~4.9%，其发生率与种族、孕妇年龄、身高、产次、遗传、营养等相关。多胎妊娠易引起妊娠期高血压疾病、妊娠期肝内胆汁淤积症、贫血、胎膜早破及早产、胎儿发育异常等并发症。单绒毛膜性双胎还可能合并双胎输血综合征、选择性胎儿生长受限等特殊并发症，因此双胎妊娠属高危妊娠范畴，双胎妊娠的孕期监护和处理尤为重要。

## 一、双胎类型及特点

### （一）双卵双胎

两个卵子分别受精形成的双胎妊娠，称为双卵双胎。双卵双胎约占双胎妊娠的70%，与应用促排卵药物、多胚胎宫腔内移植及遗传因素有关。两个卵子分别受精形成两个受精卵，各自的遗传基因不完全相同，故形成的两个胎儿有区别，如血型、性别不同或相同，但指纹、外貌、精神类型等多种表型不同。胎盘多为两个，也可融合成一个，但血液循环各自独立。胎盘胎儿面有两个羊膜腔，中间隔有两层羊膜、两层绒毛膜（图2-1）。

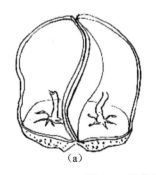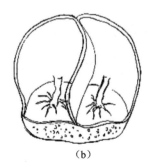

（a）　　　　　　　　　　　　（b）

**图 2-1　双卵双胎的胎盘及胎膜示意图**

（a）胎盘独立；（b）胎盘融合

同期复孕是两个卵子在短时间内不同时间受精而形成的双卵双胎。检测人类白细胞抗原（human leucocyte antigen，HLA）型别可识别精子的来源。

## （二）单卵双胎

由一个受精卵分裂形成的双胎妊娠，称为单卵双胎。单卵双胎约占双胎妊娠的 30%。形成原因不明，不受种族、遗传、年龄、胎次等的影响。一个受精卵分裂形成两个胎儿，具有相同的遗传基因，故两个胎儿性别、血型及外貌等均相同。由于受精卵在早期发育阶段发生分裂的时间不同，形成下述 4 种类型（图 2-2）。

1. 双绒双羊。单卵双胎分裂发生在桑椹期，相当于受精后 3 日内形成两个独立的受精卵、两个羊膜囊。两个羊膜囊之间隔有两层绒毛膜、两层羊膜，胎盘为两个或一个。此种类型占单卵双胎的 30% 左右。

2. 单绒双羊。单卵双胎分裂发生在受精后第 4～8 日，胚胎发育处于胚泡期，即已分化出滋养细胞，羊膜囊尚未形成。胎盘为一个，两个羊膜囊之间仅隔有两层羊膜，此种类型约占单卵双胎的 68%。

3. 单绒单羊。单卵双胎受精卵在受精后第 9～13 日分裂，此时羊膜囊已形成，两个胎儿共存于一个羊膜腔内，共有一个胎盘。此类型占单卵双胎的 1%～2%。

4. 联体双胎。受精卵在受精第 13 日后分裂，此时原始胚盘已形成，机体不能完全分裂成两个，形成不同形式的联体儿，如两个胎儿共有一个胸腔或共有一个头部等。极罕见，发生率为单卵双胎的 1/1500。寄生胎也是联体双胎的一种形式，发育差的内细胞团被包入正常发育的胚胎体内，常位于胎儿的上腹部腹膜后，胎体的发育不完全。

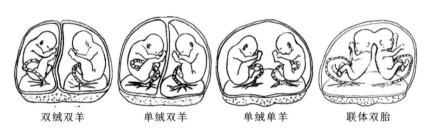

双绒双羊　　　　单绒双羊　　　　单绒单羊　　　　联体双胎

**图 2-2　单卵双胎的胎盘及胎膜示意图**

不同类型双胎特点如表 2-1 所示。

表 2-1　不同类型双胎特点

| 双胎类型 | 占比 | 遗传基因 | 绒毛膜性 | 发生率 | 受精卵分裂时间 | 胎盘 |
|---|---|---|---|---|---|---|
| 双卵双胎 | 70% | 不完全相同 | 双绒双羊 | 100% | — | 1个/2个 |
| 单卵双胎 | 30% | 相同 | 双绒双羊 | 30% | <3 日 | 1个/2个 |
| | | | 单绒双羊 | 68% | 4~8 日 | 1个 |
| | | | 单绒单羊 | 1%~2% | 9~13 日 | 1个 |
| | | | 联体双胎 | 1/1500 | >13 日 | 1个 |

## 二、绒毛膜性与预后

一般来说，双胎的预后取决于绒毛膜性而并非合子性（单/双卵）。双绒毛膜双胎有两种来源，一种是双卵双胎，另外一种是受精卵形成 3 日内分裂出来的单卵双胎（占单卵双胎 30%）。单绒双羊双胎是由一个受精卵分裂出来，占单卵双胎的 68%，为受精卵在 4~8 日分裂形成。这种双胎由于胎盘之间有血管吻合，约 15% 会发生双胎输血综合征，15% 左右会发生选择性胎儿生长受限，均为严重的并发症。另还有一种很罕见的单绒单羊双胎（占单卵双胎 1%~2%），为一个受精卵在 9~13 日分裂形成，两个胎儿在同一个羊膜囊，风险极大，有一半的胎儿会因脐带缠绕打结死亡。

随着二孩政策的全面放开，高龄妊娠和辅助生殖技术的应用逐年增多，双胎妊娠发生率逐年上升，从而导致流产、早产、出生缺陷及围生儿病率、死亡率以及孕产妇重症及死亡率增加。双胎妊娠孕产妇与围生儿的孕期管理及临床研究一直都是围产医学的工作重点和热点。

（周　冬　孙国强）

# 第一节　双胎绒毛膜性的判断

妊娠 6~14 周超声检查发现为双胎妊娠时，应进行绒毛膜性的判断。如果判断绒毛膜性有困难时，需及时转诊至区域性产前诊断中心或胎儿医学中心。

双卵双胎均为双绒双羊双胎；而单卵双胎则根据发生分裂时间的不同，分别演变成为双绒双羊或单绒双羊双胎；若分裂发生的更晚，则形成单绒单羊双胎，甚至联体双胎。故单绒双胎均为单卵双胎，而双绒双胎不一定是双卵双胎。

## 一、不同绒毛膜性双胎的特点

### (一)双卵双胎

双卵双胎（图 2-3）看受精卵着床的位置，两个胎盘可以是融合的，也可以是分开的。因此，我们用胎盘来鉴别双胎的绒毛膜性的时候，要注意以下几点：

1. 当看见两个胎盘的时候，可能是双卵双胎，也可能是单卵双胎，但一定是双绒双羊，因此一定不会发生双胎输血综合征。

2. 当看见一个胎盘，同时两胎儿间没有羊膜分隔的时候，就是单卵双胎里的单绒单羊。

3. 当看见一个胎盘，同时两胎儿间有羊膜分隔的时候，可能是单卵双胎或双卵双胎的两个胎盘融合，是双绒双羊；也可能是单卵双胎的单个胎盘，是单绒双羊。可以用双胎峰来鉴别双绒双羊或单绒双羊。

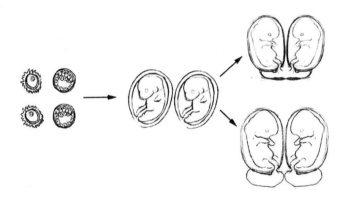

**图 2-3　双卵双胎绒毛膜性类型**

### (二)单卵双胎

单卵双胎（图 2-4）根据受精卵分裂的时期不同，会发展出几种不同的类型。

1. 受精卵形成 3 日内分裂，这时受精卵还处于桑椹胚阶段，桑椹胚完全分裂成两个，会发展出两个独立的胎盘，同时，根据受精卵着床的位置，可以是两个胎盘融合或两个胎盘完全分开，但都属于双绒双羊（double chorionic membrane double amniotic sac，DCDA）。

2. 受精卵在 4～8 日分裂，这时受精卵处于胚泡阶段，内细胞群完全分裂成两组，会发展出两个卵黄囊，但共用一个胎盘，这就是单卵双胎最常见的单绒双羊（single chorionic double amniotic sac，MCDA）。

3. 受精卵在 9～13 日分裂，这时卵黄囊、羊膜腔和胚盘已经出现，胚盘完全分裂成两组，发展为两个独立的胎儿共用一个羊膜腔和一个胎盘，这就是单卵双胎比较罕见的单绒单羊（single chorionic amniotic sac，MCMA）。

4. 受精卵 13 日后分裂，这时胚盘进一步发育，胚盘不完全分裂，会发展为部分相连的两个胎儿，这就是联体双胎。

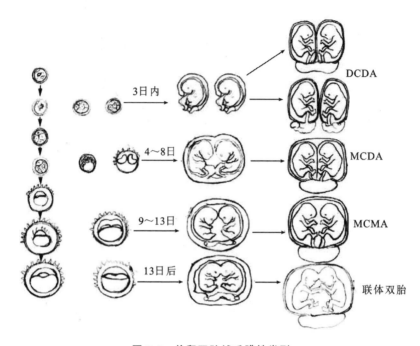

**图 2-4　单卵双胎绒毛膜性类型**

### （三）双胎峰

双绒双羊由于有两个绒毛膜囊，胎盘是由两个胎盘融合在一起而成的，羊膜和胎盘的交界会呈"λ"征（图 2-5）。这种胎盘是由两个胎盘融合而成，相互不会形成血管交通吻合支，因此不会形成双胎输血综合征。

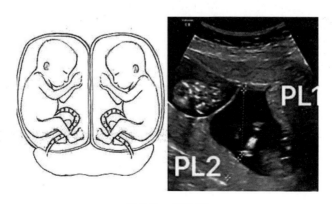

**图 2-5　"λ"征**

单绒双羊由于只有一个绒毛膜囊，一个胎盘，因此羊膜和胎盘的交界会呈"T"征（图2-6）。

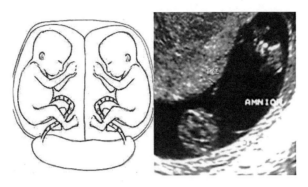

图 2-6 "T"征

## 二、绒毛膜性的判断方法

单绒双胎妊娠胎死宫内的风险是双绒双胎的3.6倍，在妊娠24周前发生流产的风险是后者的9.18倍。单绒双胎可能会发生一系列并发症，如双胎输血综合征、双胎反向动脉灌注序列征及选择性胎儿生长受限等。由于胎盘存在血管交通吻合支，如果双胎之一发生胎死宫内，存活胎儿有发生脑损伤的风险。因此，诊断绒毛膜性对双胎的评估及妊娠期管理至关重要。

在妊娠6～9周，可通过孕囊数目判断绒毛膜性。妊娠10～14周，可以通过双胎间的羊膜与胎盘交界的形态判断绒毛膜性。单绒双胎羊膜分隔与胎盘呈"T"征，而双绒双胎胎膜融合处夹有胎盘组织，胎盘融合处表现为"双胎峰"（或"λ"征）。妊娠中期"双胎峰"或"T"征不容易判断，只能通过分离的胎盘个数或胎儿性别判断绒毛膜性。如为2个胎盘或性别不同，则为双绒双胎；如2个胎儿共用一个胎盘，性别相同，缺乏妊娠早期超声检查资料，绒毛膜性判定会很困难。如绒毛膜性诊断不清，建议按单绒双胎处理。不同孕周双胎绒毛膜性的判断方法如表2-2所示。

表 2-2 双胎绒毛膜性的判断

| 孕周 | 超声特征 | 临床诊断 |
| --- | --- | --- |
| 6～9周 | 一个孕囊 | 单绒 |
| | 两个孕囊 | 双绒双羊 |
| 10～14周 | "T"征 | 单绒双羊 |
| | "λ"征 | 双绒双羊 |

续表

| 孕周 | 超声特征 | 临床诊断 |
|------|---------|---------|
| >14 周 | 两个胎盘 | 双绒双羊 |
| | 一个胎盘 | 双绒/单绒 |
| | 性别不同 | 双绒双羊 |
| | 性别相同 | 双绒/单绒 |

（周　冬　孙国强）

# 第二节　双胎妊娠的产前筛查及产前诊断

由于辅助生殖技术的广泛使用及高龄受孕，多胎妊娠呈现显著上升趋势。2017 年加拿大妇产科学会发表了关于双胎妊娠非整倍体的产前筛查及诊断指南，在非整倍体异常风险评估、评估手段、介入性产前诊断和遗传咨询等方面进行指导，为临床中对于双胎的筛查、诊断及处理提供了具体的指导意见。

## 一、与妊娠年龄、合子性和绒毛膜性相关的非整倍体风险评估

1. 由于多胎妊娠发生率增加，且孕妇多为高龄受孕，与年龄因素相关的染色体非整倍体异常发生率也随之增高，所以双胎妊娠非整倍体发生率高于单胎妊娠。

2. 双胎妊娠中约 70% 为双卵双胎，30% 为单卵双胎。在双胎妊娠中，绒毛膜性比合子性更为重要，早期超声检查绒毛膜性准确率可达 96%～100%，而孕中期准确率则降至 80%，因此建议在孕早期就确定绒毛膜性。

3. 单绒双胎在染色体异常发生率上与单胎妊娠并无太大差别，但其在超声结构异常上的风险增大，主要表现为心脏异常、神经管及脑部异常、颜面部异常和胃肠及腹壁异常等。

4. 绝大多数情况下，单卵双胎妊娠中的其中一胎发生非整倍体异常，则另一胎也会发生非整倍体异常；而双卵双胎中的两个胎儿发生非整倍体的概率是相对独立的。

5. 建议所有双胎孕妇都进行产前筛查并在孕中期进行超声结构筛查。不应将年龄作为无创性产前检测的独立因素，≥35 岁的双胎妊娠孕妇需进行侵入性产前检测。

## 二、双胎妊娠的胎儿颈项透明层测量

1. 胎儿颈项透明层（nuchal translucency，NT）是孕 11～13 周[+6]时胎儿颈

后部皮肤皱褶厚度，其对唐氏综合征的预测率在单/双胎中的预测率相近，且 NT 可以分别对两个胎儿进行测量，所以双胎妊娠在孕早期行 NT 测量是预测非整倍体的有效方法。

2. 在单绒双胎妊娠中，两个胎儿发生非整倍体的概率是一致的，并且与单胎妊娠发生非整倍体的概率相同。可以利用双胎妊娠测量的 NT 平均值对照单胎妊娠 NT 值表来评估其非整倍体发生率。

3. 双绒双胎妊娠胎儿发生非整倍体的概率是相对独立的，测量的 NT 值可对照单胎妊娠中位 NT 值表。约有 10% 的双绒双胎是单卵双胎，因此会导致双绒毛膜性单卵双胎的预测假阳性率升高。

4. 孕早期利用 NT 测量和孕妇年龄预测 21－三体的预测率可达 88%。单绒双胎妊娠比双绒双胎发生 NT 增厚的概率高，单绒双胎发生 NT 增厚是双胎输血综合征的预兆。

## 三、胎儿颈项透明层测量合并血清学检查

1. 孕早期 NT 测量合并血清学检查可降低 NT 测量预测非整倍体的假阳性率。

2. 在妊娠中期，孕妇血清标志物在双胎妊娠中的比例可达单胎妊娠早期的 2 倍。不同类型的双胎妊娠，血清学检查结果需要根据绒毛膜性做出数值的校正。人绒毛膜促性腺激素，需要将测得的中位数的校正倍数除以 2.023；妊娠相关血浆蛋白 A 有 2 种不同的校正因子：在双绒双胎中校正因子为 2.192，在单绒双胎中校正因子为 1.788。

3. 研究表明，孕早期结合 NT 测量和血清学检查结果对比单纯的 NT 测量预测非整倍体，二者准确性在单绒双胎中分别为 84% 和 73%，在双绒双胎中分别为 70% 和 68%，在所有双胎妊娠中分别为 72% 和 69%，并可将假阳性率降低到 5%。可见，结合 NT 测量和血清学检查结果比单纯的 NT 测量预测非整倍体准确性要高。

## 四、母体血清学筛查

1. 双胎妊娠中单纯使用母体血清学筛查具有一定的局限性，只有在孕早期未行 NT 测量时才考虑单独使用此方法。

2. 研究显示，双胎妊娠孕中期母体血清学筛查预估单卵双胎的检出率为 73%，双卵双胎的检出率为 43%，在维持假阳性率 5% 不变的前提下，则总检出率为 53%。双胎妊娠唐氏综合征的检出率为 63%，其中两个胎儿都为唐氏综合征时检出率可达 71%，只有其中一个胎儿为唐氏综合征时检出率为 60%，假阳性率为 10%。

3. 血清学筛查与 NT 测量相比，假阳性率增高，因此进行双胎羊膜腔穿刺的概率增加，可达 18.3%，侵入性产前诊断引起的胎儿流产率也会增加。

4. 建议双胎妊娠孕早期 NT 测量并结合孕妇年龄会是更好的筛查方法。若孕早期未行 NT 测量，则双胎妊娠中期的血清学筛查也可考虑。

## 五、联合胎儿颈项透明层测量、血清学检查与孕中期超声筛查

联合胎儿颈项透明层测量、血清学检查与孕中期超声筛查在单绒双胎中非整倍体预测率达到 93%，在双绒双胎中可达 78%，所有类型的双胎非整倍体综合预测率能达 80%。在双胎妊娠中联合 NT 检查和孕早、中期血清学检查在预测非整倍体异常上是有效方法之一。

对于双胎而言，目前尚没有可靠的非整倍体筛查手段。唐氏筛查是单胎常用的非整倍体筛查手段，但是在双胎妊娠中，唐氏筛查的可靠性不高，目前并不推荐其作为双胎的非整倍体筛查手段。双胎无创产前筛查作为一门新兴技术，应用前景看好，但其检测准确率尚需查证。

目前临床应用的有效产前筛查手段主要包括：

1. 基于产妇年龄与胎儿绒毛膜性的风险评估。

2. 包括颈项透明层检查在内的早孕期的超声检查。

3. 血清标志物，包括 β-绒毛膜促性腺激素、妊娠相关血浆蛋白 A、甲胎蛋白、游离雌三醇、抑制素 A。

4. 无创性产前筛查。在超声基础上结合血清标记物进行的产前筛查，是目前针对双胎效率最高的产前筛查手段。

综上，针对不同类型双胎不同检测方法和预测率如表 2-3 所示。

表 2-3 双胎不同检测方法和预测率

| 双胎类型 | NT 值 | 血清学检查校正 | 血清学检查（NT 未查时使用）预测率 | NT 预测率 | NT 联合血清学检查预测率 | "三联综合法"预测率 |
|---|---|---|---|---|---|---|
| 单绒双胎 | 取平均值 | 1.788 | — | 73% | 84% | 93% |
| 双绒双胎 | 分别测量 | 2.192 | — | 68% | 70% | 78% |
| 单卵双胎 | — | — | 73% | — | — | — |
| 双卵双胎 | — | — | 43% | — | — | — |

## 六、介入性产前诊断

双胎妊娠的介入性产前诊断包括羊膜腔穿刺术及绒毛取样术，介入性产前诊断可导致流产的风险升高。

双胎妊娠染色体检查的指征与单胎妊娠基本相同。由于卵型的不同，单卵双胎和双卵双胎发生唐氏综合征的风险不同，其中单卵双胎的唐氏综合征发生概率为4.9/万人，而双卵双胎其中1个胎儿发生染色体异常的概率为22.1/万人，高于双胎总发生率的18.3/万人。随着各种诊断技术不断出现，遗传学诊断技术的不断进步与遗传咨询承载能力之间差距越来越大，因此如何规范双胎的遗传学产前诊断，是围产医学工作的重点之一。

### (一) 遗传咨询

受咨询的夫妇在选择产前诊断手段时会有相当大的差别，在咨询时应当充分告知所有可选择的检测手段和各自的优缺点，并告知双胎妊娠会有约6%的自发性流产风险。

### (二) 羊膜腔穿刺术

单绒毛膜双胎行羊膜腔穿刺时，如孕14周前未确定绒毛膜性或双胎在生长发育时表现出不一致性，则两个羊膜囊都应分别进行取样。

1. 羊膜腔穿刺可选择在孕15周之后进行，在穿刺前超声准确识别并分别标记好胎儿位置、羊膜囊位置、胎盘位置、脐带插入点和胎儿性别等，尽可能保证取样准确，避免相同取样。

2. 两次进针取样法是最常使用的方法。两支取样针在超声引导下从两个羊膜囊处依次进针取样，此法取样2次采集到同一羊膜腔内羊水的概率为1.8%。核型结果与胎儿性别有助于发现采样错误。

3. 单次进针取样法，此法只需单次进针，但由于其会增加第2个羊膜腔的取样会混有第1个羊膜腔内羊水的可能性，以及增加医源性单羊膜腔的风险。所以，此法未被广泛使用。

4. 对于双绒毛膜双胎，应对两个胎儿分别取样。对于单绒毛膜双胎，通常只需对其中任一胎儿取样；但如出现两个胎儿生长发育不一致，NT结果相差较大以及在孕14周前未能确定绒毛膜性者，则应对两个胎儿分别取样。

5. 羊膜腔穿刺术流产的风险在0.3%～2.2%。

### (三) 绒毛取样

采用经腹部或经子宫颈方式均可，在双绒毛膜双胎妊娠中，建议采用"经腹部和经子宫颈联合法"或"经腹部法"都可最大程度降低取样错误率。

1. 要精确地定位胎盘的位置、着床位点以及每个胎盘与胎儿的关系，还需注意膀胱的充盈程度，其会影响子宫的位置，从而改变胎盘及胎儿在宫内的相对位置。

2.采用经腹部或经子宫颈取样方式均可，多胎中的每一次取样都应当更换采样针及经子宫颈器械。因介入性绒毛取样引起的流产率较难估计，双胎妊娠绒毛取样平均取样次数为 2.02～2.2 次，孕 22 周前流产率约为 3.1%，总体流产率为 4.8%。当核型染色体结果和胎儿性别不一致时，则提示有取样错误，但不排除两性畸形可能。取样时靠近胎盘脐带插入点及采用经腹部和经子宫颈联合取样法可将取样错误率降低到 3%～4%。

采用羊膜腔穿刺或者绒毛取样各有优劣。羊膜腔穿刺的技术难度、发生取样错误率和流产率比绒毛取样要低。而绒毛取样的孕周比羊膜腔穿刺要提前，这在早期选择性减胎上有利。但无论是绒毛取样还是羊膜腔穿刺，操作者的熟练操作都可以大大降低这些风险。两种介入性产前诊断方法对比如表 2-4 所示。

**表 2-4　双胎介入性产前诊断方法**

| 产前诊断方法 | 时间 | 流产风险 | 方法 | 取样错误率 |
|---|---|---|---|---|
| 羊膜腔穿刺术 | 15 周之后 | 0.3%～2.2% | 两次进针取样法（常用） | 低 |
| | | | 单次进针取样法（少用） | |
| 绒毛取样 | 15 周之前 | 3.1%～4.8% | 经腹部和经子宫颈联合法 | 高（3%～4%） |
| | | | 经腹部法 | |

## 七、核型结果异常后的咨询和减胎术

1.在得到核型异常结果之后应准确区分正常胎与异常胎，并与之前行介入性产前诊断操作者充分沟通以确保减胎准确性。

2.在得到核型结果异常的报告之后孕妇应得到非指导性、无偏倚的咨询。合理分析可能带来的近远期影响，并充分尊重孕妇的选择和接受能力。对于选择性减胎的孕妇，应充分告知染色体异常结果分析和手术的并发症等。

3.当双胎之一核型结果提示染色体异常时，应准确区别正常胎和异常胎，如有任何的不确定性都要再次进行介入性产前诊断并行快速核型分析。

4.选择性减胎术。对于双胎之一胎严重异常者，可行减胎术。

（1）对于双绒双胎较常采用的是经腹超声引导下氯化钾心腔内注射术。超声观察胎儿心脏直至停止搏动。观察时间不少于 5 分钟，术后 24～48 小时还需超声检查再次确认减胎成功。

（2）对于单绒双胎而言，由于胎盘血管交通支的存在，主要选择射频消融减胎术及脐带结扎术来进行减胎。

双绒双胎和单绒双胎术后存活率分别为 86％和 72％。减胎手术可能会导致 20％～30％的病例出现未足月胎膜早破；而 18～19 周以下行选择性减胎术，风险也会极大升高。选择性减胎的流产率在双胎中约为 7.9％，在三胎及以上的妊娠中流产率为 8.2％。在未发生流产的病例中，平均分娩周数在孕 36～37 周，约有 6％会在孕 25～28 周分娩，这与未经选择性减胎术的双绒双胎妊娠的分娩结局区别不大，说明选择性减胎术并不会对双胎妊娠的早产率产生影响。

由于近年来双胎妊娠的发生率显著增加，所以对于双胎妊娠的非整倍体筛查规范更应重视。对于双胎妊娠非整倍体筛查可选择的方式很多，各有利弊，所以合理联合地应用多种筛查方式提高筛查准确性是我们产前诊断任重而道远的工作。

## 八、临床推荐

### （一）双胎妊娠产前非整倍体筛查及双胎结构筛查

1. 妊娠 11～13 周$^{+6}$超声筛查可以通过检测胎儿颈部透明层厚度 NT，评估胎儿发生唐氏综合征的风险，并可早期发现部分严重的胎儿畸形。

2. 不建议单独使用妊娠中期生化血清学方法对双胎妊娠进行唐氏综合征的筛查。

3. 建议在妊娠 18～24 周进行超声双胎结构筛查。双胎容易因胎儿体位的关系影响结构筛查质量，有条件的医院可根据孕周分次进行包括胎儿心脏在内的结构筛查。

4. 对于双绒双胎妊娠，妊娠 11～13 周$^{+6}$双胎 NT 检测并结合胎儿鼻骨、静脉导管、三尖瓣反流情况，对唐氏综合征的检出率可达 80％。因多数为双卵双胎，则应独立计算各个胎儿的唐氏综合征发生概率。对于单绒双胎，应按 1 个胎儿的唐氏综合征发生风险计算。不同妊娠阶段推荐非整倍体筛查方法如表 2-5 所示。

表 2-5  临床推荐筛查方法

| 孕周 | 筛查方法 |
|---|---|
| 11～13 周$^{+6}$ | NT 结合孕妇年龄 |
| 妊娠中期 | NT 联合血清学检查 |
| 18～24 周 | "三联综合法"：NT＋血清学检查＋双胎结构筛查 |

### （二）双胎细胞遗传学诊断

1. 对于有指征进行细胞遗传学检查的孕妇，要及时给予产前诊断咨询。

2. 双胎妊娠有创性产前诊断操作带来的胎儿丢失率要高于单胎妊娠。建议转诊至有能力进行宫内干预的产前诊断中心进行。

3. 对于双绒双胎，应对两个胎儿进行取样。对于单绒双胎，通常只需对其中任一胎儿取样；但如出现 1 胎结构异常或双胎大小发育严重不一致，则应对两个胎儿分别取样。

4. 双胎染色体检查的指征与单胎妊娠相似。可以进行绒毛穿刺取样或羊膜腔穿刺。在羊膜腔穿刺或绒毛穿刺取样前，要对每个胎儿做好标记（如胎盘位置、胎儿性别、脐带插入点、胎儿大小、是否存在畸形特征等）。对于早期绒毛膜性不清，或者单绒双胎其中 1 个胎儿结构异常、2 个胎儿体质量相差较大者，均建议行 2 个羊膜腔的取样。

5. 不同类型双胎遗传学诊断方法如表 2-6 所示。

**表 2-6　遗传学诊断方法**

| 取样胎儿 | | 适应证 | 取样方法 | 注意事项 |
|---|---|---|---|---|
| 双绒双胎 | 两个 | 所有双绒双胎 | 绒毛穿刺取样/羊膜腔穿刺 | 标记（如胎盘位置、胎儿性别、脐带插入点、胎儿大小、是否存在畸形特征等） |
| 单绒双胎 | 一个 | 发育无异常时绒毛膜性不清 | | |
| | 两个 | 一胎结构异常，双胎大小发育严重不一致 | | |

（周　冬　孙国强）

# 第三节　双胎的妊娠期监护

近年来，双胎妊娠的发生率在国内外都呈现上升的趋势，我国双胎妊娠的发生率 20 年间由 1.63% 上升至 3.18%。单卵双胎胎儿先天发育畸形的发生率显著高于双卵双胎和单胎胎儿，而双卵双胎胎儿染色体异常的发生率也高于单胎 2 倍。在双胎妊娠中，单绒双胎占双胎妊娠的 20%～30%，其围生儿病率及死亡率均为双绒双胎的 2 倍。双胎妊娠属于高危妊娠范畴，易发生流产、早产以及孕期母胎并发症，出生缺陷、围生儿病率及致残率的风险均高于单胎妊娠，因此加强并规范双胎妊娠的孕期监护就显得至关重要。

## 一、孕期产检

双胎妊娠期并发症的发生率高于单胎妊娠，单绒双胎出现胎儿并发症的发生率又明显高于双绒双胎。妊娠中期以后每月至少进行 1～2 次产前检查，1～2 次的胎儿生长发育超声评估和脐血流多普勒检测。单绒双胎需酌情增加胎儿的超声评估次数，便于进一步发现双胎发育可能存在的差异，并准确评估胎儿宫内健康状况。而对于双绒双胎，在妊娠晚期应适当增加产前检查次数。

## 二、孕期营养

双胎妊娠孕妇的妊娠期热量、各种蛋白质、微量元素和维生素的需求量增加，缺铁性贫血较为常见，因此对双胎妊娠孕期营养必须给予足够的关注。但是目前并没有统一的双胎妊娠微量元素的补充方案，有待进一步的观察与制定。

## 三、双胎妊娠的超声检查

### (一) 双胎胎龄

可以在孕早期通过超声测量胎儿头臀长来确定。辅助生殖技术后双胎也可按照胚胎移植或人工授精的时间来推算胎龄。

### (二) 双胎绒毛膜性的判断

一般来说单绒双胎均为单卵双胎，而双绒双胎并不完全是双卵双胎。双胎妊娠在孕晚期胎盘出现融合的情况多见，双胎峰亦不典型，故绒毛膜性的判断最好在孕早中期进行，一般需要有经验的超声医师进行 2～3 次的超声检查才能确定。未能确定绒毛膜性的双胎需按照单绒双胎进行孕期管理。

1. 孕 7～10 周可根据超声测到的孕囊数来判断双胎的绒毛膜性。若宫内可见 2 枚孕囊应考虑双绒双胎，若可见 1 个孕囊和 2 个胎芽即为单绒双胎。

2. 孕 11～13 周$^{+6}$可根据超声测及的胎盘融合处是否存在"双胎峰"进行判断，若胎盘融合处显示有"双胎峰"（或"λ"征）表明为双绒双胎，反之为单绒双胎。

3. 孕 14 周后，也可用超声检查是否存在"双胎峰"来判断绒毛膜性，若未显示双胎峰并不能排除双绒双胎。此外，如果 2 个胎儿的性别不一致，或在宫内见到 2 个未融合的胎盘，绝大多数情况下提示双绒双胎。

### (三) 双胎超声产前筛查

1. 早孕期双胎 NT 测量。11～13 周$^{+6}$超声测量胎儿 NT 是筛查唐氏综合征常用的方法之一，同时还可发现胎儿一些严重的结构发育异常，如胎儿水肿、严重心脏发育异常、无脑儿、双胎反向动脉灌注序列征等。NT 的正常值界定为<3 mm，但若 NT 值介于 2～3 mm 时应同时结合胎儿是否存在明显的结构异常及超声系统筛查等进行综合评估、动态观察，以排除胎儿先天发育异常。

2. 孕中期胎儿结构筛查。孕 20～24 周应对 2 个胎儿进行系统的产前超声筛查，孕 26 周左右进行双胎儿心脏超声筛查。筛查内容与单胎妊娠相同，及早发现胎儿结构异常尤其心脏结构异常，尽早综合评估及干预以改善围生儿预后。

3. 不同孕周双胎妊娠超声监测内容如表 2-7 所示。

**表 2-7　双胎妊娠超声监测内容**

| 孕周 | 检测内容 |
|------|----------|
| 7～10 周 | 孕囊数及胚胎情况 |
| 11～13 周$^{+6}$ | "λ"征/"T"征，NT，胎儿结构 |
| >14 周 | 性别/胎盘推测绒毛膜性 |
| 20～24 周 | 系统的产前超声筛查 |

### （四）双胎妊娠的超声动态监测

1. 双绒双胎从孕 20 周起，每 4 周进行 1 次超声检查，评估胎儿生长发育状态及脐动脉血流情况。孕 28 周后应增加胎儿超声检查的频率，以便监测双胎儿的生长发育情况，及早发现胎儿结构异常，尽可能准确评估胎儿宫内健康状况。

2. 单绒双胎从孕 16 周起，每 2 周进行 1 次超声检查，评估胎儿生长发育状态、双胎羊水分布和胎儿脐动脉血流情况等，必要时监测胎儿大脑中动脉和静脉导管血流。若发现疑似双胎输血综合征（twin-twin transfusion syndrome，TTTS）、选择性胎儿生长受限（selective intrauterine fetal growth restriction，sIUGR）、双胎反向动脉灌注序列征（twinreversed arterial perfusion sequence，TRAPS）、双胎贫血－红细胞增多序列征（twin anemia polycythemia sequence，TAPS）等情况，且无法准确评估两胎儿病情时，应将患者尽早转诊到有进行复杂性双胎评估及后续干预治疗条件的医疗机构进行确诊并治疗，从而降低围生儿死亡率及减少远期并发症。

3. 不同类型双胎妊娠动态超声监测方法如表 2-8 所示。

**表 2-8　不同类型双胎妊娠动态超声监测**

| 双胎类型 | 起始孕周 | 监测频率 | 监测内容 |
|----------|----------|----------|----------|
| 双绒毛膜性 | 20 周 | 1 次/4 周 | 胎儿生长发育状态、脐动脉血流 |
| 单绒毛膜性 | 16 周 | 1 次/2 周 | 胎儿生长发育状态、双胎羊水分布、胎儿脐动脉血流情况等 |

## 四、双胎妊娠的产前筛查及诊断

所有孕妇都应接受规范的产前筛查。双胎妊娠的胎儿染色体非整倍体风险与其绒毛膜性密切相关。单绒双胎与单胎染色体非整倍体风险一致，两胎儿同时异常或正常，特殊情况下亦可见单绒双胎的染色体核型不一致。在双绒双胎中，每个胎儿均各自存在患染色体非整倍体的风险，其中 1 个胎儿存在染色体非整倍体的风险是单胎妊娠的 2 倍。

**（一）双胎的非整倍体产前筛查及诊断**

1. 血清学筛查。目前不建议对双胎妊娠单独采用血清学方法进行筛查。

2. 超声筛查与产前诊断。孕 11～13 周$^{+6}$，对一些胎儿结构严重异常，如无脑儿、脑脊膜膨出、颈部水囊瘤及胎儿心脏结构异常等应进行早期产前诊断。

3. 无创性产前检测技术（noninvasive prenatal testing，NIPT）。NIPT 现已广泛应用于单胎妊娠的胎儿染色体非整倍体疾病的产前筛查。对于双胎妊娠进行 NIPT 筛查时，明确绒毛膜性极为关键。单绒双胎中，两胎儿的遗传信息一致，NIPT 的准确率接近单胎；双绒双胎中胎儿的遗传信息却不相同，其检测的准确率与每个胎儿在母体外周血中游离 DNA 的浓度（≥4%）有关。强调双胎妊娠应用 NIPT 时应注意早期绒毛膜性，以免出现 NIPT 结果假阴性导致遗传缺陷儿的出生及医患纠纷。

**（二）双胎染色体检查**

双胎染色体检查的指征与单胎妊娠相似。可以进行绒毛穿刺取样或羊膜腔穿刺。在羊膜腔穿刺或绒毛穿刺取样前，要对每个胎儿做好标记（如胎盘位置、胎儿性别、脐带插入点、胎儿大小、是否存在畸形特征等）。对于早期绒毛膜性不清，或者单绒双胎其中 1 个胎儿结构异常、2 个胎儿体质量相差较大者，均建议行 2 个羊膜腔的取样。

## 五、双胎妊娠的孕期监护以及规范化管理

1. 早孕期确诊双胎妊娠无论是自然受孕或辅助生殖技术受孕的孕妇，均需及早转诊至高危产科门诊或双胎专科门诊就诊。

2. 孕 13 周$^{+6}$ 以内的双胎妊娠绒毛膜性需通过超声检查明确为双绒还是单绒。

3. 双胎妊娠均按妊娠风险筛查与评估后进行高危妊娠分级管理，定期产检随访，必要时增加产检及超声检查的次数。

（1）双绒双胎孕 34 周前，产检间隔时间与单胎妊娠相同；孕 34 周后，每周产检 1 次，除了常规的产前检查项目外，必要时测定胎儿脐动脉血流频谱。孕期无母胎并发症的双绒双胎，建议终止妊娠的孕周为 37～38 周。

（2）单绒双胎孕 20 周前，产检间隔时间与单胎妊娠相同；孕 20 周以后，每 2 周产检 1 次，需要超声动态评估，以便早期发现特有的特殊并发症及时早期干预；孕 34 周后，每周产检 1 次，无孕期并发症的单绒双胎，建议终止妊娠的孕周为 36～37 周。

（3）对于有早产病史孕妇，除常规进行系统超声筛查胎儿结构异常，也需要动态监测孕妇宫颈管长度的变化，若宫颈管长度≤2.5 cm 建议按早产指南进行防治。

（4）对于已到孕中晚期，早孕期绒毛膜性不明确的双胎妊娠，应按单绒双胎纳入高危妊娠组进行孕期管理和随访。一旦发现母胎严重并发症，建议转诊到有条件的医疗机构进行个体化干预。

## 六、复杂性双胎的孕期监护

复杂性双胎是指双胎在胚胎分化及胎儿发育过程中出现一胎畸形、发育不一致、死亡等情况，围生儿死亡率增加，出生缺陷及远期不良结局增多，应特别注意早期识别及时干预。

### （一）双绒双胎

两胎儿有各自独立的胎盘，无论 2 个胎盘是否融合，其间不存在血管交通支，双胎儿相互影响较小，故围生儿预后较单绒双胎好。

1. 双绒双胎发育不一致。目前尚无统一标准，我国学者推荐双胎儿出生体重相差≥25％可诊断。双绒双胎发育不一致对围生儿预后影响较小，一般不需特殊干预，但孕晚期应加强监护，适当增加产检次数，超声动态监测胎儿生长曲线、胎儿脐动脉血流、大脑中动脉及静脉导管血流，警惕胎儿窘迫的早期征象并及时干预，以免发生胎死宫内。分娩时机的选择应结合胎儿及母体因素综合判断。

2. 双绒双胎之一畸形。双绒双胎之一畸形，孕早/中期可在超声引导下进行氯化钾胎儿心内注射减胎术，一般不会增加保留胎儿的风险。实施减胎术前应分别对 2 个胎儿进行产前诊断，减胎所致胎儿丢失率为 8％，孕 32 周前的早产发生率为 12％。孕晚期是否能够减胎尚存在伦理及安全上的争议。

3. 双绒双胎之一死亡。双绒双胎由于双胎儿的胎盘间不存在血管交通支，其中 1 个胎儿死亡通常不会影响另一胎儿。早产可能是存活胎儿最大的安全隐患，应注意加强胎儿监护，定期监测孕妇凝血功能，早期识别母胎并发症并进行及时处置。孕晚期的管理及分娩方式的选择同单胎妊娠。

### （二）单绒双胎

单绒双胎约有 15％发生 TTTS，10％～30％发生 sIUGR，10％出现一胎发育畸形，2％发生一胎宫内死亡，1％发生 TRAPS。单绒双胎的 2 个胎儿共用 1 个胎盘，每个胎儿所占的胎盘份额不尽相同，且胎盘上 2 个胎儿脐带插入点之间可能存在数量及粗细不等的血管交通支，这是导致单绒双胎出现 TTTS、sIUGR、TRAPS、TAPS 等特殊类型并发症的解剖学基础，进而引起围生儿不良结局的发生。

1. TTTS。

(1) TTTS 是单绒双胎特有的并发症，临床表现为两胎儿 1 个羊水过多（羊水最大深度＞8 cm，20 周以上＞10 cm）而另一个羊水过少（羊水最大深度＜2 cm）。TTTS 占单绒双胎并发症的 15％。孕 24 周前发现的未经治疗的 TTTS，围生儿死亡率可高达 90％～100％，存活胎儿发生远期脑损伤的概率也高达 17％～33％。

(2) 国际通用 Quintero 分期：Ⅰ期：仅羊水量异常；Ⅱ期：供血胎儿的膀胱未显示；Ⅲ期：胎儿脐动脉、大脑中动脉、静脉导管、脐静脉多普勒血流异常；Ⅳ期：一胎儿水肿；Ⅴ期：一胎儿死亡。

(3) TTTS 的治疗方案有：除了期待治疗、羊水减量术、羊膜造孔术、选择性减胎术外，胎儿镜下胎盘血管交通支激光凝固术可明显改善围生儿预后，接受胎儿镜激光治疗后的患者平均分娩孕周为 33～34 周。

2. sIUGR。

(1) sIUGR 是单绒双胎中较常见的并发症之一，发生率为 10％～30％，主要表现为 2 个胎儿的体重差异较大。

(2) sIUGR 诊断标准尚未达成共识，目前国内使用的是 Gratacos 提出的标准：单绒双胎中任一胎儿体重小于相应孕周的第 10 百分位即可诊断，一般都伴有两胎儿体重的不一致（相差≥25％）。

(3) sIUGR 分型（以小胎儿脐动脉血流频谱监测结果分型）：Ⅰ型－脐动脉血流频谱正常；Ⅱ型－持续性舒张末期血流消失或倒置；Ⅲ型－间歇性舒张末期血流消失或倒置。

(4) 临床处理。

1) sIUGR Ⅰ型。大多围生儿结局良好，注意监测胎儿脐血流，若不出现血流异常，可在严密监护下期待至孕 34～35 周。

2) sIUGR Ⅱ型。有较高的围生儿发病率和死亡率，多数胎儿的情况会在孕 32 周前发生恶化，若孕妇要求继续妊娠，需每周监测胎儿静脉导管血流判断胎儿情况有无恶化。如果出现静脉导管 A 波缺失或倒置，则根据孕周不同选择胎儿宫内治疗（选择性减胎术或胎儿镜下胎盘血管吻合支激光凝固术），或在 32 周前适时终止妊娠。

3) sIUGR Ⅲ型。胎儿的情况一般在孕 32～34 周之前相对稳定，孕 32 周可考虑终止妊娠，分娩前的随访同Ⅱ型 sIUGR。

3. TRAPS。TRAPS 又称无心畸胎序列征，也是单绒双胎的特有并发症之一，在单绒双胎中的发生率为 1％，临床表现为一胎儿发育正常，而另一胎儿心脏缺如或无功能，可采用射频消融术或脐带血管凝固术减去无心畸胎。

4. TAPS。TAPS 是发生在单绒双胎中因两胎盘之间存在小的交通支而导致的一种慢性胎胎输血，表现为两胎儿之间存在严重的血红蛋白差异，但无羊水过多及过少的情况。诊断标准为受血儿大脑中动脉收缩期峰值流速<1.0 MoM，供血儿大脑中动脉收缩期峰值流速>1.5 MoM。胎儿出生后的诊断标准为两胎儿血红蛋白差异>80 g/L。TAPS 的处理方法包括期待治疗、终止妊娠、胎儿输血治疗、选择性减胎术、胎儿镜激光术等，但选择何种方法应进行综合评估后个体化处理。

5. 单绒双胎中一胎死亡。单绒双胎发生一胎死亡后，由于胎盘之间存在的血管交通支致使存活胎儿的血液倒流至死胎，引起存活胎儿急性或长期低血压甚至死亡，存活胎儿可能发生各脏器尤其是脑组织缺血缺氧性损伤，增加远期神经系统后遗症的风险。但是否需要尽快娩出存活胎儿，暂无相关证据支持，需根据孕周、孕妇及家属意愿、医疗条件等制定个体化的治疗方案。

判断存活胎儿的神经系统损伤情况需定期对胎儿脑部进行超声检查，磁共振可以较超声更早发现胎儿脑损伤情况，故应在一胎儿死亡后每 2~3 周进行一次存活胎儿头颅磁共振检查。孕晚期胎心监护和生物物理评分也有助于判断存活胎儿神经系统情况，每周 2 次胎心监护和生物物理评分，根据母儿情况可以适当增加监护频率。

6. 单绒双胎中一胎畸形。单绒双胎发生胎儿结构异常的概率是单胎的 2~3 倍，如胎儿肢体短缺、肠道闭锁、心脏畸形等。对两胎儿进行产前诊断后可采用射频消融术或脐带凝固术减去严重畸形胎儿。

7. 单绒单羊双胎。单羊膜囊双胎两胎儿共用 1 个羊膜腔，脐带缠绕的概率极高，孕期胎儿死亡率增加，产前需要充分告知家属胎儿存在不可预测的死亡风险。需按时规范产检，定期超声检查，动态超声监测胎儿脐血流情况，及时促胎肺成熟；至孕 30 周开始进行胎心监护和生物物理评分，及时了解胎儿宫内状况，及时干预以改善围生儿预后。建议 32~34 周剖宫产终止妊娠，终止妊娠前进行促胎肺成熟治疗。

综上，复杂性双胎孕期处理总结如表 2-9 所示。

表 2-9　复杂性双胎孕期处理

| 双胎类别 | 病种 | 处理 |
| --- | --- | --- |
| 双绒双胎 | 双胎发育不一致 | 孕晚期应加强监护，无须特殊干预 |
| | 双胎之一严重畸形 | 氯化钾胎儿心内注射减胎术 |
| | 双胎之一胎死宫内 | 加强胎儿监护，晚期的管理及分娩方式同单胎 |

续表

| 双胎类别 | 病种 | 处理 |
|---|---|---|
| 单绒双胎 | TTTS | 期待治疗、羊水减量术、羊膜造孔术、选择性减胎术、胎儿镜下胎盘血管交通支激光凝固术 |
| | sIUGR | Ⅰ型注意监测胎儿脐血流<br>Ⅱ型监测胎儿静脉导管血流，必要时选择性减胎术或胎儿镜下胎盘血管吻合支激光凝固术<br>Ⅲ型分娩前的随访同Ⅱ型 sIUGR |
| | TRAPS | 射频消融术或脐带血管凝固术减去无心畸胎 |
| | TAPS | 期待治疗、终止妊娠、胎儿输血治疗、选择性减胎术、胎儿镜激光术等 |
| | 双胎之一胎死宫内 | 注意存活胎儿各脏器尤其是脑组织缺血缺氧性损伤情况，制定个体化的治疗方案 |
| | 双胎之一胎儿畸形 | 产前诊断，评估预后，若为严重畸形，射频消融术或脐带凝固术减去畸形胎儿 |
| | 单绒单羊双胎 | 32～34周剖宫产终止妊娠，终止妊娠前进行促胎肺成熟治疗 |

## 七、双胎母体并发症的发生率

双胎妊娠发生子痫前期、产后出血和孕产妇死亡的概率相对于单胎妊娠增加 2 倍以上。分娩时需紧急行子宫切除术的风险增加 3 倍，而三胎或四胎其发生率增高 24 倍。多胎妊娠的母体风险并非仅出现在围生期，产后发生中度至重度抑郁症的发生率要高出单胎 50％以上。

常见母体并发症如下：

1. 妊娠期高血压疾病。比单胎妊娠多 3～4 倍，且发病早、程度重、容易出现心肺并发症及子痫。

2. 妊娠期肝内胆汁淤积症。发生率是单胎的 2 倍，胆汁酸常高出正常值 10 倍以上，易引起早产、胎儿窘迫、死胎、死产，围生儿死亡率增高。

3. 贫血。是单胎的 2.4 倍，与铁及叶酸缺乏有关。

4. 羊水过多。发生率约 12％，单卵双胎常在妊娠中期发生急性羊水过多，与双胎输血综合征及胎儿畸形有关。

5. 胎膜早破。发生率达 14％，可能与宫腔内压力增高有关。

6. 宫缩乏力。子宫肌纤维伸展过度，常发生原发性宫缩乏力，致产程延长。

7. 胎盘早剥。是双胎妊娠产前出血的主要原因，可能与妊娠期高血压疾病发生率增加有关。第一胎儿娩出后，宫腔容积骤然缩小，是胎盘早剥另一常见原因。

8. 产后出血。经阴道分娩的双胎妊娠平均产后出血量≥500 mL，与子宫过度膨胀致产后宫缩乏力及胎盘附着面积增大有关。

9. 流产。高于单胎 2～3 倍，与胚胎畸形、胎盘发育异常、胎盘血液循环障碍、宫腔内容积相对狭窄可能有关。

## 八、双胎的围生儿并发症

1. 早产。双胎妊娠并发早产风险为单胎妊娠的 7～10 倍，多因胎膜早破或宫腔内压力过高及严重母儿并发症所致。

2. 脐带异常。单羊膜囊双胎易发生脐带缠绕、扭转，可致胎儿死亡。脐带脱垂也是双胎常见并发症，多发生在双胎胎位异常或胎先露未衔接出现胎膜早破时，以及第一胎儿娩出后，第二胎儿娩出前，是胎儿急性缺氧死亡的主要原因。

3. 胎头交锁及胎头碰撞。前者多发生在第一胎儿为臀先露、第二胎儿为头先露者，分娩时第一胎儿头部尚未娩出，而第二胎儿头部已入盆，两个胎头颈部交锁，造成难产；后者两个胎儿均为头先露，同时入盆，引起胎头碰撞难产。

4. 胎儿畸形。双绒毛膜双胎和单绒毛膜双胎妊娠胎儿畸形的发生率分别为单胎妊娠的 2 倍和 3 倍。有些畸形为单卵双胎所特有，如联体双胎、无心畸形等。

## 九、单绒双胎的特有并发症

1. 双胎输血综合征。
2. 选择性胎儿生长受限。
3. 无心畸胎序列征。
4. 双胎贫血多血序列征。
5. 单绒单羊双胎。

## 十、不同类型双胎的围生儿死亡率和并发症发生率

双胎妊娠的围生儿病率及死亡率均较高，其中以单绒双胎更高。单绒双胎 23 周前流产发生率为 10％左右，双绒双胎为 2％左右，单胎为 1％左右。单绒

双胎围生儿死亡率为 3%～4%，双绒双胎为 1.5%～2%。32 周内早产发生率双绒双胎为 5%左右，而单绒双胎高达 10%。

## 十一、双胎的出生缺陷发生率

单绒双胎出生缺陷发生率为 4%，双绒双胎与单胎妊娠相似，为 1%左右。双卵双胎胎儿结构异常的发生率与单胎相似。单卵双胎胎儿结构异常的发生率高出单胎妊娠 2～3 倍，常见的缺陷包括胎儿肢体短缺、肠道闭锁、心脏畸形等。孕期要进行早期的 NT 结合血清学筛查评估胎儿染色体异常的风险，对有高危因素的孕妇必要时需行羊水染色体检查排除染色体异常。如发现一胎异常，可提供选择性减胎技术。

无论是单绒双胎还是双绒双胎，发生流产、早产、出生缺陷、贫血、胎膜早破、妊娠期高血压疾病、胎盘早剥、妊娠期肝内胆汁淤积症等母胎并发症的风险远高于单胎妊娠，严重时危及母儿健康。由于单绒双胎的特殊解剖特点，TTTS 等特有并发症的发生率升高，导致死胎、围生儿患病率及死亡率远远高于双绒双胎。因此，要做好双胎妊娠孕期胎儿监护，孕早期绒毛膜性的判断是基础；妊娠风险筛查评估及高危妊娠专案管理是手段；规范产检、系统超声筛查胎儿结构异常以及必要时产前诊断是保障；胎儿动态超声监测及时发现异常及时干预以减少出生缺陷是目的。只有这样，才能最大限度保障双胎妊娠的母儿安全，降低围生儿发病率及死亡率，提高人口素质。

（周　冬　孙国强）

# 第四节　双胎妊娠早产的预测、预防和治疗

近年来世界双胎妊娠发生率呈明显上升趋势，早产是导致双胎妊娠新生儿发病率和死亡率增高的主要原因之一。如何准确预测双胎早产，并采取有效干预措施是产科研究的重点及热点之一。单胎与双胎妊娠发生自发性早产的发生机制不同，临床做预防处理需要区别对待。

## 一、双胎妊娠早产高危因素

### （一）宫腔压力大

这是造成自发性早产的首要原因。由于双胎的子宫体积增加，子宫张力增大，容易诱发宫缩或导致胎膜早破，且双胎出现胎膜早破的时间可能较单胎提前，因此胎膜早破是双胎早产的重要危险因素。

### （二）妊娠合并症及并发症

这是造成医源性早产的主要原因。主要包括子痫前期、妊娠期糖尿病、妊

娠合并内外科疾病及妊娠期肝内胆汁淤积症等。此外，双胎早产的发生还与前置胎盘、瘢痕子宫密切相关。

### （三）其他高危因素

既往早产史也是双胎早产的独立危险因素。有研究表明，双胎早产的发生与绒毛膜性有关，单绒双羊双胎更易造成医源性早产。

## 二、双胎妊娠早产的临床预测

### （一）病史

既往早产史与双胎妊娠早产的发生密切相关。多因素分析表明，既往早产史是双胎早产的独立危险因素，且与既往早产的时间无关。

### （二）子宫颈长度与胎儿纤连蛋白

经阴道子宫颈长度测量及经阴道检测胎儿纤连蛋白可用于预测双胎早产的发生，但目前没有证据表明哪种方法更具优势。

多数学者认为，妊娠 18~24 周双胎妊娠子宫颈长度＜25 mm 是预测早产的最理想指标。建议在妊娠 18~24 周行超声结构筛查的同时测量子宫颈长度。

## 三、双胎妊娠早产的预防

### （一）限制母体活动

2015 年《双胎妊娠临床处理指南》指出没有证据表明卧床休息和住院观察可以改善双胎妊娠的结局。研究表明，卧床休息和宫缩监测并不能降低无高危因素的双胎孕妇的早产率和新生儿重症监护病房入住率。长期卧床会使孕妇下肢、盆腔肾静脉形成血栓，导致下肢肌肉萎缩。长期卧床使肠胃蠕动减慢，导致便秘，还会使孕妇出现焦虑、抑郁等情绪问题，造成影响胎儿健康发育等不良后果。

### （二）子宫颈环扎术

无证据表明子宫颈环扎术能避免双胎妊娠早产的发生。双胎妊娠超声监测子宫颈短的孕妇，即使完成子宫颈环扎术，其早产的风险依然是无子宫颈缩短者的 2 倍，而既往有早产史或者多产孕妇进行选择性子宫颈环扎术可能会改善妊娠结局。

### （三）孕激素

孕激素制剂无论阴道给药或者肌内注射均不能改变早产结局。

### （四）宫缩抑制剂

与单胎妊娠类似，双胎妊娠中宫缩抑制剂的应用可以在较短时期内延长孕周,以争取促胎肺成熟及宫内转运的时机。

已有多个临床资料分析表明,无论单胎还是双胎,对孕<32 周早产的孕妇应用硫酸镁具有胎儿神经保护作用,可降低新生儿脑性瘫痪的发生率。在使用硫酸镁时,应首先在 30 min 内静脉推注 $4\sim6$ g,再以 $1\sim2$ g/h 的滴速维持 12 h,使母亲血清中的镁含量升高 1 倍。当血清镁含量低于 4 g 时,其神经保护作用与安慰剂相同。同时,美国妇产科医师协会建议,<32 周的早产儿应延迟剪断脐带,以起到神经保护的作用。关于硫酸镁的应用时机、具体应用剂量,目前尚无定论,需要根据患者的宫缩情况、治疗目的及母胎监测情况制定个体化方案。

### (五)子宫颈托

子宫颈托在国内尚未被批准使用,国外研究指出,不建议在双胎妊娠中预防性使用子宫颈托。

综上,双胎妊娠早产的预防方式及疗效总结如表 2-10 所示。

**表 2-10 双胎妊娠早产的预防方式及疗效**

| 方式 | 疗效 |
| --- | --- |
| 限制母体活动 | 不能降低无高危因素的双胎孕妇的早产率和新生儿重症监护病房入住率 |
| 子宫颈环扎术 | 既往有早产史或者多产孕妇进行选择性子宫颈环扎术可能会改善妊娠结局 |
| 孕激素 | 不能改变早产结局 |
| 宫缩抑制剂 | 可以在较短时期内延长孕周,以争取促胎肺成熟及宫内转运的时机 |
| 子宫颈托 | 不建议预防性使用 |

## 四、双胎妊娠早产的治疗

对早产风险较高的双胎妊娠,可按照单胎妊娠的处理方式进行糖皮质激素促胎肺成熟治疗。对妊娠 34 周前早产高风险的单胎妊娠,应用单次疗程的糖皮质激素可以降低早产儿呼吸系统疾病、坏死性小肠结肠炎和脑室内出血的发生率,目前尚无证据支持双胎妊娠促胎肺成熟需重复给药。

(周　冬　孙国强)

# 第五节　双胎妊娠的分娩方式和分娩孕周

关于双胎妊娠的分娩时机一直是临床上争议较多的问题。各国指南大多是根据专家共识及各地的临床经验，基于绒毛膜性制定的"推荐"分娩时机。

## 一、双胎妊娠分娩方式的选择

双胎妊娠的分娩方式应根据绒毛膜性、胎方位、孕产史、妊娠期合并症及并发症、子宫颈成熟度及胎儿宫内情况等综合判断，制定个体化的指导方案，目前没有足够证据支持剖宫产优于阴道分娩。

鉴于国内各级医院医疗条件存在差异，医师应与患者及家属充分沟通交流，使其了解双胎阴道分娩过程中可能发生的风险及处理方案、剖宫产的近期及远期的风险，权衡利弊，个体化分析，共同决定分娩方式。

## 二、绒毛膜性与双胎妊娠分娩方式的关系

无并发症的单绒双羊双胎及双绒双羊双胎可以选择阴道试产。单绒单羊双胎建议行剖宫产终止妊娠。

无并发症的双绒双羊及单绒双羊双胎分娩方式的选择主要依据双胎儿的胎方位。单绒毛膜双胎存在两胎盘间血管交通吻合支，分娩过程中急性双胎输血率为10%，产程中需要加强监护，尤其对于体质量较小的胎儿，需警惕因胎盘灌注不足或脐带因素导致的胎儿窘迫。单绒单羊双胎脐带缠绕发生率较高，整个妊娠期包括围分娩期均可能因脐带缠绕而导致突发的胎死宫内，故建议选择剖宫产术终止妊娠。

## 三、双胎妊娠最佳分娩孕周

1. 根据中华医学会《双胎妊娠临床处理指南》专家观点的推荐（2015年），建议：

（1）无合并症及并发症的双绒双胎可期待至孕38周再考虑分娩。

（2）无合并症及并发症的单绒双羊双胎可以在严密监测下至妊娠37周分娩。

（3）单绒单羊双胎的分娩孕周为32～34周，也可根据母胎情况适当延长分娩孕周。

（4）复杂性双胎需要结合每个孕妇及胎儿的具体情况制定个体化的分娩方案。

2. 妊娠37周后的双胎妊娠发生死胎死产的风险与单胎过期妊娠相似，妊娠晚期单绒双胎的死胎发生率是双绒双胎的4～8倍。英国国家卫生与临床医学研究所（2019）推出的指南提出。

（1）大约60%的双胎妊娠会在妊娠37周前临产并分娩。自然临产的早产儿和计划分娩的早产儿，新生儿入院治疗的风险都增加。

（2）妊娠37周后有计划的终止妊娠并没有增加无并发症的双绒双胎新生儿

严重不良预后风险。而继续妊娠超过 37 周$^{+6}$会增加此风险。

（3）妊娠 36 周后有计划的分娩并没增加无并发症的单绒双羊双胎新生儿严重不良预后风险。而继续妊娠超过 36 周$^{+6}$会增加此风险。

（4）在妊娠 32～33 周$^{+6}$之间的计划分娩并没增加无并发症的单绒单羊双胎妊娠的新生儿严重不良预后风险。新生儿通常需要入院治疗，且发生呼吸系统疾病的风险增加。继续妊娠超过 33 周$^{+6}$会增加胎儿死亡的风险。

（5）对于拒绝在建议时间计划终止妊娠的孕妇，应每周于产科专家门诊产检。每次产检都应行超声检查观察羊水量及评估脐动脉血流，且每两周评估一次胎儿生长发育情况。

3. 关于双胎妊娠分娩孕周的选择存在争论，循证医学依据主要来源于胎儿或新生儿并发症，而关注母体并发症的资料较少。

（1）研究显示，双绒双羊双胎妊娠 38 周后胎死宫内的风险增加。

（2）关于单绒双羊双胎的分娩时机存在争议。

1）2008 年英国皇家妇产科学院临床指南认为，单绒双羊双胎应在妊娠 36～37 周计划分娩，除非有其他指征提前终止妊娠；

2）美国妇产科医师协会 2014 年临床指南推荐于妊娠 34～37 周分娩。

2012 年的 1 项多中心研究发现，单绒双羊双胎围生儿死亡率为 3%，而双绒双羊双胎为 0.38%；妊娠 34 周后单绒双羊双胎死胎发生率为 1.5%，而双绒双羊双胎未发生死胎。单绒双羊双胎中，妊娠 34 周前分娩的围生儿病率为 41%，而孕 34～37 周分娩的围生儿病率为 5%，支持无并发症的单绒双羊双胎可以维持妊娠至妊娠 37 周的观点。

4. 双胎妊娠的分娩时机存在较多争议，现综合世界上其他学会的指南及专家共识列供参考表 2-11。

**表 2-11　不同指南无并发症双胎分娩时机推荐**

| 年份 | 指南 | 推荐分娩时机 | | |
| --- | --- | --- | --- | --- |
| | | 双绒双羊 | 单绒双羊 | 单绒单羊 |
| 2008 | 英国皇家妇产科学院 | 38 周 | 36～37 周 | 32～34 周 |
| 2014 | 美国妇产科医师协会 | 38～38 周$^{+6}$ | 34～37 周$^{+6}$ | 32～34 周 |
| 2015 | 中华医学会 | 38 周 | 37 周 | 32～34 周 |
| 2019 | 英国国家卫生与临床医学研究所 | 37 周 | 36 周 | 32～33 周$^{+6}$ |

5. 复杂性双胎在妊娠晚期也有较高的胎儿丢失率，医源性早产率较高，围生儿预后较差，需要结合孕妇及其胎儿的具体情况制定个体化分娩方案。

6. 目前双胎分娩孕周参考 2015 年中华医学会围产医学分会胎儿医学学组、中华医学会妇产科学分会产科学组编写的《双胎妊娠临床处理指南》。

## 四、双胎的胎方位与分娩方式选择的关系

双绒双胎、第一胎儿为头先露的孕妇，在充分知情同意的基础上可以考虑阴道分娩。在双胎分娩过程中，约 20% 发生第二胎儿胎位变化。因此，如果计划阴道试产，无论何种胎方位，产科医师均需做好阴道助产及第二胎儿剖宫产术的准备。

1. 双绒双胎、第一胎儿为头先露的孕妇应考虑阴道分娩。

2. 如第一胎儿为头先露，第二胎儿为非头位，第一胎儿阴道分娩后，第二胎儿需要阴道助产或剖宫产的风险较大。

3. 如第一胎儿为臀先露，当发生胎膜破裂时，易发生脐带脱垂；而如果第二胎儿为头先露，有发生两胎儿胎头交锁的可能，可放宽剖宫产指征。

4. 在双胎计划阴道分娩时，第二胎儿的胎方位不作为分娩方式选择的主要依据。

## 五、双胎妊娠阴道分娩中需要注意的问题

1. 双胎妊娠的阴道分娩应在二级或三级医院实施，并且由有丰富经验的产科医师及助产士共同观察产程。

2. 分娩时需新生儿科医师在场处理新生儿。

3. 产时应有能够同时监测双胎胎心的电子监护仪，严密观察胎心率的变化。

4. 产房应具备床旁超声设备，临产后用超声检查对每个胎儿的胎产式和先露做进一步评估。

5. 分娩过程中需作好急诊剖宫产及处理严重产后出血的准备工作。

## 六、双胎延迟分娩的临床处理

双胎延迟分娩是指双胎妊娠中发生一胎流产或早产后（妊娠 24~30 周分娩后），将第二胎儿保留在子宫内维持妊娠数天至数周后再分娩，以增加尚未娩出的第二胎儿的生存机会。双胎妊娠延迟分娩过程中存在发生严重母儿感染的风险，需向患者及其家属详细告知风险利弊，慎重决定。

实施延迟分娩时需要符合以下因素：

1. 第一胎儿分娩孕周在妊娠 18~30 周的双绒毛膜双胎妊娠。

2. 拟延迟分娩的胎儿胎膜完整。

3. 无胎儿窘迫、胎盘早剥和其他不利于继续妊娠的母体因素。

（周　冬　孙国强）

## 第一节　双绒毛膜双羊膜囊双胎妊娠

### 一、概述

双绒双羊双胎既可以是双卵双胎，也可以是单卵双胎。双卵的双绒毛膜双胎来自两个卵子分别受精形成两个受精卵，胎盘内血液循环各自独立，有两层羊膜囊，两层绒毛膜。占双胎妊娠的 70％，与辅助生殖技术（促排卵、体外受精宫内胚胎移植等）及遗传因素相关。此类双胎胎儿的遗传基因及表型不完全相同。

单卵的双绒毛膜双胎发生于受精后 3 日内，由一个受精卵分裂成两个胚胎，形成两层绒毛膜、两层羊膜囊，胎盘为一个或者两个。此种类型占单卵双胎的 30％。双绒双羊超声图像如图 3-1、图 3-2 所示。

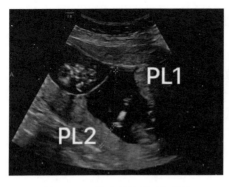

图 3-1　双绒双羊双胎"λ 征"

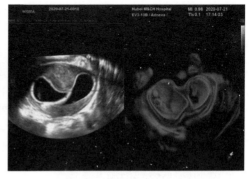

图 3-2　孕早期双绒双羊双胎三维超声图

## 二、诊断

双绒毛膜双胎诊断流程如图 3-3 所示。

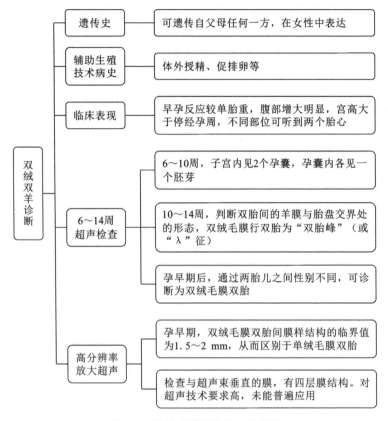

图 3-3　双绒毛膜双胎诊断流程图

## 三、并发症

1. 母体血流动力学改变。双胎母体血流动力学改变比单胎更加明显。与单胎相比，双胎孕妇的心输出量比单胎增加 20％，血浆容量增加 10％～20％，因此发生肺水肿的风险增加。生理性贫血比较常见。

2. 妊娠期高血压和子痫前期。双胎妊娠孕妇的妊娠期高血压和子痫前期的发病率是单胎妊娠女性的 2 倍。

3. 其他并发症。妊娠剧吐、羊水过多、妊娠期肝内胆汁淤积症、妊娠瘙痒性荨麻疹性丘疹及斑块病、胎膜早破、脐带脱垂，急性脂肪肝、血栓栓塞等。血栓形成风险增加与双胎妊娠时剖宫产率和卧床率增加相关。

4. 胎儿并发症。胎儿畸形、双胎发育不一致、早产、胎儿窘迫，双胎之一/两胎儿胎死宫内等。

## 四、孕期管理

1. 孕期体重增加管理。美国医学研究所推荐，双胎妊娠女性足月时累计增长的体重如表 3-1 所示。

表 3-1　双胎妊娠女性足月时累计增长的体重参考值

| 孕妇体重指数（kg/m²） | ＜18.5（低体重） | 18.5～24.9（正常体重） | 25～29.9（超重） | ≥30（肥胖） |
|---|---|---|---|---|
| 建议体重增长（kg） | 数据不足，无相关推荐 | 16.8～24.5 | 14.1～22.7 | 11.4～19.1 |

2. 孕期均衡饮食。因双胎易发生生理性贫血，推荐补充叶酸 1 mg/d，铁剂 30 mg/d，如果孕妇贫血，增加铁的摄入量至 60 mg/d。

3. 双胎纳入高危妊娠进行孕期管理。建议在中孕期每月至少进行一次产前检查，晚孕期适当增加产前检查的次数，妊娠期应注意血压及尿蛋白变化，应注意孕妇瘙痒主诉，及时发现妊娠期高血压疾病、妊娠肝内胆汁淤积症并治疗。

4. 超声检查时间间隔。对于双绒毛膜性双胎，20 周后，推荐每 4 周一次的连续超声监测胎儿生长发育和检测脐带血流情况。便于进一步发现双胎发育可能存在的差异，并准确评估胎儿宫内健康状况。

5. 尚无适合双胎的生长曲线图。

6. 胎儿一般状况的评估。从 32 周开始，每周进行常规检查，包括胎心监护、多普勒血流速度测量，如果有胎儿生长受限等并发症，检查应该更早和更频繁。

## 五、分娩时机及方式

1. 终止妊娠时间。对于无合并症及并发症的双绒毛膜双胎，如需剖宫产，建议 38 周终止妊娠。如有阴道试产条件，≥38 周需考虑引产。详见本书第六章（双胎自然分娩及催引产）。

2. 终止妊娠方式。双胎妊娠分娩方式应根据绒毛膜性、两胎儿胎方位、估计胎儿体重、孕产史、孕期合并症及并发症、宫颈成熟度及胎儿宫内情况等综合判断，制定个体化的指导方案，目前没有足够的证据支持剖宫产优于阴道分娩。第一胎儿为头先露的孕妇可考虑阴道分娩，第二胎儿的胎方位不作为分娩方式选择的主要依据。若第一胎儿为非头位可放宽剖宫产指征。需要注意的是，双胎分娩中，约20％发生第二胎胎位变化，需要做好阴道助产及第二胎儿剖宫产的准备。

3. 双胎妊娠阴道分娩中需要注意的问题。应由有经验的医生及助产士共同观察产程，专人对产程进行全程监护，应具备同时检测双胎胎心的胎儿监护仪，应具备床旁超声设备，必要时评估胎产式及胎先露，需具备内倒转术、臀牵引术、开展急诊剖宫产及处理严重产后出血的能力。分娩时需有新生儿科医师在场处理新生儿。术后注意产后出血、血栓形成、心衰等并发症的发生。

4. 脐带延迟结扎。对于双绒双胎，推荐在分娩出健康足月儿和早产儿后，延迟结扎脐带至少30～60秒。

## 六、研究进展

### （一）双绒双羊双胎的最佳分娩时机

大多数的专家都支持在孕38周时选择性终止妊娠围生儿发病率最低的观点，2012年的一项多中心研究对1001例双胎妊娠病例进行前瞻性队列研究，包括200例MCDA双胎和801例DCDA双胎，以大于34周发生围生儿死亡或呼吸窘迫综合征、坏死性小肠炎、缺血缺氧性脑病、脑室周围白质软化症、脓毒症等的发病率为观察指标，发现DCDA双胎在孕38周时选择性终止妊娠的围生儿发病率最低为1％（5/344），明显低于在孕36周选择性终止妊娠时的围生儿发病率4％（2/52），支持双绒双羊双胎在孕38周时选择性终止妊娠。

### （二）极低出生体重双胎

近年来有研究者提出，无论胎先露情况如何，剖宫产分娩可以降低极低出生体重双胎早产儿颅内出血的风险。2015年的一项研究对193例第二胎出生体重＜1 500 g的双胎进行回顾性分析，其中142例剖宫产分娩，51例经阴道分娩，两组胎先露部构成比的差异无统计学意义，发现阴道分娩组双胎儿发生脑室内出血的概率明显高于剖宫产组。但是目前这方面的研究仍然较少，剖宫产分娩是否真的更适合于妊娠月份较小或超声估重较低的双胎，仍然需要更多更高质量的研究进一步证实。

### （三）第二胎不良结局

无论采取何种分娩方式，双胎妊娠中第一胎的并发症发生率和死亡率往往低于第二胎。第二胎不良结局的发生率可能与下列因素有关：出生体重较低；胎先露异常、脐带脱垂和胎盘早剥的发生率较高；分娩时更多地使用产科手术助产，以及第二胎剖宫产终止妊娠等，第一胎经阴道分娩后，第二胎采用剖宫产分娩的比例为6％～25％。

## 七、病例分享

### (一)双胎自发性早产

孕妇黄某,女,29 岁。

【主诉】因"孕 31 周$^{+4}$双胎,发现宫颈管缩短 4 小时"于 2020 年 4 月 18 日入院。

【病史特点】平素月经规则,末次月经 2019 年 9 月 10 日,因"双侧输卵管堵塞"未避孕未孕 4 年,于 2019 年 10 月 2 日移植囊胚 2 枚,2019 年 10 月 15 日查血 β-人绒毛膜促性腺激素(β-humun chorionic gonadotropin,β-HCG)阳性,提示妊娠。2019 年 11 月 19 日阴道少量出血住院保胎治疗,给予间苯三酚及黄体酮保胎治疗 61 天,治愈出院。孕期定期产检,孕 17 周查 OGTT 5.28/12.25/10.6 mmol/L,提示妊娠期糖尿病,予以饮食控制血糖,自诉血糖控制尚可,未使用胰岛素。近半月阴道少许黄褐色分泌物,于 2020 年 3 月 12 日无诱因出现下腹阵发性发紧,门诊就诊,超声提示:宫颈管长 2.3 cm,内外口未见明显扩张。门诊以"先兆流产,妊娠期糖尿病"收入院,2020 年 3 月 30 日好转出院。现孕 31 周$^{+4}$,产检超声提示宫颈管缩短,长约 0.9 cm,外口扩张 0.4 cm,无其他不适。因"孕 31 周$^{+4}$双胎,发现宫颈管缩短 4 小时"入院。孕期以来,精神、饮食、睡眠可,大小便无异常,体重随孕周逐渐增加。

【既往史】2018 年 5 月行双侧输卵管造影,显示通而不畅。

【生育史】$G_1P_0A_0$

【家族史】否认双胎家族史,此孕试管受孕。

【辅助检查】孕期胎儿超声如表 3-2 所示。

表 3-2 孕期超声监测

| 日期 | 孕周(周) | 胎位 | | 胎儿体重(g)/CRL(cm) | | BPD(cm) | | S/D 值 | | 羊水深度(cm) | | 宫颈情况 |
|---|---|---|---|---|---|---|---|---|---|---|---|---|
| | | A | B | A | B | A | B | A | B | A | B | |
| 2019 年 12 月 18 日 | 14$^{+1}$ | — | — | 7.8 | 7.1 | — | — | — | — | 3.9 | 5.2 | — |
| 2020 年 4 月 18 日 | 31 | 头 | 臀 | 1862 | 2229 | 8.3 | 8.4 | 2.21 | 2.27 | 4.9 | 6.4 | 宫颈长 0.9 cm 外口扩张 0.7 cm 内口扩张 0.4 cm |

续表

| 日期 | 孕周（周） | 胎位 | | 胎儿体重（g）/CRL（cm） | | BPD（cm） | | S/D 值 | | 羊水深度（cm） | | 宫颈情况 |
|------|------|------|------|------|------|------|------|------|------|------|------|------|
| | | A | B | A | B | A | B | A | B | A | B | |
| 2020 年4 月 26 日 | 32⁺¹ | 头 | 臀 | 1903 | 2516 | 8.2 | 8.5 | 2.34 | 2.29 | 4.6 | 5.2 | 宫颈长 0.4 cm |
| 2020 年5 月 5 日 | 33⁺³ | 头 | 臀 | 1999 | 2721 | 8.5 | 9.2 | 2.09 | 2.21 | 5.1 | 5.0 | 宫颈漏斗样扩张扩张段长 1.7 cm内口内径 1.1 cm外口内径 0.7 cm |
| 2020 年5 月 13 日 | 34⁺⁴ | 头 | 臀 | 2090 | 2987 | 8.4 | 8.9 | 2.42 | 2.06 | 4.3 | 5.3 | 宫颈管消失，外口扩张 1.7 cm |

**【入院诊断】**

1. 先兆早产。

2. 双胎妊娠（双绒双羊）。

3. 妊娠期糖尿病。

4. 珍贵胎儿。

5. 孕 1 产 0 孕 31 周⁺⁴待产（一头一臀）。

**【诊疗经过】** 入院后完善相关检查，给予地塞米松针促进胎肺成熟，硫酸镁胎儿脑保护治疗。每天胎心监护I类图形，监测血糖餐前波动于 4.6～6.2 mmol/L，餐后血糖波动于 5.2～7.3 mmol/L，饮食控制血糖。

住院期间多次复查超声宫颈进行性缩短，2020 年 5 月 13 日复查超声提示孕妇宫颈管消失，外口扩张 1.7 cm。孕妇不规则宫缩，内诊：宫口扩张 2 cm。孕妇及家属因 4 年未孕，胎儿珍贵，拒绝阴道分娩，要求剖宫产终止妊娠。

因 "双胎临产" 立即在腰硬联合麻醉下行子宫下段剖宫产术。于 2020 年 5 月 13 日 15 时 2 分，以 LOT 位助娩一活男婴，Apgar 评分 9 分/min，10 分/5 min，体重 2 350 g，身长 46 cm。于 2020 年 5 月 13 日 15 时 3 分，以 LSA 位助娩一活女婴，Apgar 评分 9 分/min，10 分/5 min，体重 2 700 g，身长 47 cm。两胎盘融合，自然娩出完整，羊水量约 800/1 000 mL，色清。两新生儿均因 "早产" 转新生儿科。新生儿及胎盘如图 3-3、图 3-4 所示。

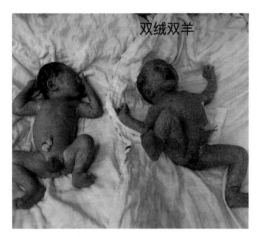

图 3-4　双绒毛膜双胎新生儿

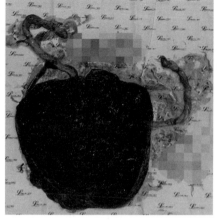

图 3-5　一个融合胎盘

**【术中诊断】**

1. 双胎（双绒双羊）。

2. 妊娠期糖尿病。

3. 早产。

4. 珍贵儿。

5. 孕 1 产 1 孕 34 周$^{+4}$手术产一活男婴 LOT。

6. 孕 1 产 2 孕 34 周$^{+4}$手术产一活女婴 LSA。

**【术后随访】** 术后 5 天，产妇一般情况好，办理出院。新生儿因早产继续新生儿科治疗，A 新生儿给予保暖，维持内环境稳定，抗感染、止血、静脉营养支持治疗，住院 20 天自新生儿科出院。出院诊断早产适于胎龄儿、低出生体重儿、珍贵儿。B 新生儿住院后给予无创呼吸支持治疗 1 天，抗感染、光疗退黄、静脉营养支持治疗，合理喂养，住院 20 天后自新生儿科出院，出院诊断早产适于胎龄儿、新生儿吸入综合征、呼吸衰竭、珍贵儿。目前母婴一般情况好。

**【经验分享】**

1. 双胎妊娠时发生围生期并发症和死亡的最主要原因是自发性早产，双胎子宫肌纤维扩张，易引起子宫收缩，导致早产。超声提示宫颈管缩短或胎儿纤维蛋白结合水平升高可能提示早产风险增高。

2. 该孕妇孕 31 周检查宫颈进行性缩短，孕妇拒绝行宫颈环扎术，给予期待治疗。考虑该孕妇早产可能性大，住院期待治疗期间并密切监测胎儿宫内发育及胎心情况，及时给予标准的地塞米松促进胎肺成熟及硫酸镁胎儿脑神经保护治疗，至孕 34 周$^{+4}$早产临产终止妊娠。从而降低了新生儿死亡及脑瘫风险。

### （二）双胎合并子宫横隔脐带先露

舒某，女，28 岁。

【**主诉**】因"孕 30 周$^{+1}$，下腹坠胀 1 天"于 2020 年 5 月 12 日入院。

【**病史特点**】平素月经规则，末次月经 2019 年 1 月 9 日，2019 年 10 月 30 日因"多囊卵巢综合征继发不孕"移植囊胚 2 枚，预产期 2020 年 7 月 20 日。移植后 14 天查血 β-HCG 阳性，提示妊娠。2020 年 1 月 9 日超声提示：双活胎、双绒双羊。孕早期有轻微恶心、呕吐等早孕反应后逐渐缓解，孕 4 月余感胎动至今。孕期定期产检，2020 年 1 月 9 日 B 超提示子宫肌瘤可能（子宫后壁 6.0 cm×6.0 cm×2.9 cm 低回声，边界欠清）。2020 年 3 月 8 日因少许阴道出血住院给予硫酸镁保胎治疗后好转。2020 年 4 月 20 日查 OGTT 5.56、10.17、10.24 mmol/L。提示妊娠期糖尿病，予以运动＋饮食控制血糖，未使用胰岛素，血糖控制在正常范围内。现孕 30 周$^{+1}$，今晨出现不规则下腹坠胀伴左侧腰痛，无阴道流血，无阴道流水，自觉胎动正常，超声提示胎盘下缘达宫颈内口，孕妇宫颈管缩短（0.8 cm），双肾积水伴右侧输尿管上段扩张。今因"孕 30 周$^{+1}$，下腹坠胀 1 天"入院。孕期以来，精神、饮食、睡眠可，大小便无异常，体重随孕周逐渐增加。

【**既往史**】既往 2016 年诊断为多囊卵巢综合征，2018 年行腹腔镜下双侧卵巢巧克力囊肿切除术；2019 年行混合痔切除术。

【**生育史**】$G_2P_0A_1$，2017 年人工流产一次。

【**家族史**】否认双胎家族史，此孕试管受孕。父母体健。

【**辅助检查**】

孕期胎儿超声如表 3-3 所示。

表 3-3 孕期超声监测

| 日期 | 孕周（周） | 胎位 | | 胎儿体重 (g) /CRL (cm) | | BPD (cm) | | S/D 值 | | 羊水深度 (cm) | | 其他 |
|---|---|---|---|---|---|---|---|---|---|---|---|---|
| | | A | B | A | B | A | B | A | B | A | B | |
| 2019 年 1 月 9 日 | 14$^{+2}$ | — | — | 7.5 | 7.4 | 2.4 | 2.4 | — | — | 3.9 | 3.0 | 子宫肌瘤（后壁 6.6 cm×6.0 cm ×2.9 cm) |
| 2020 年 5 月 12 日 | 30$^{+2}$ | 横 | 臀 | 1746 | 1998 | 7.9 | 8.7 | 2.82 | 2.61 | 5.8 | 5.0 | 宫腔左下段见一光带，胎儿位置局限固定 |

**【入院诊断】**

1. 先兆早产。

2. 双胎妊娠（双绒双羊、一臀一横）。

3. 前置胎盘。

4. 妊娠期糖尿病。

5. 珍贵儿。

6. 双肾积水伴右侧输尿管扩张。

7. 妊娠合并子宫肌瘤。

8. 妊娠合并窦性心动过速。

9. 孕 2 产 0 孕 30 周$^{+1}$待产。

**【诊疗经过】** 入院后完善相关检查，给予地塞米松促进胎肺成熟，硫酸镁胎儿脑保护治疗。每日行胎心监护，并监测血糖，餐前波动于 4.7～5.8 mmol/L，餐后血糖波动于：4.8～7 mmol/L，饮食控制血糖。

2020 年 5 月 15 日超声提示：羊水中可见光带分隔，厚约 0.75 cm，长约 7.7 cm，连接子宫前后壁，可见胎盘附着其上，与胎儿无关。两胎儿胎盘位于子宫后壁，厚约 3.6 cm，下缘达宫颈内口。2020 年 5 月 15 日盆腔 MRI：宫腔内下段偏右后侧见条带状 $T_2$ 信号影，将宫腔分为上下两部分。两胎儿大部分位于分隔上方，左侧胎儿双下肢部分位于分隔下方；宫颈内口上方为羊水和脐带，左侧胎盘中段局部粘连可能。补充诊断：宫腔羊膜带，脐带先露。

交代病情，孕妇及家属要求期待治疗，孕妇及家属拒绝宫颈环扎术。2020 年 5 月 20 日出现规律宫缩，宫颈管展平，因"双胎临产，脐带先露"立即在腰硬联合麻醉下行子宫下段剖宫产术。于 2020 年 5 月 20 日 15 时 48 分，以 LSA 位助娩一活男婴，Apgar 评分 8 分/min，10 分/5 min，体重 2 050 g，身长 47 cm。于 2020 年 5 月 20 日 15 时 49 分，以 LSA 位助娩一活男婴，Apgar 评分 9 分/min，10 分/5 min，体重 1 700 g，身长 43 cm。胎盘位于子宫后壁，下缘接近宫颈内口，两胎盘下端融合，自然娩出完整，羊水量分别约 1 000/800 mL，色清。宫腔下段右前侧壁至子宫后壁可扪及一肌性不全横膈，长约 6 cm，厚约 1 cm，宽 3 cm（子宫收缩后测量值，见右下图），两胎儿均位于横膈上方，横膈下方至宫颈内口上方为脐带团。新生儿均因"早产"转新生儿科。新生儿、胎盘及术中情况如图 3-6～图 3-8 所示。

**【术中诊断】**

1. 脐带先露。

2. 双胎（双绒双羊）。

3. 边缘性前置胎盘。

4. 妊娠期糖尿病。

5. 妊娠合并子宫不全横膈。

6. 妊娠合并窦性心动过速。

7. 珍贵儿。

8. 早产。

9. 孕2产1孕31周$^{+2}$手术产一活男婴LSA。

10. 孕2产2孕31周$^{+2}$手术产一活男婴LSCA→LSA。

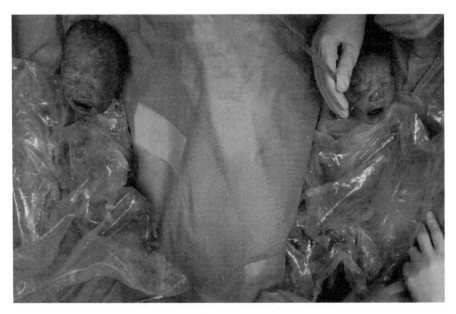

图 3-6　新生儿复苏后转新生儿科

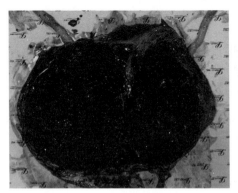

图 3-7　两个胎盘下端融合

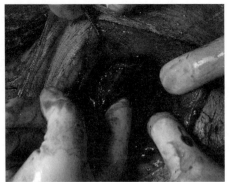

图 3-8　子宫下段肌性横膈,横膈上方为
胎儿,横膈下方见脐带团

【术后随访】术后 6 天，产妇一般情况好，办理出院。新生儿因早产继续新生儿科治疗，A 新生儿给予保暖，维持内环境稳定，抗感染、止血及静脉营养支持治疗，20 天后自新生儿科出院。出院诊断：①早产适于胎龄儿；②低出生体重儿；③珍贵儿。B 新生儿住院后给予保暖、维持内环境稳定、无创辅助通气、抗感染、止血、静脉营养支持、咖啡因兴奋呼吸及对症治疗，入院后 4 小时给予气管插管、气管内注入肺表面活性物质、呼吸机辅助通气 1 天，无创辅助通气 4 天，及光疗退黄，静脉营养支持治疗，合理喂养，24 天后临床好转痊愈出院，出院诊断：①新生儿呼吸窘迫综合征；②呼吸衰竭；③早产适于胎龄儿；④低出生体重儿。目前母婴一般情况好，随访可。

【经验分享】

1. 子宫横膈是罕见的子宫腔畸形，横膈一般位于子宫体腔或子宫与子宫颈之间，根据横膈封闭子宫腔的程度将子宫横膈分为完全性横膈和不完全性横膈。本例孕妇为介于子宫下段与体部之间的不全横膈，孕前无症状，剖宫产术中首次发现。

2. 因不全横膈导致两胎儿胎位异常，脐带先露，也称隐性脐带脱垂。这种情况一旦发生胎膜早破易造成脐带脱垂，引起胎儿缺氧，甚至胎死宫内。本例孕妇临产后及时剖宫产终止妊娠，避免不良妊娠结局。

（三）双胎胎膜早破

*孕妇杨某，女，35 岁。*

【主诉】因"孕 37 周$^{+3}$，阴道流水 10 分钟"于 2019 年 1 月 4 日入院。

【病史特点】平素月经规则，末次月经 2018 年 4 月 15 日，预产期 2019 年 1 月 22 日。停经 35 天查尿 HCG 阳性，提示妊娠。2018 年 7 月 13 日超声提示双活胎，双绒双羊。孕早期有轻微恶心，呕吐等早孕反应，后逐渐缓解，孕 4 月余感胎动至今。孕期定期产检，产检 16 次，2018 年 10 月 19 日查 OGTT 5.19/8.04/5.61 mmol/L。提示妊娠期糖尿病，运动及饮食控制血糖，现血糖控制尚可，未使用胰岛素。孕期无头昏、乏力、无心慌、胸闷、无下腹胀痛，无皮肤瘙痒等不适。现孕 37 周$^{+3}$，于 2019 年 1 月 4 日 20 时左右无明显诱因阴道流水、量少、色清、无异味，无下腹胀痛、无阴道流血，自觉胎动正常，遂来入院。孕期以来，精神、饮食、睡眠可，大小便无异常，体重随孕周逐渐增加。

【既往史】既往体健，无特殊疾病史。

【生育史】$G_1P_0A_0$。

【家族史】否认双胎家族史，此孕自然受孕。父母体健。

【辅助检查】孕期胎儿超声见表 3-4。

表 3-4　孕期超声监测

| 日期 | 孕周（周） | 胎位 | | 胎儿体重（g）/CRL（cm） | | BPD（cm） | | S/D 值 | | 羊水深度（cm） | | 其他 |
|---|---|---|---|---|---|---|---|---|---|---|---|---|
| | | A | B | A | B | A | B | A | B | A | B | |
| 2018 年 7 月 13 日 | 13+1 | — | — | 7.2 | 7.1 | 2.4 | 2.3 | — | — | 3.5 | 3.0 | — |
| 2018 年 12 月 27 日 | 37+3 | 臀 | 头 | 2634 | 2683 | 9.0 | 8.7 | 2.2 | 2.0 | 5.3 | 5.6 | 胎膜早破 |

**【入院诊断】**

1. 胎膜早破。

2. 双胎妊娠（双绒双羊）。

3. 妊娠期糖尿病。

4. 孕 1 产 0 孕 37 周+3 待产（一臀一头）。

**【诊疗经过】** 入院后完善相关检查，内诊：宫口未开，先露足，宫颈 Bishop 评分 4 分，胎膜已破，羊水清，pH 试纸变色，宫颈外口处未扪及脐带。因"双胎妊娠"在腰硬联合麻醉下急诊行子宫下段剖宫产术。于 2019 年 1 月 4 日 22 时以 LOT 位助娩一活女婴，Apgar 评分 9 分/min，10 分/5 min，体重 2 500 g，身长 47 cm。于 2019 年 1 月 4 日 22 时以 LSA 位助娩一活女婴，Apgar 评分 10 分/min，10 分/5 min，体重 2 500 g，身长 47 cm。两胎盘融合，自然娩出完整，羊水量分别约 400/400 mL，色清。

**【术中诊断】**

1. 胎膜早破。

2. 双胎（双绒双羊）。

3. 妊娠期糖尿病。

4. 孕 1 产 1 孕 37 周+3 手术产一活女婴 LOT。

5. 孕 1 产 2 孕 37 周+3 手术产一活女婴 LSA。

**【术后随访】** 术后 6 天，产妇一般情况好，办理出院。新生儿随母出院。目前母婴一般情况好，未见近远期并发症。

**【经验分享】** 双胎妊娠时宫腔压力增高及胎位异常，胎膜受力不均易发生胎膜早破，若胎先露未衔接者，发生脐带脱垂的风险增高。随着破膜时间延长，宫内感染风险亦增大。本例双胎胎膜早破已足月，先露足，具备手术指征，当日行急诊剖宫产，从而避免了脐带脱垂、胎死宫内等不良结局。

### （四）双胎妊娠期高血压并发胎盘早剥

吴某，女，30 岁。

【主诉】因"孕 36 周$^{+6}$，发现血糖升高 3 月"于 2019 年 1 月 7 日入院。

【病史特点】平素月经规则，末次月经 2018 年 4 月 22 日，因"男方弱精"，于 2018 年 5 月 12 日移植鲜胚 2 枚，2018 年 5 月 25 日查血 β-HCG 阳性，提示妊娠。预产期 2019 年 1 月 29 日。孕早期有轻微恶心，呕吐等早孕反应后逐渐缓解，孕 4 月余感胎动至今。孕期定期产检，产检 18 次，2018 年 7 月 20 日超声提示双活胎，双绒双羊。2018 年 10 月 12 日查 OGTT 5.28/11.76/7.09 mmol/L。提示妊娠期糖尿病，予运动及饮食控制血糖，餐前血糖 5.9 mmol/L，餐后 2 小时血糖 6.8～9.7 mmol/L，血糖控制不理想，孕妇拒绝使用胰岛素。孕期无头昏、乏力、无心慌、胸闷、无下腹胀痛、无皮肤痒等不适。一周前受凉后出现流涕、咽部不适，无咳嗽咳痰，无发热头痛等不适，现孕 36 周$^{+6}$，无下腹胀痛、无阴道流血、无阴道流水，自觉胎动正常。今因孕 36 周$^{+6}$，双胎，妊娠期糖尿病，上呼吸道感染入院。孕期以来，精神、饮食、睡眠可，大小便无异常，体重随孕周逐渐增加。

【既往史】既往体健，无特殊疾病史。

【生育史】$G_1P_0A_0$

【家族史】否认双胎家族史，此孕试管受孕。母亲患高血压、糖尿病、高血脂。

【查体】血压 142/85 mmHg，体温：36.5℃，脉搏 93 次/min，呼吸 20 次/min。产检：宫高 43 cm，腹围 119 cm，腹软，无压痛，无产兆。胎心分别为 150/156 次/min。先露臀，先露浮，双下肢水肿（＋）。

【辅助检查】孕期胎儿超声如表 3-5 所示。

表 3-5　孕期超声监测

| 日期 | 孕周（周） | 胎位 | | 胎儿体重（g）/CRL（cm） | | BPD（cm） | | S/D 值 | | 羊水深度（cm） | | 血压（mmHg） |
|---|---|---|---|---|---|---|---|---|---|---|---|---|
| | | A | B | A | B | A | B | A | B | A | B | |
| 2018 年 7 月 20 日 | 13$^{+1}$ | — | — | 7.3 | 7.4 | 2.4 | 2.3 | 2.5 | 2.6 | 3.2 | 3.0 | 120/62 |
| 2019 年 1 月 7 日 | 36$^{+6}$ | 臀 | 臀 | 3023 | 2734 | 8.7 | 8.5 | 1.69 | 2.47 | 4.7 | 4.4 | 142/85 |

**【入院诊断】**

1. 双胎妊娠（双绒双羊）。

2. 妊娠期糖尿病。

3. 妊娠期高血压疾病。

4. 妊娠合并上呼吸道感染。

5. 珍贵胎儿。

6. 孕 1 产 0 孕 36 周$^{+6}$待产（双臀位）。

**【诊疗经过】** 入院后完善相关检查，查尿蛋白阴性，监测血压波动于（120～140）/（68～92）mmHg。次日因"双胎妊娠，双臀位"在腰硬联合麻醉下行子宫下段剖宫产术。于 2019 年 1 月 8 日 9 时 30 分以 RSA 位助娩一活男婴，出生后 Apgar 评分 10 分/min，10 分/5 min，体重 2 800 g，身长 49 cm。于 2019 年 1 月 8 日 9 时 33 分 LSA 位助娩一活男婴，Apgar 评分 10 分/min，10 分/5 min，体重 2 490 g，身长 49 cm。术中见 A 胎儿羊水血性，约 600 mL，胎盘 1/5 母体面积可见陈旧性凝血块压迹，B 胎儿羊水棕黄色，约 500 mL，脐带真结。

**【术中诊断】**

1. 双胎（双绒双羊）。

2. 妊娠期高血压。

3. 胎盘早剥（Page 0 级）。

4. 妊娠合并上呼吸道感染。

5. 妊娠期糖尿病。

6. 脐带真结（B 胎儿）。

7. 珍贵儿。

8. 孕 1 产 1 孕 37 周手术产一活男婴 RSA。

9. 孕 1 产 2 孕 37 周手术产一活男婴 LSA。

**【术后随访】** 术后 6 天，产妇一般情况好，办理出院。新生儿随母出院。目前母婴一般情况好，未见严重并发症。

**【经验分享】**

1. 此孕妇基础血压 120/62 mmHg，孕期定期产检，血压均正常范围。入院当天查血压 142/85 mmHg，无头晕，眼花，恶心呕吐等不适，查体双下肢水肿（＋），入院查肝肾功能，血小板，眼底，心电图，肝胆脾胸腹水超声均正常，导尿查尿蛋白阴性，监测血压波动于（120～140）/（68～92）mmHg，符合妊娠期高血压的诊断。

2. 妊娠期高血压疾病的孕妇底蜕膜螺旋小动脉痉挛或硬化，引起远端毛细血管变性坏死甚至破裂出血，是胎盘早剥的高危因素，该例孕妇胎盘早剥比较隐匿，无明显腹痛、阴道流血等症状，考虑为胎盘剥离面较小，故临床无症状。

3. 临床上推荐按胎盘早剥的 Page 分级标准评估病情严重程度，0 级为分娩后回顾性产后诊断；Ⅰ级有外出血，子宫软，无胎儿窘迫；Ⅱ级出现胎儿宫内窘迫或胎死宫内；Ⅲ级产妇出现休克症状，伴或不伴弥散性血管内凝血。本例胎盘早剥符合 Page 分级 0 级，母儿预后良好。

4. 临床需要注意超声检查结果阴性不能完全排除胎盘早剥，尤其是胎盘附着在子宫后壁时。

## 八、护理心得

1. 指导按期产前检查，定期 B 超监测胎儿生长、脐血流及羊水量的情况。出现腹痛、阴道流血、流液，立即就诊。

2. 责任护士入院时即进行各项风险评估，包括压疮、跌倒、坠床、烫伤、呕吐物吸入窒息、管道滑脱等，主动告知风险及防范措施，住院期间根据患者病情或用药变化再次进行评估。

3. 依据孕产妇的病情和风险评估结果制定护理计划，有效的开展健康教育、康复指导和心理护理。

4. 增加每日卧床休息时间，减少活动量，防止发生跌伤意外，减少早产的机会。使用药物预防早产、促胎肺成熟的，告知孕妇药物的作用及注意事项，密切观察药物反应。

5. 向妊娠期糖尿病孕妇讲解相关知识及对母儿的危害，告知饮食和运动、必要时药物治疗对控制血糖的重要性，提高依从性，取得积极配合。

6. 对有高血压疾病家族史的孕妇，监测血压，告知其妊娠期高血压疾病相关症状。注意观察血压变化、有无阴道流血及腹痛情况。

7. 术后严密观察生命体征、子宫收缩和阴道出血情况。

8. 新生儿护理。

（1）新生儿娩出前，做好急救和复苏的准备；娩出后密切观察，注意保暖，防止低血糖、低钙和酸中毒的发生。

（2）告知家属新生儿呕吐物吸入窒息的防范措施，教会家属呕吐物吸入窒息的紧急处理方法。

（3）指导母乳喂养的方法，对新生儿实施早接触、早吸吮、早开奶。

（4）母婴分离者，教会产妇挤奶技巧及乳汁储存的方法。

## 九、温馨小提示

1. 双绒毛膜性双胎妊娠应按高危妊娠进行孕期管理，妊娠早、中期（妊娠6～14 周）超声检查发现为双胎妊娠时，应该进行绒毛膜性的判断，保存相关超声图像。

2. 对于双绒毛膜性双胎，定期（每 4 周一次）超声监测胎儿生长发育和检测脐带血流情况。建议妊娠晚期酌情增加对胎儿的超声评估次数，评估胎儿宫内健康状况。

3. 贯穿整个孕期的沟通，使孕妇及家属对胎儿持有合理期望值。

4. 对于无合并症及并发症的双绒毛膜双胎，如需剖宫产，建议 38 周终止妊娠。

5. 根据母胎情况制定个体化分娩方式，第一胎儿为头先露的孕妇可考虑阴道分娩，阴道分娩中，约 20％发生第二胎胎位变化，需要做好阴道助产及第二胎儿剖宫产的准备。产时需请新生儿医生到场。

## 十、小贴示

1. 什么是双绒双羊双胎？

双绒双羊即双胎妊娠中有两层羊膜囊，两层绒毛膜，既可以是双卵双胎也可以是单卵双胎，因前者双胎之间的胎儿胎盘循环是相对独立的，所以其两胎儿之间的相对影响较小，并发症较单绒毛膜双胎发生概率低。

2. 怀上双绒双羊双胎我该注意什么？

双胎妊娠的妊娠期热量、蛋白质、微量元素和维生素的需求量增加，生理性缺铁性贫血较为常见，建议孕期补充叶酸 1 mg/d，铁剂 30 mg/d，如果合并贫血，增加铁的摄入量至 60 mg/d。

消除紧张情绪，定期产检，建议自 20 周开始每 4 周进行一次胎儿超声检查，以监测胎儿宫内发育，及时发现胎儿异常情况。

3. 是选择顺产还是剖宫产？

分娩方式需结合孕妇及胎儿的各种并发症及宫颈成熟度，由医生制定个体化分娩方案，对于无阴道分娩禁忌证者，第一胎儿为头先露的孕妇可考虑阴道分娩，第二胎儿的胎方位不作为分娩方式选择的主要依据。若第一胎儿为非头位可放宽剖宫产指征。但是双胎阴道分娩过程中可能发生胎盘早剥、胎头交锁、胎头碰撞、滞产、难产甚至第二胎转为剖宫产的风险，因此建议在具备阴道助产技术如臀牵引、内倒转及外倒转等，有一定孕产妇及早产儿诊治能力的医疗机构分娩。

（胡娅萍）

（护理部分：顾　夏　汪红艳　林　莹）

# 第二节　双绒毛膜性双胎发育不一致

## 一、概述

双绒毛膜双胎发育不一致是双绒毛膜双胎的并发症之一，是指双绒毛膜性双胎胎儿在宫内生长发育情况存在差异，该差异可能受到遗传、母体及胎盘血流动力学等多因素影响，可能导致双胎之一死亡，或者双胎出生体重不一致的结局。

## 二、病因

双绒毛膜性双胎发育不一致可能与两个胎儿的遗传潜能不同、一胎儿结构异常、染色体异常或者小胎儿所占胎盘比例异常有关。在胎盘因素中，胎盘重量、胎盘面积比例、胎盘绒毛发育不良、脐带异常插入（球拍或帆状附着）、脐带过度扭曲或血管畸形等均可能与双胎发育不一致相关。

## 三、高危因素

目前，关于双绒毛膜双胎发育不一致的独立危险因素可归纳于以下几个方面。

1. 母体方面：母亲生育年龄大于 30～35 岁，经产妇，孕期吸烟，孕期体重波动较大，应用人工辅助生殖技术，以及妊娠期贫血、高血压、糖尿病等并发症均可能有影响。

2. 胎儿方面：双胎之一染色体异常、结构异常（如神经管缺陷、心脏畸形等）、宫内感染等可能造成双胎发育不一致。

3. 胎盘方面：除了上述病因中介绍的胎盘脐带因素，双绒毛膜双胎之一绒毛膜血肿、胎盘梗死、出血等也可能造成受累胎儿缺血缺氧、营养供给不足、导致双胎发育不一致。

## 四、诊断

1. 诊断方式：双绒毛膜双胎发育不一致的宫内诊断，主要通过产科超声分别测量两胎儿的头臀长、双顶径、腹围、股骨长等指标，计算其差值，从而对双胎体重差值进行预测。国际上普遍采用的计算双胎出生体重差异的公式为：（双胎中较重者出生体重 － 双胎中较轻者出生体重）/双胎中较重者出生体重×100％。

2. 诊断标准：如表 3-6 所示。

表 3-6  各国双绒毛膜双胎发育不一致诊断标准

| 机构 | 美国妇产科医师学会（ACOG） | 英国皇家妇产科医师学会（RCOG） | 加拿大妇产科医师学会（SOGC） | 爱尔兰围产医学研究联盟 | 我国多数胎儿医学中心 |
|---|---|---|---|---|---|
| 超声估测体重差值 | 出生体重 >15%～25% | ＞25% | ＞20% | ＞20% | ≥25% |
| 腹围差 | — | — | ＞20 mm | 或者＞20 mm | — |

3. 产后分级诊断：产后通过计算双胎出生体重差异，评估双胎出生体重不一致的程度。有研究者建议按照出生体重差异程度进一步细分，即分别以 15%～25%、＞25% 作为分级诊断标准，分为Ⅰ级、Ⅱ级出生体重不一致双胎。

## 五、并发症

1. 围生期并发症有研究发现，发育不一致双胎的围生期死亡率、先天畸形发生率、急性呼吸窘迫综合征、较小胎儿暂时性甲状腺功能低下、小于胎龄儿及新生儿重症监护病房（NICU）入住率较高，胎龄越小，发生不良结局的风险越大。但是，对于妊娠期已排除染色体疾病、先天畸形者，双绒毛膜性双胎发育不一致对围生儿的预后无明显不良影响。

2. 新生儿远期并发症

（1）双胎出生体重的差异可能对其远期生长发育有持续性影响，双胎中体质量轻者远期预后可能同时受到胎龄、遗传因素、环境等综合因素的共同影响。但孕周低于 33 周对认知功能发育的负面影响较双胎发育不一致的影响更大。

（2）早产出生体重不一致双胎的出生体重差异更大，差异持续时间更长，应定期监测出生体重不一致双胎的生长发育。

## 六、处理

1. 妊娠期监护及处理（图 3-9）。

2. 分娩时机及方式。

（1）终止妊娠时间：对于已排除染色体疾病、先天畸形的发育不一致双胎，因双绒毛膜性双胎发育不一致对围生儿的预后无明显不良影响，国内相关指南针对此类发育不一致双胎未提出特殊干预措施，但建议孕晚期适当增加产检频率，综合母婴情况考虑，选择合适分娩时机。

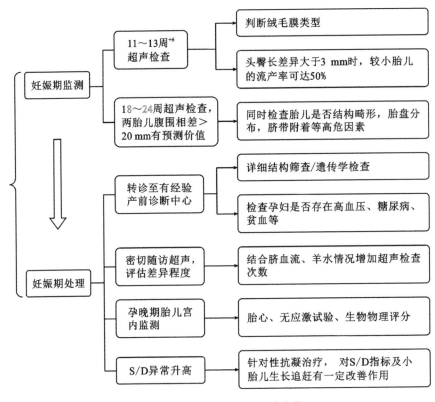

图 3-9　妊娠期监护及处理流程图

（2）针对双胎之一异常者，如染色体疾病、先天畸形者，是否行减胎治疗涉及社会伦理因素，需结合异常程度及家属综合意愿考虑。

（3）终止妊娠方式：需要结合每例孕妇及其胎儿的具体情况制定个体化分娩方案。双胎妊娠具备阴道分娩条件，第一胎胎儿先露为头位者，在患者充分知情选择的情况下可以进行促宫颈成熟和引产。具体的促宫颈成熟以及引产方法与单胎妊娠相似。

## 七、研究进展

胎盘血管内皮生长因子受体-1（fms-like tyrosine kinase receptor-1，Flt-1）与可溶性血管内皮生长因子受体-1（solublefms like fms-tyrosine kinase receptor-1，sFlt-1）在胎盘中的表达与双胎发育不一致的关系：有研究发现，发育不一致双胎中体重较小者的 Flt-1 表达量明显低于体重较大者，同时 sFlt-1 表达水平较高。Flt-1 在胎盘的血管内皮细胞、滋养细胞等中广泛存在，其主要作用是促进胎盘血管分支形成，增加胎盘血管通透性，而 sFlt-1 则与 Flt-1 作用相反，两种受体表达的差异可能造成体重较小胎儿的胎盘功能障碍，胎儿出现缺血缺氧，进而导致双胎发育不一致的发生。

## 八、病例分享

### （一）子痫前期双胎发育不一致

孕妇孙某，女，36 岁。

【主诉】因"孕 35 周，血压升高 12 天"于 2020 年 4 月 22 日入院。

【病史特点】平素月经规则，末次月经 2019 年 8 月 20 日，预产期 2020 年 5 月 27 日。孕妇因"继发不孕"于 2019 年 9 月 4 日移植 2 枚鲜胚，移植后 14 天查血 $\beta$-HCG 阳性，提示妊娠，2019 年 11 月 16 日提示双活胎，双绒双羊。孕早期有轻微恶心，呕吐等早孕反应，孕 4 月余感胎动至今。孕期定期产检，产检 5 次。2020 年 4 月 10 日行产检，检查发现血压升高，为 140/89 mmHg，尿蛋白（一），未予药物治疗。孕期无头昏眼花、乏力、无心慌、胸闷、无下腹胀痛，无皮肤痒等不适。双下肢无水肿。现孕 35 周，门诊测血压 143/90 mmHg，尿蛋白＋，无其他不适，2020 年 4 月 22 日 B 超提示双活胎，双臀位。以"孕 35 周，子痫前期"收入院。孕期以来，精神、饮食、睡眠可，大小便无异常，体重随孕周逐渐增加。

【既往史】乙肝单阳病史多年。2015 年行腹腔镜下左侧巧克力囊肿剥除术。

【生育史】$G_2P_0A_1$，2016 年自然流产一次。

【家族史】否认双胎家族史，此孕试管受孕。

【辅助检查】

1. 孕期胎儿超声如表 3-7 所示。

表 3-7　孕期超声监测

| 日期 | 孕周（周） | 胎位 | | 胎儿体重（g）/CRL（cm） | | BPD（cm） | | S/D 值 | | 羊水深度（cm） | | 血压 mmHg |
|---|---|---|---|---|---|---|---|---|---|---|---|---|
| | | A | B | A | B | A | B | A | B | A | B | |
| 2019 年 10 月 31 日 | $10^{+4}$ | — | — | 3.8 | 3.9 | — | — | — | — | — | — | 125/68 |
| 2019 年 11 月 12 日 | $12^{+3}$ | — | — | 6.06 | 5.63 | — | — | — | — | 3.3 | 3.4 | 120/61 |
| 2020 年 4 月 22 日 | 35 | 臀 | 臀 | 2606 | 2200 | 8.3 | 8.3 | 1.8 | 2.3 | 5.0 | 5.4 | 143/90 |

2.2020 年 4 月 22 日查尿常规示尿蛋白＋。

**【入院诊断】**

1. 子痫前期。

2. 双胎妊娠（双绒双羊）。

3. 高龄初产。

4. 脐带缠绕。

5. 孕 2 产 0 孕 35 周待产（双臀位）。

**【诊疗经过】** 入院后完善相关检查，次日因"子痫前期、双胎"在腰硬联合麻醉下行子宫下段剖宫产术。于 2020 年 4 月 23 日 7 年 16 分以 LSA 位助娩一活女婴，Apgar 评分 9 分/min，10 分/5 min，体重 2 445 g，身长 45 cm。于 2020 年 4 月 23 日 7 时 17 分，以 RSA 位助娩一活男婴，Apgar 评分 9 分/min，10 分/5 min，体重 1 815 g，身长 43 cm，小双脐带扭转。新生儿体重相差 25.8%。新生儿见（图 3-10）。

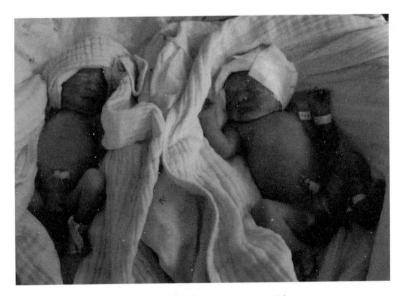

**图 3-10　新生儿体重相差 25.8%**

**【术中诊断】**

1. 子痫前期。

2. 双胎（双绒双羊）。

3. 双胎发育不一致。

4. 高龄初产。

5. 脐带扭转（B 胎儿）。

6. 孕 2 产 1 孕 35 周$^{+1}$手术产一活女婴 LSA。

7. 孕 2 产 2 孕 35 周$^{+1}$手术产一活男婴 RSA。

**【术后随访】**术后 6 天，产妇一般情况好，办理出院。新生儿因"早产"继续新生儿科治疗。A 新生儿给予保暖，维持内环境稳定，抗感染及对症治疗，无创呼吸机辅助通气 2 天，光疗等治疗 15 天痊愈出院。出院诊断：①早产适于胎龄儿；②新生儿吸入综合征；③新生儿呼吸衰竭；④低出生体重儿。B 新生儿给予保暖，维持内环境稳定，抗感染，无创呼吸机辅助通气 1 天，预防出血及静脉营养，光疗等对症治疗，15 天自新生儿科出院，出院纠正胎龄 37 周$^{+5}$，体重 2 050 g，头围 32.5 cm，身长 44.8 cm。出院诊断：①早产小于胎龄儿（匀称型）；②低出生体重儿。目前母婴一般情况好。

**【经验分享】**

1. 子痫前期是一种动态疾病，病情可呈持续进展，任何程度的子痫前期都可导致严重不良反应，本例孕妇基础血压 125/68 mmHg，孕 34 周外院行产前检查发现血压升高，为 140/89 mmHg，至孕 35 周时测血压 143/90 mmHg，复测 132/92 mmHg，导尿查尿蛋白＋，符合子痫前期的诊断。因孕周已达 35 周，为避免孕妇由子痫前期发展为"伴严重表现的子痫前期"，及时行剖宫产终止妊娠，避免了不良母儿结局。

2. 此病例考虑为子痫前期孕妇由于胎盘浅着床，子宫动脉血流阻力增加，致使胎盘灌注不足，功能下降，以及胎盘氧化应激炎症反应，导致双胎发育不一致。

### （二）单脐动脉双胎发育不一致

孕妇李某，女，27 岁。

**【主诉】**因"孕 33 周$^{+6}$，B 超提示双胎发育不一致 4 天"于 2020 年 4 月 22 日入院。

**【病史特点】**平素月经规则，末次月经 2019 年 8 月 24 日，2019 年 9 月 15 日因"丈夫精子异常"行体外受精一胚胎移植术，移植冻胚两枚，均存活，预产期 2020 年 6 月 5 日。移植后 2 周查血 β-HCG 阳性，提示妊娠，移植后 4 周 B 超提示宫内早孕（单活胎），移植后 5 周查 B 超宫内早孕（双活胎，A 胎胚芽长 1.6 cm，B 胎胚芽长 1.1 cm，相差 1 周）。孕早期无明显恶心，呕吐等早孕反应，后逐渐缓解，孕 4 月余感胎动至今。孕期不定期产检，产检 5 次，未见明显异常。孕期无头昏、乏力、无心慌、胸闷、无下腹胀痛，无皮肤瘙痒等不适。

2020 年 4 月 18 日 B 超提示双胎发育不一致（A 胎相当于 34 周$^{+2}$，B 胎儿相当于 30 周$^{+4}$）。现孕 33 周$^{+6}$，无特殊不适，因"孕 33 周$^{+6}$，B 超提示双胎发育不一致 4 天"入院。孕期以来，精神、饮食、睡眠可，大小便无异常，体重随孕周逐渐增加。

【既往史】体健，无特殊疾病史。

【生育史】$G_1P_0A_0$。

【家族史】否认双胎家族史，此孕试管受孕。

【辅助检查】孕期胎儿超声如表 3-8 所示。

表 3-8 孕期超声监测

| 日期 | 孕周（周） | 胎位 | | 胎儿体重(g) /CRL(cm) | | BPD(cm) | | S/D 值 | | 羊水深度(cm) | | 估计孕周/体重相差 |
|---|---|---|---|---|---|---|---|---|---|---|---|---|
| | | A | B | A | B | A | B | A | B | A | B | |
| 2019 年 10 月 20 日 | 8$^{+1}$ | — | — | 1.6 | 1.1 | — | — | — | — | — | — | CRL 差距 31.3% |
| 2020 年 4 月 21 日 | 33$^{+5}$ | 头 | 头 | 2 349 | 1 525 | 9.0 | 7.6 | 2.6 | 2.8 | 5.1 | 4.5 | 34% B 胎儿单脐动脉 |
| 2020 年 5 月 3 日 | 35$^{+3}$ | 头 | 臀 | 2 665 | 1 948 | 9.3 | 8.1 | 2.0 | 2.94 | 6.2 | 4.3 | 26.9% B 胎儿单脐动脉 |

【入院诊断】

1. 双胎发育不一致。

2. 双胎妊娠（双绒双羊）。

3. 单脐动脉（B 胎儿）。

4. 珍贵胎儿。

5. 孕 1 产 0 孕 33 周$^{+6}$待产（双头位）。

【诊疗经过】入院后完善相关检查，给予地塞米松促胎肺成熟，硫酸镁胎儿脑保护治疗。血糖控制在正常范围，未使用胰岛素。

2020 年 5 月 3 日复查超声提示：双活胎，A 胎儿头位 AFV6.2 cm，胎儿估重 2 665 g，脐动脉 S/D 2.0；B 胎儿臀位，AFV4.3 cm，脐动脉 S/D 2.94，胎儿估重 1 948 g。

2019 年 5 月 7 日孕 36 周，因"双胎妊娠，珍贵胎儿"在腰硬联合麻醉下行子宫下段剖宫产术。于 2020 年 5 月 7 日 9 时 21 分以 LOA 位助娩一活男婴，Apgar 评分为 9 分/min，10 分/5min，脐带绕颈一周，体重 2 760 g，身长 48 cm，羊水量约 800 mL，色清。于 2020 年 5 月 7 日 9 时 22 分以 LSA 位助娩一活男婴，Apgar 评分为 10 分/min，10 分/5min，体重 1 790 g，身长 45 cm，羊水量约 600 mL，色清。B 胎儿脐带为单脐动脉。术中见两个胎盘，大小分别为 17 cm×18 cm×2 cm，13 cm×12 cm×2 cm。B 新生儿因"低体重儿"转新生儿科治疗。两新生儿体重相差 35%。新生儿及胎盘如图 3-11、图 3-12 所示。

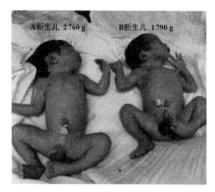

图 3-11　两新生儿体重相差 35%

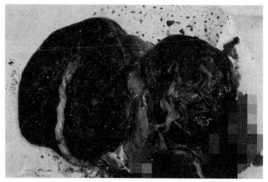

图 3-12　两个胎盘大小差异明显，小双为单脐动脉

**【术中诊断】**

1. 双胎（双绒双羊）。

2. 双胎发育不一致。

3. 单脐动脉（B 新生儿）。

4. 早产。

5. 珍贵儿。

6. 孕 1 产 1 孕 36 周手术产一活男婴 LOA。

7. 孕 1 产 2 孕 36 周手术产一活男婴 LSA。

**【术后随访】** 术后 6 天，产妇一般情况好，A 新生儿随母一起出院。B 新生儿因"早产，低体重儿"转新生儿科继续治疗，给予保暖、维持内环境稳定，防止颅内出血，静脉营养及光疗等对症支持治疗 17 天，体重增至 2 040 g，办理出院。出院诊断：①早产小于胎龄儿；②低出生体重儿。目前母婴一般情况好。

**【经验分享】**

1. 正常脐带有两条脐动脉，一条脐静脉，如只有一条脐动脉，即为单脐动脉。单脐动脉有三种结局：特发性；胎儿畸形；不易发现的胎儿畸形如耳道闭锁，肛门闭锁等。因单脐动脉的胎儿发生非整倍体及其他先天畸形的风险增高，如心血管畸形、泌尿生殖系统畸形及中枢神经系统发育畸形等，产前诊断需排除。本例孕妇孕 5 月行系统彩超检查时即发现 B 胎儿为单脐动脉，未发现明显胎儿畸形。

2. 本例孕妇孕早期超声检查两胎儿头臀长相差 5 mm，即可预测双胎发育不一致。产后发现体重小的胎儿其胎盘也明显小于大胎儿（两个胎盘大小分别为 17 cm×18 cm×2 cm，13 cm×12 cm×2 cm），考虑本例双胎发育不一致与两胎儿胎盘面积大小不一致有关。

### （三）糖尿病合并妊娠双胎发育不一致

孕妇王某，女，26 岁。

【主诉】因"孕 34 周$^{+5}$，下腹坠胀半月余，宫颈管缩短半天"于 2019 年 3 月 27 日入院。

【病史特点】平素月经不规则，末次月经 2018 年 7 月 26 日，因"女方多囊卵巢、男方少弱精"行体外受精－胚胎移植术，于 2018 年 8 月 15 日移植冻胚两枚，移植后 14 天查血 β-HCG 阳性，提示妊娠，预产期 2019 年 5 月 3 日。孕早期有轻微恶心，呕吐等早孕反应后逐渐缓解，孕 5 月余感胎动至今。孕期定期产检，无特殊不适。孕早期超声提示双活胎，双绒双羊。2018 年 12 月 3 日查 OGTT5.72/10.88/11.23 mmol/L，考虑糖尿病合并妊娠，予以诺和锐 6/13/13U 三餐前胰岛素泵泵入，胰岛素基础量 5U/24 h 治疗至今，血糖控制在正常范围内。现孕 34 周$^{+5}$，B 超示宫颈管长约 2.17 cm，内口扩张约 0.32 cm，有下腹坠胀、无阴道流血、无阴道流水，自觉胎动正常，因"孕 34 周$^{+5}$，下腹坠胀伴宫颈管缩短半天"入院。孕期以来，精神、饮食、睡眠可，大小便无异常，体重随孕周逐渐增加。

【既往史】

1. 自诉既往体检提示右肾缺如。

2. 2015 年 1 月 22 日妇科行阴道纵隔电切＋宫腹联合镜检＋宫腔镜下子宫纵隔电切术＋通液术＋阴道壁囊肿切除术。

【生育史】$G_1P_0A_0$。

【家族史】否认双胎家族史，此孕试管受孕。

【辅助检查】

1. 2018 年 12 月 3 日行产检，检查 OGTT 5.72、10.88、11.23 mmol/L。

2. 孕期胎儿超声如表 3-9 所示。

表 3-9 孕期胎儿超声

| 日期 | 孕周（周） | 绒毛膜性 | 胎位 | | 胎儿体重（g）/CRL（cm） | | BPD（cm） | | S/D 值 | | 羊水深度（cm） | | 超声估计孕周/体重相差 |
|---|---|---|---|---|---|---|---|---|---|---|---|---|---|
| | | | A | B | A | B | A | B | A | B | A | B | |
| 2019年3月27日 | 34$^{+5}$ | DCDA | 头 | 头 | 2345 | 1889 | 8.3 | 7.6 | 2.1 | 2.2 | 6.3 | 5.8 | 19.4% |
| 2019年4月3日 | 35$^{+5}$ | DCDA | 头 | 头 | 2400 | 2180 | 8.7 | 8.2 | — | — | 4.6 | 4.2 | 9.2% |

【入院诊断】

1. 先兆早产。

2. 双胎妊娠（双绒双羊）。

3. 糖尿病合并妊娠。

4. 妊娠期高血压疾病。

5. 珍贵胎儿。

6. 孕 1 产 0 孕 34 周$^{+5}$待产（双头位）。

【诊疗经过】入院后完善相关检查，大致正常，继续予以诺和锐 6、13、13U 三餐前胰岛素泵泵入，胰岛素基础量 5U/24 h 治疗。2019 年 4 月 4 日因"双胎，珍贵儿，妊娠期糖尿病"在腰硬联合麻醉下行子宫下段剖宫产术。术前当日停止使用胰岛素。于 2019 年 4 月 4 日 9 时 31 分以 ROA 位助娩一活男婴，脐带绕颈一周，体重 2 345 g，身长 45 cm，羊水量约 500 mL，色清。于 2019 年 4 月 4 日 9 时 32 分以 LOA 位助娩一活女婴，体重 1 660 g，身长 42 cm，羊水量约 600 mL，色清。Apgar 评分均为 10 分/min，10 分/5 min，术中见两个胎盘均为球拍状。B 胎儿因"低体重儿"转新生儿科治疗。A 胎儿因"反应低下，嗜睡"转新生儿科继续治疗。两新生儿体重相差 29%。术后停用胰岛素泵，监测血糖在正常范围内。

【术中诊断】

1. 双胎（双绒双羊）。

2. 糖尿病合并妊娠。

3. 妊娠期高血压。

4. 双胎发育不一致。

5. 球拍状胎盘。

6. 脐带扭转（大双）。

7. 珍贵儿。

8. 早产。

9. 孕1产1孕35周$^{+6}$手术产一活男婴 ROA。

10. 孕1产2孕35周$^{+6}$手术产一活女婴 LOA。

【术后随访】术后六天,产妇一般情况好,办理出院。A 新生儿因"反应低下,嗜睡"转新生儿科,检测血糖 3.6 mmol/L,给予保暖,维持内环境稳定,抗感染,营养心肌,止血,静脉营养对症支持治疗 10 天家属签字出院。出院诊断:①早产适于胎龄儿;②低出生体重儿。B 新生儿因"早产"继续新生儿科治疗,给予保暖,保持呼吸道通畅,合理喂养,部分静脉营养支持治疗 15 天,体重增至 1 795 g,家属签字要求出院。出院诊断:①早产小于胎龄儿;②低出生体重儿。目前母婴一般情况好,随访可。

【经验分享】

1. 妊娠前糖尿病已确诊者孕期容易诊断,但是孕前未查血糖者,妊娠期血糖升高达到以下任何一项标准应诊断为妊娠前糖尿病:①空腹血糖≥7.0 mmol/L;②75 g 口服葡萄糖耐量试验(oral glucose tolerance test,OGTT),服糖后 2 h 血糖≥11.1 mmol/L;③伴有典型的高血糖症状或高血糖危象,同时随机血糖≥11.1 mmol/L。本例孕妇因孕期查 OGTT 时服糖后 2 小时血糖为 11.23 mmol/L,符合糖尿病合并妊娠(妊娠前糖尿病)的诊断。

2. 糖尿病孕妇经饮食治疗 3~5 天后,如果空腹或餐前血糖≥5.3 mmol/L,或餐后 2 小时血糖≥6.7 mmol/L,或饮食调整后出现饥饿性酮症,增加热量摄入后血糖又超过妊娠期标准者,应及时加用胰岛素治疗。本例孕妇经饮食控制后血糖控制不佳,使用胰岛素控制血糖,效果良好。

3. 糖尿病的孕妇,尤其是妊娠前糖尿病的患者,其长期存在的高血糖影响胎盘功能,尤其是糖尿病伴血管病变,或者妊娠期糖尿病的孕妇存在饮食控制过度时,易发生胎儿生长受限,双胎发育不一致。需要注意的是,因剖宫产术前需禁食水,故孕妇术前需停止使用胰岛素,术后根据血糖监测情况决定是否继续使用胰岛素。糖尿病的新生儿应按高危儿处理,出生后监测血糖,注意防治低血糖、低血钙、高胆红素血症及新生儿呼吸窘迫综合征。

4. 宫内超声评估胎儿体重存在误差,尤其是双胎妊娠者,本例孕期未能发现双胎发育不一致,出生后两新生儿体重相差 29%,为产后确诊。

## (四)帆状胎盘双胎发育不一致

孕妇周某,女,26 岁。

【主诉】因"孕 36 周$^{+2}$,双胎妊娠,要求入院待产"于 2019 年 11 月 26 日入院。

【病史特点】平素月经不规则，此次妊娠因"多囊卵巢综合征"促排卵受孕，末次月经 2019 年 3 月 14 日，预产期 2019 年 11 月 21 日。停经 40 天查尿 HCG 阳性，提示妊娠。孕早期超声提示：双胎，双绒双羊，孕期无明显恶心，呕吐等早孕反应，孕 4 月余感胎动至今。孕期定期产检，产检 6 次，未见明显异常。孕期无头昏、乏力、无心慌、胸闷、无下腹胀痛，无皮肤痒等不适。孕 31 周因"先兆早产"住院保胎治疗，给予地塞米松促进胎肺成熟及硫酸镁静滴治疗，好转出院。现孕 36 周$^{+2}$，双胎妊娠，要求入院待产。孕期以来，精神、饮食、睡眠可，大小便无异常，体重随孕周逐渐增加。

【既往史】2018 年确诊多囊卵巢综合征。

【生育史】$G_1P_0A_0$。

【家族史】否认双胎家族史，此孕促排卵受孕。父母体健。

【辅助检查】孕期胎儿超声见表 3-10。

表 3-10　住院期间超声监测

| 日期 | 孕周（周） | 绒毛膜性 | 胎位 | | 胎儿体重(g)/CRL(cm) | | BPD(cm) | | S/D 值 | | 羊水深度(cm) | | 超声估计胎儿体重相差 |
|---|---|---|---|---|---|---|---|---|---|---|---|---|---|
| | | | A | B | A | B | A | B | A | B | A | B | |
| 2019 年 11 月 14 日 | 36$^{+2}$ | DCDA | 头 | 头 | 2728 | 2210 | 9.3 | 8.7 | 2.3 | 2.7 | 5.4 | 5.5 | 18.9% |

【入院诊断】

1. 双胎妊娠（双绒双羊）。

2. 妊娠期高血压患者孕期定期产检。产检 6 次，近 2 周血压升高，最高达 145/93 mmHg。

3. 孕 1 产 0 孕 36 周$^{+2}$待产（双头位）。

【诊疗经过】入院后完善相关检查，查尿蛋白阴性，孕妇要求剖宫产，当日因"双胎妊娠、妊娠期高血压"在腰硬联合麻醉下行子宫下段剖宫产术。于 2019 年 11 月 26 日 15 时 27 分以 LOT 位助娩一活男婴，体重 2 950 g，身长 49 cm，羊水量约 800 mL，色清。于 2019 年 11 月 26 日 15 时 28 分以 LOT 位助娩一活男婴，体重 2 150 g，身长 45 cm，羊水量约 600 mL，色清。Apgar 评分均为 9 分/min，10 分/5 min，术中见两个胎盘，B 胎儿脐带呈帆状插入胎盘，双侧卵巢呈多囊样改变，因"早产小于胎龄儿"转新生儿科治疗。两新生儿体重相差 27.1%。

【术中诊断】

1. 双胎（双绒双羊）。

2. 妊娠期高血压。

3. 双胎发育不一致。

4. 帆状胎盘（B 胎儿）。

5. 早产。

6. 早产小于胎龄儿（B 胎儿）。

7. 孕 1 产 1 孕 36 周$^{+2}$手术产一活男婴 LOT。

8. 孕 1 产 2 孕 36 周$^{+2}$手术产一活男婴 LOT。

**【术后随访】**术后 6 天，产妇一般情况好，A 新生儿随母办理出院。B 新生儿因"早产，低体重"继续新生儿科治疗，给予保暖、补充静脉营养、预防感染，预防出血，光疗退黄等治疗 9 天达全肠道喂养，体重增至 2 330 g，治疗好转出院。出院诊断：①早产小于胎龄儿；②低出生体重儿。目前母婴一般情况好，未见近远期并发症。

**【经验分享】**

1. 脐带附着在胎膜上，脐带血管如船帆的缆绳通过羊膜与绒毛膜之间进入胎盘，称为脐带帆状附着（帆状胎盘），若帆状胎盘胎膜上的血管跨过宫颈内口位于胎先露部前方，称为前置血管。胎膜破裂时，若前置血管发生破裂，可导致胎儿窘迫甚至胎儿死亡。

2. 脐带异常插入可导致双胎发育不一致，本例胎儿生长发育不一致考虑可能与 B 胎儿帆状胎盘有关。

## 九、护理心得

1. 指导孕妇转诊至有经验的产前诊断中心进行详细的胎儿结构筛查，并咨询及决定是否需要进行胎儿遗传学检查。密切观察是否存在妊娠期高血压疾病、妊娠期贫血、糖尿病等并发症并治疗。

2. 指导孕妇孕晚期密切随访超声，评估差异程度，结合胎儿脐带血流、羊水等情况增加胎儿的超声检查次数。

3. 责任护士入院时即进行各项风险评估，包括疼痛、生活自理能力、压疮、跌倒坠床、烫伤、呕吐物吸入窒息、静脉血栓等，告知风险及防范措施，住院期间根据患者病情或用药变化再次进行评估。

4. 依据孕产妇的病情和风险评估结果制定护理计划，有效地开展健康教育、康复指导和心理护理。

5. 对有高血压疾病家族史的孕妇，监测血压，告知其妊娠期高血压疾病相关症状。注意观察血压变化、有无阴道流血及腹痛情况。

6. 使用药物预防早产、促胎肺成熟及胎儿脑神经保护的，告知孕妇药物的作用及注意事项，硫酸镁使用过程中注意观察孕妇呼吸、尿量、膝反射。

7. 向妊娠期糖尿病孕妇讲解相关知识及对母儿的危害，告知饮食和运动、必要时药物治疗对控制血糖的重要性，提高依从性，取得积极配合。

8. 指导甲亢孕妇药物治疗期间，遵医嘱正确服药，勿自行减量或停药，产后定期检测甲状腺功能。

9. 术后严密观察生命体征、子宫收缩和阴道出血情况。

10. 新生儿护理。

（1）新生儿娩出前，做好急救和复苏的准备；娩出后密切观察，注意保暖，防止低血糖、低钙和酸中毒的发生。

（2）告知家属新生儿呕吐物吸入窒息的防范措施，教会家属呕吐物吸入窒息的紧急处理方法。

（3）指导母乳喂养的方法，对新生儿实施早接触、早吸吮、早开奶。

（4）对于 HBsAg 阳性母亲的新生儿，经过主动以及被动免疫后，不管孕妇 HBeAg 阳性还是阴性，均可母乳喂养，无须检测乳汁中有无 HBV-DNA，因病情严重不宜哺乳者，指导退奶及乳房护理。

（5）母婴分离者，教会产妇挤奶技巧及乳汁储存的方法。

## 十、温馨小提示

1. 双绒毛膜双胎发育不一致孕期如何管理？

（1）国际上普遍采用的计算双胎出生体重差异的公式为：（双胎中较重者出生体重－双胎中较轻者出生体重）/双胎中较重者出生体重×100％。我国多数胎儿医学中心推荐以双胎估测体质量相差≥25％为诊断标准。

（2）孕早期的头臀长差异提示可能存在双胎发育不一致的风险，但对双胎出生体重及围生期不良结局的预测价值不大。18～24 周超声检查，通过测量双胎腹围差异比早孕期超声测量头臀长差异对双胎发育不一致的预测价值更高。

（3）双绒双羊双胎发育不一致的孕妇无论是自然受孕或辅助生殖技术受孕，均需及早转诊至高危产科门诊或双胎专科门诊就诊，进行详细的胎儿结构筛查，并咨询及决定是否需要进行胎儿遗传学检查。

（4）按妊娠风险筛查与评估后进行高危妊娠分级管理，双绒双胎发育不一致对围生儿预后影响较小，一般无须特殊干预，但孕晚期应加强监护，适当增加产检次数，超声动态监测胎儿生长曲线、胎儿脐动脉血流、大脑中动脉及静脉导管血流，警惕胎儿窘迫的早期征象并及时干预，以免发生胎死宫内。

2. 双绒毛膜双胎发育不一致终止妊娠时机及分娩方式是什么？

需要结合每例孕妇及其胎儿的具体情况制定个体化分娩方案。双胎妊娠具备阴道分娩条件，第一胎胎儿先露为头位者，在患者充分知情选择的情况下可以进行促宫颈成熟和引产。具体的促宫颈成熟以及引产方法与单胎妊娠相似。

3. 病情交待有何注意事项？

（1）门诊知情同意书。

1）孕早期。

孕妇目前诊断：早期妊娠；双绒毛膜双胎发育不一致现为妊娠早期，已通过超声确定绒毛膜性及羊膜性，现已确诊双绒双羊双胎妊娠，超声检查发现两胎儿头臀长相差＞3 mm，考虑可能存在双胎发育不一致。该时期的头臀长差异仅提示可能存在双胎发育不一致的风险，但对双胎出生体重及围生期不良结局的预测价值不大。但是较小胎儿有流产的风险，需在严密监护下继续妊娠。孕期需加强营养。

2）孕中期。

孕妇目前诊断：中期妊娠；双绒毛膜双胎发育不一致。

现为双绒双羊双胎中期妊娠，超声估计两胎儿体重差距≥25%，考虑双绒毛膜双胎发育不一致，可能与遗传、母体及胎盘血流动力学等多因素影响。需进行详细的胎儿结构筛查，必要时需要进行胎儿遗传学检查。双绒毛膜双胎发育不一致严重者可能导致双胎之一死亡。可在严密监测下继续妊娠。每2～4周一次B超检查，及时掌握胎儿宫内发育情况、胎盘、羊水及脐带血流等情况。监测胎心、自测胎动，胎动异常随时就诊。

3）孕晚期。

孕妇目前诊断：晚期妊娠（孕 $x$ 产 $x$ 孕 $x$ 周待产）；双绒毛膜双胎发育不一致，现为双绒双羊双胎妊娠，孕 $x$ 周时产检发现双绒毛膜双胎发育不一致，差距达到 $x$%（＞25%），严密监测下继续妊娠。发育不一致双胎的围生期死亡率、急性呼吸窘迫综合征、较小胎儿暂时性甲状腺功能低下、小于胎龄儿及新生儿重症监护病房入住率较高，胎龄越小，发生不良结局的风险越大。双胎出生体重的差异可能对其远期生长发育有持续性影响。早产（孕周低于33周）对认知功能发育的负面影响较双胎发育不一致的影响更大。孕晚期需加强监护，综合考虑胎儿估测体质量、孕周、母体情况等因素，选择适宜的分娩时机。

（2）住院知情同意书。

1）术前交待。

孕妇目前诊断：晚期妊娠（孕 $x$ 产 $x$ 孕 $x$ 周待产）；双绒毛膜双胎发育不一致。

现为双绒双羊膜囊双胎妊娠，孕 $x$ 周时超声提示双胎发育不一致，差距＞25%，现孕周已达 $x$ 周，孕妇及家属要求剖宫产终止妊娠。告知双胎剖宫术中宫缩乏力致产后出血风险增加，必要时需输血。若经保守治疗无效，需行介入治疗甚至切除子宫丧失生育能力，危及生命等。

新生儿为高危儿，出生后可出现新生儿窒息、颅内出血、呼吸窘迫综合征、肺炎、肺出血、心衰等近期并发症。远期可能出现失明、脑瘫、缺血缺氧性脑病、神经智力及体格发育异常等。出生后视情况转新生儿科，新生儿可能预后不良。

2）术中交待。

产妇目前诊断：孕 $x$ 产 $x$ 孕 $x$ 周手术产 $x$ 活 $x$ 婴；双绒毛膜双胎发育不一致。

术中见 A 新生儿体重 $x$ g，B 新生儿体重 $x$ g，两新生儿体重相差＞25％，双胎发育不一致诊断明确。B 新生儿因"低出生体重儿/早产儿"，需转新生儿科进一步治疗，近远期预后有待进一步观察。因双胎，术后可能发生宫缩乏力致产后出血等，需严密观察阴道出血及伤口愈合情况。

# 十一、小贴士

1. 为什么会发生双绒毛膜性双胎发育不一致？

造成双绒毛膜双胎发育不一致的潜在机制包括：遗传潜能方面的差异、宫内拥挤、胎盘面积比例/附着位置、胎盘绒毛发育不良、脐带异常（受压、脐带过度扭曲或血管畸形）等。我国多数胎儿医学中心推荐以双胎估测体质量相差≥25％为诊断标准。

2. 出现双绒毛膜性双胎发育不一致，该注意什么？

（1）临床上高度怀疑双绒毛膜双胎发育不一致时，需转至具备宫内产前诊断的医疗中心，从母体、胎儿、胎盘/脐带三个方面进行详细的检查。行系统超声检查是否存在胎儿畸形及胎儿染色体异常的指标如颈项皱褶增厚等，必要时行产前诊断排除胎儿染色体异常。

（2）检查孕妇是否存在糖尿病、高血压、贫血等并发症并进行相应治疗。

（3）规范产检，定期超声检查监测胎儿生长发育及脐血流、羊水等情况。

（4）注意两胎儿胎动，若胎动异常，随时就诊。

3. 孩子会早产吗？该选择顺产还是剖宫产？

据文献报道，对于妊娠期已排除染色体疾病、先天畸形者，双绒毛膜性双胎发育不一致对围生儿的预后无明显不良影响，故双绒毛膜双胎发育不一致并不是剖宫产指征。若第一胎儿为头位，排除剖宫产指征后，可在严密监测下阴道试产。存在早产征象或因孕妇并发症导致的医疗性早产之前，我们会给予一个疗程的促胎肺成熟治疗以降低呼吸窘迫综合征的发生率。

4. 如何降低母亲和孩子的分娩风险？

双绒毛膜双胎发育不一致属于高危妊娠，过早或者过晚的终止妊娠都可能会影响到围生期结局，因此，需要转至具备产前诊断及母儿医疗救治经验的中心，加强产前监护和管理。

（胡娅萍）

（护理部分：顾　夏　汪红艳　林　莹）

# 第三节　双绒毛膜性双胎中一胎胎死宫内

## 一、概述

双胎妊娠一胎胎死宫内（ single intrauterine fetal demise，sIUFD）是一种较少见的产科并发症。是指早孕期明确为双绒毛膜双胎妊娠，后经超声检查提示其中一胎死亡。双胎之一胎死宫内可对母儿造成潜在的影响，及时有效的孕期监测和干预是改善母儿预后的关键。

## 二、发生率

双胎妊娠一胎胎死宫内的发生率，国内报道为 3.6%～8.9%，国外为0.5%～6.8%，双胎之一胎死宫内在双卵双胎中较单卵双胎少见，是单卵双胎的 1/3。Misra 等对 3621 例孕 12 周左右超声确诊存活的双胎妊娠进行了荟萃分析，结果发现双绒毛膜性双胎之一胎儿死亡在 22 周前发生率为 0.7%，妊娠大于 22 周发生率为 0.6%。

## 三、病因（图 3-13）

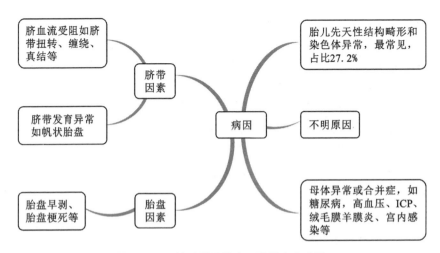

图 3-13　双绒毛膜双胎之一胎死宫内病因

## 四、诊断

1. 临床表现。孕妇感觉胎动增多或减少，随后胎动消失，孕妇体重增加缓慢，伴或不伴阵发性腹痛、阴道血性分泌物；产科检查双胎之一胎心音消失，孕妇宫高、腹围、体重增加缓慢或停止。

2. 超声检查。B超检查发现一侧胎动胎心均消失。随着胎死宫内时间延长，死胎颅骨光环变形，呈现"双环征、叠瓦征"，脊柱排列不规则，内脏结构显示不清，胎儿水肿，甚至为"纸样儿"。

3. 实验室检查。胎儿死亡后，可释放出促凝物质，使母体出现弥散性血管内凝血（disseminated intravascular coagulation，DIC）倾向，血小板减低，纤维蛋白原减少，凝血酶原时间延长及纤维蛋白原降解产物增加的凝血功能障碍。

## 五、双胎之一死胎特殊病理类型

1. 胎囊消失综合征。12周前出现双胎之一死亡，B超提示一正常胎囊旁可见一变形或塌陷的胎囊或空囊，称胎囊消失综合征，孕卵损毁后被逐渐吸收，此种情况对母体和存活胎儿无不良影响。

2. 压扁胎。中期妊娠的早期阶段，一胎儿死亡后羊水被吸收，同时死亡胎儿胎盘循环消失而发生退化，身体构造互相压迫形成枯干现象为压扁胎。

3. 纸样儿。孕中期，双胎之一胎死宫内，另一个继续妊娠，死胎组织成分和羊水未被完全吸收，枯干似纸质，称为纸样儿。

## 六、对母儿影响

1. 对母体的影响。早孕期双胎之一胎死宫内对母体影响不大，部分孕妇可能出现阴道流血、下腹胀痛等先兆流产表现。有学者认为胎死宫内后，死胎及其附属物内的血栓、促凝物质可进入母体，造成后者凝血功能异常。但这种影响在双胎之一死亡后并不明显。可能与胎盘血管闭塞，胎盘表面大量纤维素沉积，阻止了凝血活酶向母体及存活胎儿的释放有关。双胎之一胎死宫内后妊娠期高血压疾病和胎膜早破发生率有所增加，但胎膜早破更多见于医源性sIUFD，如选择性减胎术。

2. 对存活胎儿的影响。双绒毛膜性双胎由于胎盘之间无吻合血管，其中一胎死亡一般不会对另一胎造成影响。存活胎儿同时死亡的风险为4%，发生神经系统后遗症的风险为1%，最主要的风险为早产。如果存活胎儿不存在高危因素或孕周较小，通常选择期待观察，结局良好。

## 七、妊娠期处理（图 3-14）

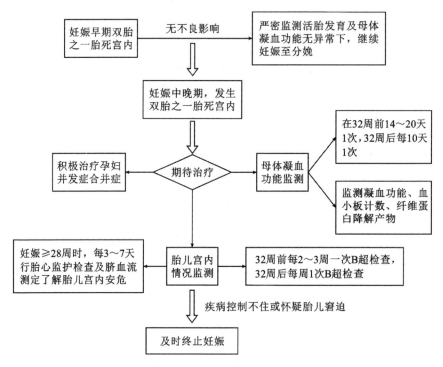

**图 3-14　双绒毛膜双胎之一胎死宫内妊娠期监护及处理流程图**

## 八、分娩时机及方式

1. 分娩时机。双绒毛膜双胎者，胎盘之间较少出现吻合血管，发生一胎死亡，对存活儿影响不大，一般不需紧急处理，可待 36 周考虑终止妊娠。但临床实践证明，期待治疗至孕 37 周后终止妊娠者，产妇及存活胎儿的风险并没有增加，即使发生孕妇凝血功能障碍者，亦可用肝素等治疗，适当延长孕周。

2. 分娩方式。阴道分娩不是双胎之一胎死宫内分娩禁忌，可根据产科因素选择分娩方式，对于有阴道试产条件者，可考虑阴道试产，鉴于早产发生率较高，产程中应严密监测并做好新生儿复苏准备，新生儿抢救条件不足时，提倡宫内转运。

## 九、研究进展

1. 双绒毛膜双胎之一胎儿死亡可能是由于宫内环境不良所致，虽然存活胎儿也置于这种环境当中，但其严重并发症发生率不高。2011 年的一篇荟萃分析结果提示，双绒毛膜双胎发生一胎儿宫内死亡时，早产率是 54%，新生儿头颅检查异常率是 16%，存活胎儿神经系统发育受损率是 2%。

2. 有研究显示，血小板计数可作为 sIUFD 中存活儿预后的一个预测指标，血小板数值增加可能与存活儿预后不良有关。

3. 另有国外文献报道，双胎之一死亡后，另一胎是否存活与孕周及胎儿性别有关。孕 25～32 周另一胎儿存活率异性别是同性别的 2 倍，孕 33 周及以上者活胎存活率异性别是同性别的 3 倍以上，在决定期待治疗的时机时可供参考。

## 十、病例分享

### （一）孕 19 周双胎之一胎死宫内（纸样儿）

孕妇熊某，女，37 岁。

**【主诉】** 因"孕 39 周$^{+1}$，双胎之一胎死宫内"于 2020 年 6 月 1 日入院。

**【病史特点】** 平素月经规则，末次月经不详。因"男方因素"于 2019 年 9 月 17 日移植冻胚 2 枚，预产期 2020 年 6 月 7 日。移植后 14 天查尿 β-HCG 阳性，提示妊娠，孕早期因少许阴道出血给予保胎丸等治疗，孕早期 B 超提示双活胎，双绒双羊。孕 19 周超声检查提示双胎之一胎死宫内，另一胎存活。孕早期有轻微恶心，呕吐等早孕反应，孕 4 月余感胎动至今。2020 年 3 月 31 日查 OGTT 5.41、8.91、7.94 mmol/L，提示妊娠期糖尿病，予以饮食运动控制，餐前血糖波动于 4.7～5.2 mmol/L，餐后血糖 5.2～6.7 mmol/L 未用胰岛素。孕期定期产检，产检 10 次，余未见明显异常。孕期无特殊不适。现孕 39 周$^{+1}$，无下腹胀痛，无阴道流血、无阴道流水，自觉胎动正常，因"孕 39 周$^{+1}$，双胎之一胎死宫内"收入院。孕期以来，精神、饮食、睡眠可，大小便无异常，体重随孕周逐渐增加。

**【既往史】** 2019 年 6 月于某医院行宫腔镜下息肉电切术。

**【生育史】** $G_1P_0A_0$。

**【家族史】** 父母体健，否认双胎家族史，此孕试管受孕。

**【辅助检查】**

1. 孕期胎儿超声见表 3-11。

2. 2020 年 3 月 31 日查 OGTT 5.41/8.91/7.94 mmol/L。

表 3-11　孕期超声监测

| 日期 | 孕周（周） | 绒毛膜性 | 胎位 | | 胎儿体重（g）/CRL（cm） | | BPD（cm） | | S/D 值 | | 羊水深度（cm） | | 其他 |
|---|---|---|---|---|---|---|---|---|---|---|---|---|---|
| | | | A | B | A | B | A | B | A | B | A | B | |
| 2020 年 1 月 11 日 | 19 | DCDA | 臀 | 横 | 286 | 212 | 4.7 | 3.5 | 2.5 | — | 4.3 | 4.5 | B 胎儿停育，全身水肿，过度屈曲状 |
| 2020 年 5 月 25 日 | $39^{+1}$ | DCDA | 头 | — | 3706 | — | 9.7 | — | 1.82 | — | 5.1 | — | 孕妇上方可见一死胎，内脏回声杂乱 |

**【入院诊断】**

1. 复杂性双胎（双绒双羊，双胎之一胎死宫内）。

2. 妊娠期糖尿病。

3. 高龄初产。

4. 珍贵胎儿。

5. 孕 1 产 0 孕 39 周$^{+1}$头位待产。

**【诊疗经过】** 入院后完善相关检查，次日因"复杂性双胎（双胎之一胎死宫内），珍贵胎儿"在腰硬联合麻醉下行子宫下段剖宫产术。于 2020 年 6 月 2 日 11 时 10 分以 LOT 位助娩一活女婴，Apgar 评分 10 分/min，10 分/5 min，体重 3 330 g，身长 50 cm。胎盘粘连，人工娩出，胎盘大小 20 cm×18 cm×2 cm。可见另一死胎已机化为纸样儿，身长 18 cm。死胎胎盘机化，大小约 15 cm×12 cm×1 cm。可见大量蜕膜组织，清除蜕膜组织。手术顺利，术后给予预防感染治疗。孕妇及家属拒绝给死胎儿尸检及基因检测。委托医院火化。死胎及胎盘如图3-15所示。

**【术中诊断】**

1. 复杂性双胎（孕 19 周双胎之一胎死宫内：纸样儿）。

2. 妊娠期糖尿病。

3. 高龄初产。

4. 胎盘粘连。

5. 珍贵儿。

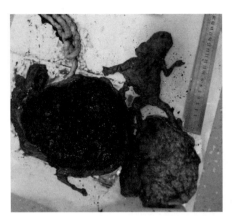

**图 3-15　死胎胎儿为纸样儿，死胎儿胎盘苍白机化**

6. 孕 1 产 1 孕 39 周$^{+2}$手术产一活女婴 LOT。

【术后随访】术后 6 天，产妇一般情况好，新生儿随母办理出院。术后两周复查血 β-HCG 及子宫附件超声未见明显异常。目前母婴一般情况好，随访可。

【经验分享】

1. 本例孕妇行试管受孕，为双绒双羊双胎，孕 19 周超声检查发现一胎儿胎死宫内，为中孕期胎儿宫内死亡，因死胎组织成分和羊水未被完全吸收，形成纸样儿，术中证实并见死胎胎盘已机化。

2. 因双绒毛膜双胎之间胎盘无血管交通支，一胎儿发生胎死宫内对存活胎儿无太大影响，且发生胎死宫内时孕周仅 19 周，远离足月，孕妇血糖控制可，无其他母儿并发症，故在严密监测下继续妊娠至孕 39 周分娩，母儿预后良好。

**（二）孕晚期双绒双胎之一胎死宫内顺产**

孕妇周某，女，24 岁。

【主诉】因"孕 33 周$^{+1}$，双胎之一死胎 8 天，腹痛 3 小时"于 2019 年 11 月 13 日入院。

【病史特点】平素月经不规则，末次月经 2019 年 3 月 26 日，因"多囊卵巢综合征"促排卵受孕，根据早期超声核对预产期 2019 年 1 月 8 日。停经 40 天查尿 β-HCG 阳性，提示妊娠。孕早期有轻微恶心，呕吐等早孕反应后逐渐缓解，孕 4 月余感胎动至今。早期超声提示双胎，双绒双羊。孕 3 月余因阴道出血住院予以间苯三酚保胎治疗 6 天。孕期定期产检，产检 15 次，2019 年 9 月 10 日孕 24 周$^+$超声提示 B 胎儿脐动脉舒张期未见明显血流信号，2019 年 10 月 16 日因"子痫前期"住院治疗，入院监测血压波动于（132~141）/（68~94）mmHg，予以速碧林改善微循环、地塞米松促进胎肺成熟、硫酸镁解痉及胎儿脑保护治疗 4 天后出院，出院后继续速碧林 4 100 IU，Q12 皮下注射。2019 年 11 月 5 日孕妇自觉胎动减少，超声提示：双胎之一死胎，A 胎存活，位于孕妇左侧，头位，B 胎儿死亡，位于孕妇右侧，臀位。孕期无特殊不适。现孕 33 周$^{+1}$，2019 年 11 月 13 日 19 时有不规则下腹胀痛、无阴道流血、无阴道流水，自觉胎动正常，因"孕 33 周$^{+1}$，双胎之一死胎 8 天，下腹胀痛 3 小时"入院。孕期以来，精神、饮食、睡眠可，大小便无异常，体重随孕周逐渐增加。

【既往史】2012 年确诊多囊卵巢综合征，口服达英-35 治疗。

【生育史】$G_1P_0A_0$。

【家族史】否认双胎家族史，此孕促排卵受孕。

【辅助检查】孕期胎儿超声见表 3-12。

表 3-12　孕期超声监测

| 日期 | 孕周（周） | 胎位 | | 胎儿体重（g）/CRL（cm） | | BPD（cm） | | S/D 值 | | 羊水深度（cm） | | 估计孕周/体重相差 | 孕妇血压（mmHg） |
|---|---|---|---|---|---|---|---|---|---|---|---|---|---|
| | | A | B | A | B | A | B | A | B | A | B | | |
| 2019 年 9 月 10 日 | 24$^{+1}$ | 头 | 横 | 664 | 350 | 5.9 | 4.8 | 3.06 | — | 5.7 | 1.9 | B 胎儿脐动脉舒张期未见明显血流信号 | 128/65 |
| 2019 年 10 月 19 日 | 29$^{+3}$ | 头 | 横 | 1193 | 592 | 7.5 | 6.3 | — | — | 4.3 | 4.0 | B 胎儿脐动脉舒张期血流信号缺失 | (132～141)/(68～94) |
| 2019 年 11 月 13 日 | 33$^{+1}$ | 头 | 臀 | 1504 | — | 7.6 | — | 2.3 | — | 5.3 | — | B 胎儿死胎，相当于 21.4 周，双侧胸腔积液 | (134～142)/(79～92) |

【入院诊断】

1. 先兆早产。

2. 子痫前期。

3. 双胎之一死胎。

4. 胎儿生长受限。

5. 双胎妊娠（双绒双羊）。

6. 珍贵胎儿。

7. 孕 1 产 0 孕 33 周$^{+1}$待产。

【诊疗经过】入院后完善相关检查，监测血压波动于（134～142）/（79～92）mmHg，尿常规提示尿蛋白 2+，孕妇肝胆脾超声未见明显异常，眼底检查未见异常。孕妇及家属要求期待治疗，给予第二疗程地塞米松，硫酸镁解痉治疗。监测胎心胎动及宫缩。2019 年 11 月 14 日 8 时 30 分自然临产，产程中血压波动于（133～147）/（86～97）mmHg，给予佩尔地平降压，硫酸镁解痉。产妇于 2019 年 11 月 14 日 16 时 41 分以 LOA 位顺产一活女婴，Apgar 评分 10 分/min，10 分/5 min，体重 1 655 g，身长 40 cm，无脐带缠绕。羊水色清。见另一羊膜囊位于右侧，刺破羊膜囊，见羊水棕黄色，于 2019 年 11 月 14 日 16 时 45 分以 ROA 位顺产一死男婴，体重 520 g，身长 17 cm，无脐带缠绕。胎盘自然娩出完整。总产程 8 时 50 分。见两个胎盘，大小分别为 17 cm×15 cm×2 cm，8 cm×7 cm×2 cm。新生儿因"早产"转新生儿科治疗。死婴委托医院火化，未行尸检。

【产后诊断】

1. 双胎之一死胎（双绒双羊）。

2. 子痫前期重度。

3. 早产。

4. 珍贵儿。

5. 孕 1 产 1 孕 33 周$^{+2}$顺产一活女婴 LOA。

6. 孕 1 产 2 孕 33 周$^{+2}$顺产一死男婴 ROA。

【术后随访】术后 5 天，产妇一般情况好，办理出院。新生儿因"早产，低体重儿"新生儿科继续治疗，新生儿痰培养：无乳链球菌生长，氨苄西林敏感。解脲支原体阳性，2019 年 11 月 15 日新生儿心脏超声提示：室间隔缺损，（膜周型，左向右分流，宽约 3 mm），动脉导管未闭，房间隔水平过隔血流信号（宽约 3 mm）。2019 年 12 月 1 日脑平扫＋弥散成像提示：双侧脑室旁点状异常信号，考虑早产儿脑损伤改变。给予保暖、维持内环境稳定，抗感染及光疗对症支持治疗 22 天办理出院，新生儿出院诊断：①早产适于胎龄儿；②低出生体重儿；③双胎儿；④室间隔缺损（膜周型）；⑤宫内感染；⑥新生儿颅内出血（Ⅰ级）。目前母婴一般情况好。

【经验分享】

1. 孕妇 29 周即确诊子痫前期，考虑早发型子痫前期。在子痫前期早期阶段，子宫动脉螺旋小动脉生理性"血管重铸"障碍，滋养细胞因缺血导致侵袭力减弱，造成"胎盘浅着床"，子宫动脉血流阻力增加，致使胎盘灌注不足，功能下降。本例孕妇孕 24 周超声提示 B 胎儿脐动脉舒张期未见明显血流信号，为胎儿宫内缺氧表现，考虑为子痫前期子宫胎盘灌注不足所致，因孕周小，孕妇及家属要求期待治疗。孕妇 29 周出现子痫前期表现时，为避免 A 胎儿出现胎儿宫内窘迫等不良结局，给予硫酸镁解痉及胎儿脑保护、低分子肝素改善微循环、地塞米松促进胎肺成熟治疗。

2. 双绒毛膜双胎之一死胎不是阴道分娩禁忌证，可根据产科因素选择分娩方式。本例孕妇孕 32 周 B 胎儿胎死宫内，8 d 后出现产兆入院，在严密监测下阴道试产，顺利娩出一活女婴。

3. 无严重表现的子痫前期分娩期间需要注意观察孕妇自觉症状的变化、监测血压并继续降压治疗、产时可使用硫酸镁预防子痫发作、监测胎心变化及产程进展并积极预防产后出血。

### （三）双绒双胎发育不一致死胎

孕妇周某，女，34 岁。

**【主诉】** 因"孕 35 周$^{+1}$，双胎之一死胎入院待产"于 2019 年 11 月 28 日入院。

**【病史特点】** 平素月经规则，末次月经不详，2019 年 4 月 10 日因"男方因素继发不孕"行体外受精－胚胎移植术，移植鲜胚 2 枚。2019 年 4 月 18 日查尿 β-HCG 阳性，提示妊娠。给予黄体酮保胎至孕 10 周。2019 年 5 月 7 日 B 超提示宫内双活胎（双绒双羊），核对预产期 2020 年 1 月 1 日。孕早期有明显恶心、呕吐等早孕反应，孕 5 月余感胎动至今。孕期定期产检，产检 10 次。2019 年 10 月 31 日超声提示：双活胎，双胎发育不一致，A 胎儿位于左侧，相当于 32.1 周，B 胎儿位于右侧，相当于 28.6 周，且左侧侧脑室位于正常值上限，大脑中动脉流速增强，脐动脉 S/D 值偏高，脐带华通胶肿大。2019 年 11 月 14 日 B 超提示：双胎之一死胎，A 胎活胎，相当于 34.1 周，头位，B 胎死胎，相当于 29.1 周，臀位，胸腹腔可见少量积液。孕期无特殊不适。现孕 35 周$^{+1}$，无下腹胀痛、无阴道流血、无阴道流水，自觉胎动正常，因"孕 35 周$^{+1}$，双胎之一死胎待产"入院。孕期以来，精神、饮食、睡眠可，大小便无异常，体重随孕周逐渐增加。

**【既往史】** 乙肝单阳 10 余年。

**【生育史】** $G_3P_0A_2$，2012 年、2013 年分别因"稽留流产"清宫。

**【家族史】** 否认双胎家族史，此孕试管受孕。父母体健。

**【辅助检查】** 孕期胎儿超声见表 3-13。

表 3-13　孕期超声监测

| 日期 | 孕周（周） | 胎位 | | 胎儿孕周（周） | | BPD（cm） | | S/D 值 | | 羊水深度（cm） | | 其他 |
|---|---|---|---|---|---|---|---|---|---|---|---|---|
| | | A | B | A | B | A | B | A | B | A | B | |
| 2019 年 10 月 31 日 | 31$^{+1}$ | 头 | 臀 | 32.1 | 28.6 | — | — | 2.8 | 4.2 | — | — | 双胎发育不一致，B 胎儿大脑中动脉流速增强，脐带华通胶肿大 |
| 2019 年 11 月 14 日 | 33$^{+1}$ | 头 | 臀 | 34.1 | 29.1 | — | — | — | — | — | — | B 胎儿死胎，胸腹腔可见少量积液 |
| 2019 年 11 月 28 日 | 35$^{+1}$ | 头 | 横 | 35 | — | 9.3 | — | 2.19 | — | 5.0 | — | B 胎儿死胎，全身皮肤水肿 |

【入院诊断】

1. 复杂性双胎（双胎之一死胎，双绒双羊）。

2. 珍贵儿。

3. 孕 3 产 0 孕 35 周$^{+1}$头位待产。

【诊疗经过】入院后完善相关检查，孕妇及家属要求剖宫产，次日因"双胎、珍贵胎儿"在腰硬联合麻醉下行子宫下段剖宫产术。于 2019 年 11 月 29 日 11 时 30 分，以 LOT 位助娩一活男婴，Apgar 评分 9 分/min，10 分/5 min，体重 2 800 g，身长 48 cm，羊水量约 600 mL，色清。于 2019 年 11 月 29 日 11 时 31 分以 LSA 位助娩一死男婴，体重 1 200 g，身长 30 cm，羊水量约 100 mL，红褐色。术中见两个胎盘，死胎胎盘苍白色，大小分别：18 cm×16 cm×3 cm，12 cm×10 cm×3 cm。死婴尸体交医院火化，产妇拒绝尸检及基因检测。

【术中诊断】

1. 复杂性双胎（双胎之一死胎，双绒双羊）。

2. 珍贵儿。

3. 胎盘粘连。

4. 孕 3 产 1 孕 35 周$^{+2}$手术产一活男婴 LOT。

5. 孕 3 产 2 孕 35 周$^{+2}$手术产一死男婴 LSA。

【术后随访】术后六天，产妇一般情况好，办理出院。新生儿因"气促"转新生儿科治疗，监护，保暖，无创呼吸机辅助通气 1 天，抗感染、预防出血，静脉营养对症支持治疗 10 天好转出院。新生儿痰培养，胃液培养，血培养，痰支原体及尿巨细胞病毒 DNA 均正常。出院诊断：①新生儿呼吸窘迫综合征；②新生儿呼吸衰竭；③早产适于胎龄儿；④珍贵儿；⑤高危儿。目前母婴一般情况好。

**【经验分享】**

1. 本例孕妇为试管受孕，双绒双羊双胎，孕 31 周$^+$时超声发现 B 胎儿相当于 28.6 周，脐动脉 S/D 值偏高，大脑中动脉流速增强，脐带华通胶肿大，考虑为 B 胎儿脐带华通胶肿大脐带血流受阻所致 B 胎儿发育落后，双胎发育不一致，孕妇及家属理解胎死宫内风险，要求继续妊娠，拒绝剖宫产，继而 33 周 B 胎儿出现胎死宫内。

2. 本例孕晚期出现胎死宫内，随后每周 1 次 B 超检查，监测存活胎儿宫内生长发育情况、胎盘、羊水及脐带血流等情况。每 3～7 天行胎心监护检查，全面了解和评估存活胎儿宫内安危情况。每周一次血常规、C 反应蛋白、凝血功能等检查，监测宫内感染及孕妇凝血功能情况均正常，监测至孕 35 周终止妊娠。母儿预后良好。

### (四) 双胎之一帆状胎盘死胎

孕妇龚某，女，29 岁。

**【主诉】** 因"孕 32 周$^{+6}$，双胎之一死胎 9 天入院待产"于 2019 年 12 月 14 日入院。

**【病史特点】** 平素月经规则，末次月经 2019 年 4 月 26 日，因"卵巢早衰"行体外受精-胚胎移植术，于 2019 年 5 月 17 日移植冻囊胚 2 枚，预产期 2019 年 2 月 2 日。移植 1 周查血 β-HCG 阳性，提示妊娠。孕早期肌注黄体酮至孕 3 月。移植 1 月余超声提示：双活胎，双绒双羊，孕期无明显恶心、呕吐等早孕反应，孕 4 月余感胎动至今。孕期未定期产检，产检 8 次，未见明显异常。孕期无头昏、乏力、无心慌、胸闷、无下腹胀痛，无皮肤痒等不适。2019 年 12 月 5 日彩超检查发现一胎儿胎死宫内，住院治疗 4 天，给予地塞米松促进胎肺成熟及硫酸镁胎儿脑保护治疗一个疗程。住院期间检查提示甲状腺功能减退，予以优甲乐口服。2019 年 12 月 13 日超声提示：活胎双顶径 8.5 cm，腹围 27.5 cm，胎儿估重 2 042 g。现孕 32 周$^{+6}$，无下腹胀痛、无阴道流血、无阴道流水，自觉胎动正常。因"孕 32 周$^{+6}$，双胎之一死胎要求待产"入院。孕期以来，精神、饮食、睡眠可，大小便无异常，体重随孕周逐渐增加。

**【既往史】** 乙肝单阳 2 年。

**【生育史】** $G_1P_0A_0$。

**【家族史】** 否认双胎家族史，此孕试管受孕。

**【辅助检查】**孕期胎儿超声见表3-14。

表 3-14　孕期超声监测

| 日期 | 孕周（周） | 胎位 | | 胎儿体重（g） | | BPD（cm） | | S/D 值 | | 羊水深度（cm） | | 其他 |
|---|---|---|---|---|---|---|---|---|---|---|---|---|
| | | A | B | A | B | A | B | A | B | A | B | |
| 2019 年 12 月 13 日 | 32$^{+6}$ | 臀 | 横 | 2042 | — | 8.5 | — | 2.3 | — | 4.5 | — | B 胎儿死胎 |
| 2019 年 12 月 18 日 | 33$^{+3}$ | 臀 | 横 | 2253 | — | 8.6 | — | 2.31 | — | 5.2 | — | B 胎儿颅骨塌陷，双侧胸腹腔积液 |
| 2019 年 12 月 24 日 | 34$^{+2}$ | 臀 | 横 | 2344 | — | 8.9 | — | 2.85 | — | 4.6 | — | B 胎儿颅骨塌陷，双侧胸腔积液 |

**【入院诊断】**

1. 复杂性双胎（双胎之一死胎，双绒双羊）。

2. 妊娠合并甲状腺功能减退。

3. 珍贵儿。

4. 孕 1 产 0 孕 32 周$^{+6}$待产（双臀位）。

**【诊疗经过】**入院后完善相关检查，孕妇要求观察，监测胎心胎动，每日胎心监护Ⅰ类图形。每周复查超声，复查凝血功能，血常规，C 反应蛋白均在正常范围内。2019 年 12 月 24 日复查超声提示双胎之一死胎，A 胎存活，位于孕妇右侧，臀位，BPD：8.9 cm，AFV：4.6 cm，脐动脉 S/D 2.85，胎儿估重 2 344 g；B 胎儿死胎，位于孕妇宫腔左上方，横位，相当于 28.3 周，颅骨塌陷，双侧胸腔积液，羊水少。

2019 年 12 月 24 日孕 34 周$^{+4}$，于 2019 年 12 月 27 日因"双胎之一死胎、臀位"在腰硬联合麻醉下行子宫下段剖宫产术。于 2019 年 12 月 27 日 8 时 39 分，以 LSA 位助娩一活男婴，Apgar 评分 9 分/min，10 分/5 min，体重 2 350 g，身长 46 cm，羊水量约 400 mL，色清。以 RSA 位助娩一死女婴，体重 1 300 g，身长 40 cm，羊水量约 300 mL，色棕黄，死婴全身皮肤苍白、溃烂，颅骨塌陷，伴恶臭。胎盘自然娩出完整，见两胎盘融合，其中死胎脐带帆状附着。新生儿因"早产"转新生儿科治疗。死婴交医院火化，产妇拒绝尸检及基因检测。

**【术中诊断】**

1. 复杂性双胎（双胎之一死胎）。

2. 妊娠合并甲状腺功能减退。

3. 珍贵儿。

4. 帆状胎盘（死胎）。

5. 早产。

6. 孕1产1孕34周$^{+5}$手术产一活男婴LSA。

7. 孕1产2孕34周$^{+5}$手术产一死女婴RSA。

**【术后随访】** 术后6天，产妇一般情况好，办理出院。新生儿因"早产"继续新生儿科治疗，给予保暖、防治出血，营养支持，光疗等对症支持治疗8天，新生儿黄疸消退，体重增长好，办理出院。出院诊断：①新生儿吸入综合征；②早产适于胎龄儿；③低出生体重儿。目前母婴一般情况好，未见近远期并发症。

**【经验分享】**

1. 本例孕妇早孕超声提示双绒双羊双胎，孕31周$^{+}$超声发现双胎之一胎死宫内，给予地塞米松促进胎肺成熟及硫酸镁胎儿脑保护治疗一个疗程后出院。随后因孕妇焦虑，于32周$^{+6}$再次要求入院待产，并要求34周$^{+}$终止妊娠，拒绝继续待产。住院期间每周监测超声了解存活胎儿宫内安危。监测孕妇凝血功能，血常规，C反应蛋白均未见异常，孕妇未出现凝血功能异常，未出现感染征象。

2. 双绒毛膜双胎之一死亡，死亡胎儿胎盘血管闭塞，胎盘表面大量纤维素沉积，阻止了凝血活酶向母体及存活胎儿的释放，故双胎之一胎死宫内发生母体凝血病十分罕见，需要注意的是，在分娩前需监测血小板计数和纤维蛋白水平，了解凝血功能，如有异常及时纠正。

术中见两胎盘融合，其中死胎脐带帆状附着，考虑为脐带帆状附着可使胎儿胎盘循环损害致使宫内死亡。

## 十一、护理心得

1. 双绒毛膜性双胎之一胎死宫内发生后，指导孕妇就诊，对存活胎儿进行全面超声检查，增加产检次数，定期B超监测存活胎儿宫内生长发育情况、胎盘、羊水及脐带血流情况。指导孕妇自计胎动，出现腹痛、阴道流血、流液、胎动异常，立即就诊。

2. 孕期加强营养，避免剧烈运动，防治早产。使用有预防早产、促胎肺成熟及胎儿脑神经保护作用的药物，告知孕妇药物的作用及注意事项，密切观察药物反应。

3. 责任护士入院时即进行各项风险评估，包括疼痛、生活自理能力、压疮、跌倒坠床、烫伤、呕吐物吸入窒息、静脉血栓等，告知风险及防范措施，住院期间根据患者病情或用药变化再次进行评估。

4. 依据孕产妇的病情和风险评估结果制订护理计划，有效的开展健康教育、康复指导和心理护理。

5. 监测子痫前期孕妇的血压，告知其疾病相关知识及母儿危害。产时遵医嘱使用硫酸镁预防子痫发生，使用硫酸镁过程中注意观察患者呼吸、尿量、膝反射。

6. 指导甲减孕妇药物治疗期间，遵医嘱正确服药，勿自行减量或停药，产后定期监测甲状腺功能。

7. 术后严密观察生命体征、子宫收缩和阴道出血情况。

8. 新生儿护理

（1）新生儿娩出前，做好急救和复苏的准备；娩出后密切观察，注意保暖，防止低血糖、低钙和酸中毒的发生。

（2）告知家属新生儿呕吐物吸入窒息的防范措施，教会家属呕吐物吸入窒息的紧急处理方法。

（3）指导母乳喂养的方法，对新生儿实施早接触、早吸吮、早开奶。

（4）HBsAg 阳性母亲的新生儿，经过主动以及被动免疫后，不管孕妇 HBeAg 阳性还是阴性，均可母乳喂养，无须检测乳汁中有无 HBV-DNA，因病情严重不宜哺乳者，指导退奶及乳房护理。

（5）母婴分离者，教会产妇挤奶技巧及乳汁储存的方法。

## 十二、温馨小提示

1. 双绒毛膜双胎之一胎死宫内孕期如何管理？

（1）双绒毛膜性双胎之一胎死宫内发生后，应对存活胎儿进行全面超声检查，包括胎儿结构异常及染色体异常的筛查、胎儿生长指标评估、羊水量以及胎儿血流动力学指标监测。

（2）若双胎之一胎死宫内发生在早孕期，对存活胎儿影响不大，可在产科密切监测下继续妊娠。发生在中、晚孕期，因双绒毛膜双胎胎盘之间较少出现吻合血管，发生一胎死亡后对存活胎儿影响不大，不必紧急处理，需综合考虑存活胎儿是否健康及胎儿肺成熟度等，并和孕妇沟通继续妊娠可能存在的风险和立即终止妊娠新生儿存在的早产后遗症风险。

（3）胎儿宫内情况监测：32 周前每 2～3 周一次 B 超检查，32 周后每周 1 次 B 超检查，及时掌握存活胎儿宫内生长发育情况、胎盘、羊水及脐带血流等情况。当妊娠≥28 周时，每 3～7 天行胎心监护检查及脐血流测定，全面了解和评估存活胎儿宫内安危情况。

（4）双绒毛膜双胎之一胎死宫内，发生母体凝血病十分罕见，但是应当在分娩前监测血小板计数和纤维蛋白水平。

（5）凝血功能的监测过程中需注意的是：D-二聚体的上升是慢性 DIC 的敏感指标，因子Ⅷ的上升在慢性 DIC 中与 D-二聚体升高往往同时存在，在诊断中有一定临床意义。血小板和纤维蛋白原等凝血因子的下降预示着 DIC 病情在进展。而凝血的原时间与活化部分凝血活酶时间的延长则提示从慢性 DIC 至急性 DIC 的改变。

2. 双绒毛膜双胎之一胎死宫内终止妊娠时机及分娩方式？

（1）双胎之一胎死宫内发生在早孕期，对存活儿无明显影响，一般建议在严密监测下至足月分娩。

（2）若双胎之一死胎发生在中、晚孕期，双绒毛膜双胎之一胎死宫内未合并其他产科因素时可严密监测下期待至 36 周甚至足月后再考虑终止妊娠。

（3）监测过程中如出现妊娠期高血压疾病，妊娠期肝内胆汁淤积症，胎膜早破等并发症，经积极治疗，疾病控制效果不佳，胎心监护异常，胎动减少，怀疑胎儿窘迫时，及时终止妊娠。

（4）阴道分娩不是双胎之一胎死宫内的分娩禁忌，可根据产科因素选择分娩方式，对于有阴道试产条件者，可考虑阴道试产。

3. 病情交待有何注意事项？

（1）门诊知情同意书。

1）孕早期。

孕妇目前诊断：早期妊娠；双绒毛膜双胎之一胎死宫内

现为妊娠早期，已通过超声确定绒毛膜性及羊膜性，现已确诊双绒双羊双胎妊娠，超声检查发现一胎儿胎死宫内，此孕周发生双绒毛膜双胎之一胎死宫内对存活儿无明显影响，可在严密监护下继续妊娠。妊娠过程中可能发生存活胎儿无任何征兆的胎死宫内。孕期加强营养，适当运动，避免剧烈运动，以防止发生先兆流产。

2）孕中期。

孕妇目前诊断：中期妊娠；双绒毛膜双胎之一胎死宫内

现为双绒双羊双胎中期妊娠，超声检查发生一胎儿胎心胎动消失，考虑双绒毛双胎之一胎死宫内，原因可能与胎盘、脐带、母体因素相关。据 2015 年双胎妊娠临床处理指南，双绒毛膜性双胎由于胎盘之间无吻合血管，其中一胎死亡一般不会对另一胎造成影响。存活胎儿同时死亡的风险为 4%，发生神经系统后遗症的风险为 1%，最主要的风险为早产。现孕周小，终止妊娠新生儿存活率低，死亡率高，近远期并发症多。可在严密监测下继续妊娠。每 2～3 周一次 B 超检查，及时掌握存活胎儿宫内生长发育情况、胎盘、羊水及脐带血流等情况。监测胎心、自测胎动，胎动异常随时就诊，发现异常，及时处理。

3）孕晚期。

孕妇目前诊断：晚期妊娠（孕 $x$ 产 $x$ 孕 $x$ 周待产）；双绒毛膜双胎之一胎死宫内

现为双绒双羊双胎妊娠，孕 $x$ 周时产检发现一胎儿胎死宫内，严密监测下继续妊娠。根据 2015 年双胎妊娠临床处理指南，存活胎儿同时死亡的风险为 4%，发生神经系统后遗症的风险为 1%，最主要的风险为早产。目前孕周已达 $x$ 周，目前可选择如下：

剖宫产终止妊娠。新生儿被迫早产，早产儿近期并发症有新生儿窒息、颅内出血、呼吸窘迫综合征、肺炎、肺出血、心衰等。远期并发症包括失明、脑瘫、缺血缺氧性脑病、神经智力及体格发育异常等。新生儿出生后需转新生儿科治疗，费用昂贵，预后有待观察。

严密监测下继续妊娠：①32 周前每 2～3 周一次 B 超检查，32 周后每周 1 次 B 超检查，及时掌握存活胎儿宫内生长发育情况、胎盘、羊水及脐带血流等情况。当妊娠≥28 周时，每 3～7 天行胎心监护检查及脐血流测定，全面了解和评估存活胎儿宫内安危情况。②双胎之一胎死宫内孕妇出现凝血功能异常罕见，但是应当在分娩前监测血小板计数和纤维蛋白水平。若出现凝血功能异常，则易出现产时/产后、术中/术后难治性大出血，经输血等积极保守治疗无效不排除切除子宫可能。③36 周后可根据产科因素决定阴道分娩或者剖宫产终止妊娠。

（2）住院知情同意书。

1）术前交待。

孕妇目前诊断：晚期妊娠（孕 $x$ 产 $x$ 孕 $x$ 周待产）；双绒毛膜双胎之一胎死宫内

现为双绒双羊双胎妊娠，孕 $x$ 周时产检发现一胎儿胎死宫内，严密监测下继续妊娠至现孕 * 周，孕妇及家属选择剖宫产终止妊娠。告知双胎剖宫产术中宫缩乏力致产后出血风险增加，必要时需输血。若经保守治疗无效，需行介入治疗甚至切除子宫丧失生育能力，危及生命等。

新生儿为高危儿/早产儿，出生后可出现新生儿窒息、颅内出血、呼吸窘迫综合征、肺炎、肺出血、心衰等近期并发症。远期可能出现失明、脑瘫、缺血缺氧性脑病、神经智力及体格发育异常等。出生后视情况转新生儿科，新生儿可能预后不良。必要时需行新生头部磁共振检查是否存在神经系统发育异常。

2）术中交待。

产妇目前诊断：孕 $x$ 产 $x$ 孕 $x$ 周手术产 $x$ 活 $x$ 婴；双绒毛膜双胎之一胎死宫内

术中见羊膜腔内可见约 $x$ cm×$x$ cm 大小类似胎儿样组织，腐烂成团，组织结构不清，伴恶臭异味，因死婴尸体腐败结构组织不清，行尸体病理检查可能难以得出准确结论。存活儿为高危儿/早产儿，需转新生儿科进一步治疗，近远期预后有待进一步观察。因双胎，术后可能发生宫缩乏力致产后出血等，需严密观察阴道出血及伤口愈合情况。

## 十三、小贴士

1. 为什么会发生双绒毛膜性双胎之一胎死宫内？

双绒毛膜双胎之一胎死宫内常见原因：①胎儿因素，包括先天性结构畸形和染色体异常；②胎盘和脐带因素，脐带因素比较常见，包括脐带扭转，脐带缠绕，脐带真结，帆状胎盘、胎盘早剥等。③母体因素如妊娠期糖尿病、妊娠期高血压疾病、胰腺炎、脂肪肝、ICP 等，常伴胎盘发育不良、微绒毛血管狭窄、痉挛、供血不足。④不明原因。

2. 出现双绒毛膜性双胎之一胎死宫内该注意什么？

（1）双绒毛膜性双胎之一胎死宫内发生后，应对存活胎儿进行全面超声检查，包括胎儿结构异常筛查，胎儿颅脑、心脏超声检查，生长指标评估，羊水量以及胎儿血流动力学指标监测（脐动脉血流、大脑中动脉以及静脉导管等）。

（2）注意胎儿胎动，定期产检及超声监测，32 周前每 2～3 周一次 B 超检查，32 周后每周 1 次 B 超检查，及时掌握存活胎儿宫内生长发育、胎盘、羊水及脐带血流等情况。

3. 存活胎儿会有什么影响，会早产吗？该选择顺产还是剖宫产？

由于双绒毛膜性双胎胎盘之间无吻合血管，其中一胎死亡一般不会对另一胎造成影响。据文献报道存活胎儿同时死亡的风险为 4%，发生神经系统后遗症的风险为 1%～2%，最主要的风险为早产，早产发生率是 54%。

双绒毛膜性双胎之一胎死宫内不是剖宫产指征，需要结合产科情况决定分娩方式。

4. 如何降低母亲和存活孩子的分娩风险？

医生会根据患者不同的情况，制定个性化治疗方案，对于存活胎儿发育不成熟的情况，给予适当的期待疗法，以期减少母儿并发症的发生。鉴于早产发生率较高，提倡宫内转运至有早产儿救治经验的医疗中心分娩。

（胡娅萍）

（护理部分：顾　夏　汪红艳　林　莹）

# 第四节　双绒毛膜性双胎中一胎异常

## 一、概述

双绒毛膜性双胎之一异常在临床上主要表现为双胎中一胎染色体或基因异

常和结构发育异常。可能发生各种先天畸形，以心脏畸形多见。其中双卵双胎大多数只有一胎有畸形，另一胎是正常的。

## 二、发生率

双卵双胎胎儿畸形发生率等同于单胎妊娠（概率为 1%～2%）。单卵双胎出现一胎结构畸形或染色体异常的概率约为 10%，远高于双卵双胎和单胎妊娠。大约 85% 双胎妊娠畸形仅累及一个胎儿，只有 15% 双胎同时伴有畸形。双绒毛膜性双胎之一胎儿的结构畸形占比分别为：中枢神经系统异常（37.5%）、染色体异常（31.3%）、腹壁/消化道缺陷（2.5%）、心脏异常（9.3%）、骨骼异常/发育不良等。

## 三、病因

胎儿在宫内的生长发育受遗传潜能、宫内环境、子宫-胎盘血液灌注及胎儿一胎盘循环等诸多因素影响。

在双卵双胎中，造成一胎结构畸形、染色体畸变、基因突变的原因主要是遗传、年龄、环境因素，与单胎类似。

单卵双胎出现一胎结构畸形或染色体异常机制可能为合子在分裂前即处于染色体嵌合状态、合子分裂后基因突变、X 染色体失活偏离、基因组印记改变、基因的甲基化或组蛋白修饰等。

## 四、诊断（图 3-16）

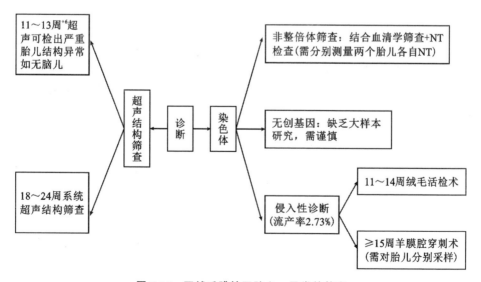

图 3-16　双绒毛膜性双胎之一异常的筛查

## 五、处理

1. 处理原则。双胎妊娠一胎异常的孕妇往往需要面对艰难的选择，期待治疗、终止妊娠还是选择性减胎？一般而言，对于双绒毛膜性双胎中一胎异常，应综合考虑胎儿异常的严重程度、对母体和健康胎儿的影响、减胎手术的风险，结合患者意愿、伦理及社会因素，由围产医学、新生儿、儿童发育及多胎妊娠减胎方面的专家组成咨询团队制定个体化的治疗方案。

2. 处理流程（图 3-17）。

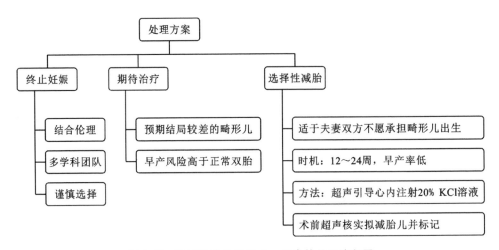

图 3-17　双绒毛膜性双胎之一异常的处理流程图

## 六、研究进展

### （一）双绒毛膜双胎选择性减胎术的实施时间

无特定限定，可用于任何孕周。但随着孕周增加，术后流产率及母胎风险增加，与胎儿体积大、术后坏死组织多、细胞因子释放增多、感染风险升高、用药量大有关。研究显示多胎妊娠在不同孕周实施选择性终止结构或染色体异常胎儿后与操作相关的妊娠丢失率为：孕 9～12 周 5.4%，孕 13～18 周 8.7%，孕 19～24 周 6.8%，孕 25 周后 9.1%。

### （二）减胎术后凝血功能障碍相关问题

既往研究显示，100 例经腹胎儿心内注射氯化钾减灭异常胎儿的多胎妊娠中，96 例减胎成功，术后临床上无 DIC 症状，但每 2 周 1 次血常规、凝血功能检查发现 3 例有 DIC 亚临床表现，2 例 1 周后自然恢复正常。虽然死胎后可发生胎儿血管栓塞综合征引起血栓形成及 DIC，但胎儿死亡后胎盘血管闭塞，胎盘表面纤维素的沉积可阻止凝血酶的释放，使凝血障碍产生的危险性明显减小；因此，许多减胎病例并无 DIC 的临床和亚临床表现。

### （三）结局

双绒双羊双胎减胎后妊娠结局比较乐观。研究显示对 69 例双胎妊娠一胎染色体畸变或结构畸形或孟德尔遗传病行选择性减胎，平均减胎孕周为 19 周，2 例术后流产，余 67 例平均分娩孕周 36 周，早产率低于双胎妊娠对照组，但明显高于单胎妊娠组。

## 七、病例分享

### （一）双绒双胎之一露脑畸形

孕妇周某，女，29 岁。

【主诉】因"孕 35 周$^{+5}$，双胎之一畸形 4 月余，血糖异常 3 月"，于 2019 年 4 月 3 日入院。

【病史特点】平素月经规则，末次月经 2018 年 7 月 28 日。孕妇因"多囊卵巢综合征，原发不孕"于 2018 年 8 月 14 日移植鲜胚 2 枚，预产期 2019 年 5 月 5 日。停经 30 天查尿 β-HCG 阳性，提示妊娠，孕早期 B 超提示双绒双羊。孕早期无恶心，呕吐等早孕反应，孕 4 个月余感胎动至今。孕期未定期产检，产检 6 次，孕 3 月超声提示：双胎之一露脑畸形。2019 年 1 月 9 日查 OGTT 5.71/10.88/6.69 mmol/L，提示妊娠期糖尿病，予以饮食控制并监测血糖，餐前血糖波动于 4.1～5.7 mmol/L，餐后血糖 4.1～7.5 mmol/L，未予胰岛素治疗。孕期无特殊不适。现孕 35 周$^{+5}$，门诊监测血压达 150/77 mmHg，无头晕、眼花，无下腹胀痛，无阴道流血、无阴道流水，自觉胎动正常。因"孕 35 周$^{+5}$，发现双胎之一畸形 4 月余，血糖异常 3 月"收入院。孕期以来，精神、饮食、睡眠可，大小便无异常，体重随孕周逐渐增加。

【既往史】多囊卵巢病史 3 年，口服达英-35 治疗。

【生育史】$G_1P_0A_0$。

【家族史】父母体健，否认双胎家族史，此孕试管受孕。

【辅助检查】

1. 2019 年 1 月 9 日医院查 OGTT：5.71/10.88/6.69 mmol/L。

2. 孕期胎儿超声见表 3-15。

表 3-15 孕期间超声监测

| 日期 | 孕周(周) | 胎位 | | 胎儿体重(g)/CRL(cm) | | BPD(cm) | | S/D 值 | | 羊水深度(cm) | | 其他 |
|---|---|---|---|---|---|---|---|---|---|---|---|---|
| | | A | B | A | B | A | B | A | B | A | B | |
| 2019 年4 月 1 日 | 35$^{+3}$ | 头 | 头 | — | 2603 | — | 8.8 | — | 2.22 | 6.9 | 6.3 | A 胎儿无脑畸形,双眼呈青蛙征 |

【入院诊断】

1. 复杂性双胎（双胎之一无脑畸形,双绒双羊）。

2. 妊娠期糖尿病。

3. 妊娠期高血压疾病。

4. 珍贵儿。

5. 孕 1 产 0 孕 35 周$^{+5}$待产。

【诊疗经过】入院后完善相关检查,尿蛋白阴性,孕妇及家属要求剖宫产终止妊娠,次日因"复杂性双胎,珍贵胎儿"在腰硬联合麻醉下行子宫下段剖宫产术。于 2019 年 4 月 4 日 8 时 34 分,以 LOA 位助娩一女婴,露脑畸形,体重 1 830 g,出生后 1 分钟生命体征即自行消失;于 2019 年 4 月 4 日 8 时 35 分,以 LOT 位助娩一活男婴,Apgar 评分 10 分/min,10 分/5 min,体重 2 365 g,身长 45 cm,由新生儿医师评估后因"高危儿"转新生儿科进一步治疗。胎盘自然娩出完整,大小 30 cm×28 cm×2 cm。死婴委托医院处理（火化）。术后预防感染对症支持治疗,监测血压、血糖在正常范围内。新生儿见图 3-18。

【术中诊断】

1. 复杂性双胎（双胎之一露脑畸形）。

2. 妊娠期糖尿病。

3. 妊娠期高血压。

4. 早产。

5. 珍贵儿。

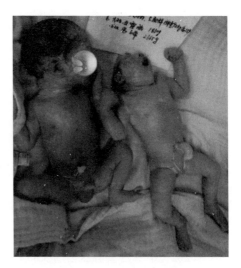

图 3-18 双胎之一露脑畸形

6. 孕1产1孕35周$^{+6}$手术产一死女婴（露脑畸形）。

7. 孕1产2孕35周$^{+6}$手术产一活男婴LOT。

【术后随访】术后6天，产妇一般情况好，办理出院。新生儿因"高危儿"转新生儿科进一步治疗。体检发现左侧阴囊内触及一1 cm×1 cm包块，质硬，超声提示左侧阴囊内低回声异常（睾丸发育异常?），转至外科急诊行左侧睾丸切除＋右侧睾丸固定术。治愈出院。出院诊断：①左侧睾丸扭转坏死；②早产适于胎龄儿；③低出生体重儿；④珍贵儿。目前母婴一般情况好，随访可。

【经验分享】

1. 根据严英榴主编的《产前超声诊断学》提示的露脑畸形一概不能存活，少数活产也只能存活数小时至数天，本例露脑畸形女婴出生后1分钟生命体征即消失，露脑畸形为致死性畸形。

2. 因考虑露脑畸形为致死性畸形，且本例露脑畸形未并发羊水过多，故本病例选择期待治疗，定期监测正常胎儿宫内安危，孕35周$^{+6}$因妊娠期高血压剖宫产终止妊娠，露脑畸形儿出生后1分钟生命体征即自然消失。存活胎儿及产妇结局良好。

（二）双绒毛膜双胎之一膈疝

孕妇徐某，女，28岁。

【主诉】因"孕35周$^{+1}$，双胎要求入院待产"于2018年3月19日入院。

【病史特点】平素月经不规则，末次月经2017年7月15日，因女方"多囊卵巢综合征"于2017年8月4日移植2枚囊胚，2017年8月18日查血β-HCG阳性，预产期2018年4月22日。早期超声提示双胎，双绒双羊。孕早期有明显恶心，呕吐等早孕反应，后逐渐缓解，孕5月余感胎动至今。孕期定期产检，2018年1月8日、2018年2月23日及2018年3月4日超声均提示双胎之一右侧膈疝（疝入物为肝脏肠管），左肺小，羊水多，咨询外科建议出生后手术治疗。孕期无特殊不适。现孕35周$^{+1}$，无特殊不适。因"孕35周$^{+1}$，双胎要求入院待产"入院。孕期以来，精神、饮食、睡眠可，大小便无异常，体重随孕周逐渐增加。

【既往史】2015年湖北省妇幼保健院确诊多囊卵巢综合征，口服达英-35治疗。

【生育史】$G_1P_0A_0$。

【家族史】否认双胎家族史，此孕试管受孕。

【辅助检查】孕期胎儿超声见表3-16。

表 3-16 孕期间超声监测

| 日期 | 孕周（周） | 胎位 | | 胎儿体重(g)/CRL(cm) | | BPD(cm) | | S/D值 | | 羊水深度(cm) | | 其他 |
|---|---|---|---|---|---|---|---|---|---|---|---|---|
| | | A | B | A | B | A | B | A | B | A | B | |
| 2018年3月14日 | 34+3 | 臀 | 横 | 2241 | 2302 | 8.6 | 8.7 | 4.1 | 13.4 | 2.1 | 1.9 | B胎儿右侧膈疝（疝入物为肝脏肠管），左肺小，羊水过多 |

【入院诊断】

1. 双胎妊娠（一臀一横）。

2. 双胎之一膈疝。

3. 珍贵儿。

4. 孕1产0孕35周+1待产。

【诊疗经过】入院后完善相关检查，请外科会诊建议膈疝胎儿娩出后转新生儿科重症监护治疗。孕妇及家属要求剖宫产，2018年3月19日因"双胎妊娠，珍贵胎儿"在腰硬联合麻醉下行子宫下段剖宫产术。于2018年3月19日14时37分，以LSA位助娩一活男婴，Apgar评分9分/min，10分/5 min，体重2 000 g，身长46 cm，因"早产"转新生儿科。于2018年3月19日14时38分，以LOA位助娩一活女婴（畸形儿），Apgar评分5分/min，7分/5 min，体重2 300 g，身长46 cm，羊水量分别约500 mL、2 500 mL，色清。胎盘自然娩出完整，大小28 cm×26 cm×2 cm。小双娩出时哭声弱，肤色苍灰，心率70 bpm，四肢肌张力低下，对刺激无反应，立即清理气道，行气管插管，5分钟，心率130次/min，携氧转新生儿科进一步治疗。新生儿如图3-19所示。

【术中诊断】

1. 双胎（双绒双羊）。

2. 羊水过多。

3. 新生儿膈疝（B新生儿）。

4. 新生儿窒息（B新生儿）。

5. 珍贵儿。

6. 早产。

7. 孕1产1孕35周+1手术产一活男婴LSA。

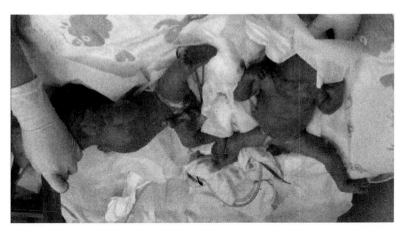

图 3-19　A 新生儿肤色红润（右），B 新生儿膈疝儿，肤色青紫，出生立即气管插管（左）

8. 孕 1 产 2 孕 35 周$^{+1}$手术产一活女婴 LOA。

【术后随访】术后 6 天，产妇一般情况好，办理出院。B 新生儿在人工间歇正压通气下转新生儿科进一步治疗，予以高频呼吸机辅助通气联合 NO 吸入、抗感染、静脉营养支持、外科会诊等治疗。心脏 B 超：动脉导管未闭（双向），肺动脉高压。胸腔 B 超右侧膈疝（疝入物为肝脏及肠管），双侧胸腔积液。胸部正位片提示：右肺正常结构消失，肋间隙增宽，肝脏及部分肠管上移，左肺容积缩小。综合治疗 3 小时余，患儿家属签字放弃治疗自行抱回家。B 新生儿出院诊断：①先天性膈疝；②呼吸衰竭；③新生儿窒息；④早产适于胎龄儿；⑤低出生体重儿；⑥持续肺动脉高压。大双入院后积极无创辅助通气（6 天）、抗感染、预防出血及营养心肌、光疗退黄、静脉营养、合理喂养等支持治疗 16 天治愈出院。出院诊断：①宫内感染性肺炎；②呼吸衰竭；③早产适于胎龄儿；④低出生体重儿；⑤双胎之大双；⑥电解质紊乱；⑦低蛋白血症。目前母婴一般情况好。

【经验分享】

1. 根据严英榴主编《产前超声诊断学》：通常情况下，膈疝围生期死亡率30%～90%，预后与以下几个因素有关：膈疝的部位、大小；腹腔脏器疝入胸腔的多少；膈疝出现的孕周；有无胎儿水肿和羊水的多少；所有这些问题都涉及肺的发育，疝入的腹腔内容物越多，肺发育受到的影响就越严重。若合并其他部位及染色体的异常，则预后更差，死胎率高达 50%，活产者由于肺功能低于正常，仍面临较大的手术风险。目前较常用判断肺发育的方法是测量肺头比（lung head ratio，LHR），发现 LHR 小于 0.6～0.8 者死亡率极高；大于1.35～1.4 者存活率很高，介于 0.6～1.35 者约 60% 存活率。分娩应当在做好抢救准备的情况下进行。

2. 本病例孕期多次超声均提示双胎之一右侧膈疝（疝入物为肝脏肠管），左肺小，羊水多，孕妇及家属要求期待治疗，拟出生后行膈疝手术治疗。畸形儿出生后胸部正位片提示：右肺正常结构消失，肋间隙增宽，肝脏及部分肠管上移，左肺容积缩小。经综合治疗 3 小时余，患儿家属签字放弃治疗自行抱回家后夭折。考虑因疝入物较多，为肝脏及肠管，右肺失去正常结构，左肺容积缩小，新生儿预后不良。

### （三）双绒双胎之一部分葡萄胎

孕妇周某，女，32 岁。

**【主诉】**因"孕 36 周$^{+1}$，要求入院待产"于 2018 年 8 月 7 日入院。

**【病史特点】**平素月经规则，此孕自然受孕，末次月经 2017 年 11 月 27 日，预产期 2018 年 9 月 3 日。停经 30 天查尿 β-HCG 阳性，提示妊娠，孕早期有轻微恶心，呕吐等早孕反应，后逐渐缓解，孕 4 月感胎动至今。孕期定期产检，产检 10 次。2018 年 1 月 16 日外院 B 超提示：宫内早孕，胚胎存活，宫腔内可见大小为 26 mm×18 mm×13 mm 妊娠囊回声，内可见卵黄囊、胚胎及心管搏动，孕囊周围可见一大小为 12 mm×6 mm 无回声区。2018 年 5 月 8 日孕 23 周 B 超提示：单活胎，胎盘下缘距宫颈内口约 3.9 cm，大脑中动脉 PS：26.31 cm/s，PI：1.57，RI：0.78。母体宫腔内羊膜腔外见 13.9 cm×5.7 cm×11 cm 蜂窝状结构，附着于子宫前壁，内未见明显异常血流信号。宫腔异常回声考虑葡萄胎待排。孕期 B 超随访，并监测血 β-HCG。2018 年 6 月 5 日监测血 β-HCG 126 665 mIU/mL，此后每半月监测一次，HCG 呈下降趋势，2018 年 7 月 13 日查 β-HCG：39 245 mIU/mL。2018 年 5 月 10 日孕 23 周$^{+2}$行羊水穿刺提示胎儿羊水细胞核型 46，XN，15ps＋。无创基因筛查低风险，染色体微阵列分析（chromosome microarray analysis，CMA）检查提示：arr（1 － 22）×2，(XN)×1。2018 年 6 月 14 日血压 120/90 mmHg，2018 年 6 月 28 日孕 30 周$^{+2}$产检血压 123/90 mmHg。2018 年 8 月 1 日尿蛋白阴性。孕期血压控制尚可，未口服药物治疗，无头晕，眼花，双下肢无水肿。孕期经过顺利，无特殊不适。现孕 36 周$^{+1}$，偶有下腹坠胀、无阴道流血、无阴道流水，自觉白天胎动少，夜间胎动多，因"孕 36 周$^{+1}$，要求入院待产"入院。孕期以来，精神、饮食、睡眠可，大小便无异常，体重随孕周逐渐增加。

**【既往史】**2018 年 2 月查甲状腺功能提示：TSH0.07 mI U/L，FT4：17.71 pmol/L，未治疗。

**【生育史】**$G_1P_0A_0$。

【家族史】否认双胎家族史，此孕自然受孕。

【辅助检查】

1. 2018 年 5 月 10 日（孕 23 周$^{+2}$）羊水穿刺提示胎儿羊水细胞核型 46，XN，15ps＋。CMA 检查提示：arr（1－22）×2，（XN）×1。

2. 孕期胎儿超声见表 3-17。

表 3-17　孕期超声监测

| 日期 | 孕周（周） | 胎位 | | 胎儿体重（g）/孕周 | | BPD（cm） | | S/D 值 | | 羊水深度（cm） | | 其他 |
|---|---|---|---|---|---|---|---|---|---|---|---|---|
| | | A | B | A | B | A | B | A | B | A | B | |
| 2018 年 1 月 16 日 | 7 | — | — | — | — | — | — | — | — | — | — | 宫腔内可见大小为 26 mm × 18 mm × 13 mm 妊娠囊回声，内可见卵黄囊、胚胎及心管搏动，孕囊周围可见一大小为 12 mm × 6 mm 无回声区 |
| 2018 年 5 月 8 日 | 23 | — | — | — | — | — | — | — | — | — | — | 母体宫腔内羊膜腔外见 13.9 cm × 5.7 cm × 11 cm 蜂窝状结构 宫腔异常回声考虑葡萄胎待排 |
| 2019 年 8 月 2 日 | 35$^{+3}$ | 头 | — | 2867 | — | 8.8 | — | 2.67 | — | 6.2 | — | 子宫前壁可见范围约 13.6 cm × 12.5 cm×1.9 cm 的呈 "蜂窝状" 混合性回声，内可见多个大小不等的无回声，后壁另可见范围约为 19 cm×3.8 cm ×16 cm 正常胎盘组织 |

**【入院诊断】**

1. 双胎之一葡萄胎（双绒毛膜）。

2. 珍贵胎儿

3. 妊娠期高血压疾病。

4. 孕 1 产 0 孕 36 周$^{+1}$头位待产。

**【诊疗经过】** 入院后完善相关检查，监测血压正常范围，尿蛋白阴性，孕妇及家属要求剖宫产，2018 年 8 月 9 日因"胎盘部分水泡样变性"在腰硬联合麻醉下行子宫下段剖宫产术。于 2018 年 8 月 9 日 9 时 32 分，以 LOT 位助娩一活女婴，出生后 Apgar 评分 9 分/min，10 分/5 min，体重 2 850 g，身长 49 cm，羊水量约 500 mL，色清。胎盘大小 23 cm×19 cm×2 cm，另见水泡样物 12 cm×7 cm×2 cm。胎盘及水泡样物送病检提示：①水泡样物为绒毛高度水肿伴出血、变性、中央水池形成，滋养叶细胞脱落变性；②胎盘部位绒毛间质血管扩张、淤血；③脐带血管三根，未见异常改变。术后监测血压均正常，2018 年 8 月 9 日、12 日、15 日监测血 β-HCG 分别为：18 121 mIU/mL、732.3 mIU/mL、228.9 mIU/mL，下降理想。胎盘及水泡样物见图 3-20、图 3-21。

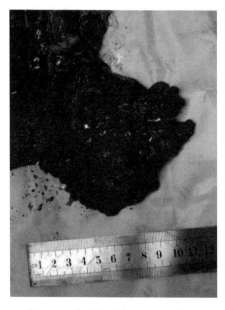
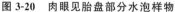

图 3-20　肉眼见胎盘部分水泡样物

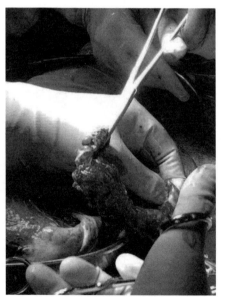

图 3-21　水泡样物

**【术中诊断】**

1. 双胎之一葡萄胎（双绒毛膜）。

2. 妊娠期高血压。

3. 早产。

4. 孕 1 产 0 孕 36 周$^{+3}$手术产一活女婴 LOT。

**【术后随访】** 术后 6 天，产妇一般情况好，办理出院。并于出院后 3 周查血 β-HCG 降至正常范围。新生儿因"气促、呻吟"转新生儿科治疗，给予保暖，氨苄西林抗感染，维持水电解质及酸碱平衡，预防出血，静脉营养对症支持治疗 2 天好转出院。出院诊断：①新生儿呼吸窘迫综合征；②早产适于胎龄儿。目前母婴一般情况好。

**【经验分享】**

1. 本例停经 7 周余外院 B 超提示：宫腔内可见大小为 26 mm×18 mm×13 mm 妊娠囊回声，孕囊周围可见一大小为 12 mm×6 mm 无回声区，考虑为双绒双羊双胎。自 23 周母体宫腔内羊膜腔外见 13.9 cm×5.7 cm×11 cm 蜂窝状结构，考虑为孕双绒毛膜双胎之一葡萄胎。孕 23 周$^{+2}$行羊水穿刺提示胎儿羊水细胞核型 46，XN，15ps＋。CMA 检查提示：arr（1－22）×2，（XN）×1，存活胎儿染色体未见明显异常。故定期监测血 β-HCG 及胎儿宫内安危，于 36 周$^+$剖宫产，母婴结局良好。

2. 葡萄胎因妊娠后胎盘绒毛滋养细胞增生、间质水肿，而形成大小不一的水泡。需要注意的是，患葡萄胎的产妇术后需定期随访，可早期发现滋养细胞肿瘤并及时处理。

## 八、护理心得

1. B 超诊断为双绒双胎一胎异常，指导孕妇及家属进行多学科评估并告知夫妇双方双胎中一胎异常，异常胎儿出生后治疗及可能预后、双胎妊娠风险。

2. 经多学科会诊后如采取选择性减胎术，告知孕妇选择性减胎存在与操作有关的胎儿死亡的危险，在选择性减胎前后对此家庭进行精神支持和心理咨询，做好围手术期护理。

3. 如期待治疗，指导孕妇增加产检次数，定期 B 超检查，监测胎心、自测胎动，胎动异常随时就诊。

4. 指导孕妇在有良好的新生儿科条件的三级医疗中心分娩，做好新生儿抢救及复苏的准备，转运途中应注意保暖和供氧。

5. 责任护士入院时即进行各项风险评估，包括疼痛、生活自理能力、压疮、跌倒坠床、烫伤、呕吐物吸入窒息、静脉血栓等，告知风险及防范措施，住院期间根据患者病情或用药变化再次进行评估。

6. 依据孕产妇的病情和风险评估结果制定护理计划，有效的开展健康教育、康复指导和心理护理。

7. 术后严密观察生命体征、子宫收缩和阴道出血情况。

8. 新生儿护理

（1）新生儿娩出前，做好急救和复苏的准备；娩出后密切观察，注意保暖，防止低血糖、低钙和酸中毒的发生。

（2）告知家属新生儿呕吐物吸入窒息的防范措施，教会家属呕吐物吸入窒息的紧急处理方法。

（3）对新生儿进行全面检查以排除任何神经、肾脏、循环和皮肤的缺陷。指导家属出院后定期新生儿随访。

（4）指导母乳喂养的方法，对新生儿实施早接触、早吸吮、早开奶。

（5）母婴分离者，教会产妇挤奶技巧及乳汁储存的方法。

## 九、温馨小提示

1. 双绒毛膜性双胎中一胎异常孕期如何管理？

（1）双胎之一发现染色体非整倍体筛查高风险或结构畸形后往往需要产前诊断，有创性产前诊断技术（包括绒毛活检及羊膜腔穿刺）难度及风险较大，有时还涉及后续监测或减胎等处理，建议将此类病人转诊至有宫内干预能力的胎儿医学中心。

（2）在双胎妊娠产前筛查和产前诊断中

1）绒毛膜性和孕周的确定是产前筛查的前提。

2）采用孕早期血清学检查联合 NT 测量及鼻骨测量有较高的准确性。

3）孕中期（18～24 周）超声检查可尽早发现胎儿结构畸形和为整倍体筛查提供软指标，可根据孕周分次进行结构筛查。

4）由于术后流产和早产风险，使用侵入性产前诊断应充分考虑及告知风险。

5）无创产前基因检测技术的发展和应用使双胎妊娠产前筛查与诊断更加准确、安全，但仍需谨慎。

2. 双绒毛膜性双胎中一胎异常的处理？

需要根据胎儿异常的种类和严重程度、是否对正常胎儿造成影响、产前诊断结果如何、减胎手术或期待治疗的风险及预后，以及病人实际情况做出个体化选择。

（1）期待治疗。双胎合并一胎致死性畸形或严重畸形通常可选择期待治疗，但是需要评估畸形胎儿生长是否对正常胎儿继续妊娠造成危害，要与患方夫妇进行细致沟通。

（2）选择性减胎术。往往使用在胎儿严重畸形、畸形胎儿可能对正常胎儿造成不良围产结局（如无脑儿出现羊水过多）或患者夫妇不愿意承受畸形胎儿出生时。是否用于合并一胎致死性畸形仍存在争议。对于双绒毛膜双胎，由于胎盘间不存在血管交通支，通常选择在12～24周，超声引导下心内注射高浓度氯化钾溶液实施减胎术。

（3）终止妊娠。终止妊娠在避免畸形胎儿出生的同时，亦牺牲了正常胎儿，需要伦理学讨论。

3. 病情交待有何注意事项？

（1）门诊知情同意书。

1）孕早期。

孕妇目前诊断：早期妊娠；双绒毛膜双胎中一胎异常

现为妊娠早期，已通过超声确定绒毛膜性及羊膜性，现已确诊双绒双羊双胎妊娠，超声检查发现一胎儿 $x$ 畸形，建议行胎儿染色体检查。包括孕早期（11～14周）绒毛活检术和孕中期（≥15周）的羊膜腔穿刺术，该检查存在流产及宫内感染等风险。畸形胎儿在妊娠过程中可能发生胎死宫内。需根据染色体检查结果决定下一步诊疗方案。

2）孕中期。

孕妇目前诊断：中期妊娠；双绒毛膜双胎中一胎异常

现为双绒双羊双胎中期妊娠，超声检查发生一胎儿 $x$ 畸形，①该种胎儿畸形为致死性畸形，对另一胎儿无明显影响，可选择期待治疗或者选择性减胎，选择性减胎存在妊娠丢失的相关风险。期待过程中亦可能发生胎死宫内。②综合多学科会诊意见，该胎儿畸形为非致死性畸形，出生后可考虑手术治疗，治疗预后有待观察。③该畸形可能会造成羊水过多，孕晚期子宫过度膨胀，孕妇心肺功能受影响，造成两胎儿均早产，可考虑减胎治疗。术后应监测母体凝血功能，防止发生 DIC。继续妊娠过程中加强母胎监测，以期取得好的妊娠结局。

无论何种选择，需在严密监测下继续妊娠。每2～3周一次 B 超检查，及时掌握存活胎儿宫内生长发育情况、胎盘、羊水及脐带血流等情况。监测胎心、自测胎动，胎动异常随时就诊，发现异常，及时处理。

3）孕晚期。

孕妇目前诊断：晚期妊娠（孕 $x$ 产 $x$ 孕 $x$ 周待产）；双绒毛膜双胎中一胎异常，现为双绒双羊双胎妊娠，孕 $x$ 周时产检发现一胎儿畸形，孕妇及家属要求期待治疗，严密监测下继续妊娠。目前孕周已达 $x$ 周，目前可选择如下：

剖宫产终止妊娠。新生儿被迫早产，早产儿近期并发症有新生儿窒息、颅内出血、呼吸窘迫综合征、肺炎、肺出血、心衰等。远期并发症包括失明、脑瘫、缺血缺氧性脑病、神经智力及体格发育异常等。新生儿出生后需转新生儿科治疗，费用昂贵，预后有待观察。

严密监测下继续妊娠。每2～3周一次B超检查，及时掌握存活胎儿宫内生长发育情况、胎盘、羊水及脐带血流等情况；注意胎动，34周后行胎心监护检查全面了解和评估存活胎儿宫内安危情况；36周后可根据产科因素决定阴道分娩或者剖宫产终止妊娠。

（2）住院知情同意书。

1）术前交待。

孕妇目前诊断：晚期妊娠（孕 $x$ 产 $x$ 孕 $x$ 周待产）；双绒毛膜双胎中一胎异常，现为双绒双羊双胎妊娠，孕 $x$ 周时产检发现一胎儿胎死宫内，严密监测下继续妊娠至现孕 $x$ 周，胎儿接近成熟，孕妇及家属选择剖宫产终止妊娠。告知双胎剖宫产术中宫缩乏力致产后出血风险增加，必要时需输血。若经保守治疗无效，需行介入治疗甚至切除子宫丧失生育能力，危及生命等。

新生儿为高危儿（畸形儿），出生时需新生儿医师协助复苏，视情况转新生儿科或新生儿外科治疗，新生儿预后有待观察。

早产儿出生后可能出现新生儿窒息、颅内出血、呼吸窘迫综合征、肺炎、肺出血、心衰等近期并发症。远期可能出现失明、脑瘫、缺血缺氧性脑病、神经智力及体格发育异常等。

2）术中交待。

产妇目前诊断：孕 $x$ 产 $x$ 孕 $x$ 周手术产 $x$ 活 $x$ 婴；双绒毛膜双胎中一胎异常

术中见一新生儿外观呈畸形，新生儿为高危儿，需转新生儿科进一步治疗，必要时手术治疗，其近远期预后有待进一步观察。因双胎，术后可能发生宫缩乏力致产后出血等，需严密观察阴道出血及伤口愈合情况。

## 十、小贴士

1. 我为什么会发生双绒毛膜性双胎中一胎异常？

双绒毛膜双胎的生长发育受遗传潜能、宫内环境、子宫－胎盘血液灌注及胎儿－胎盘循环等诸多因素影响造成双胎中一胎异常。

2. 出现双绒毛膜性双胎中一胎异常我该怎么办？

（1）孕期确定绒毛膜性，发现一胎畸形后，应及时转诊至有条件的胎儿医学中心进行下一步处理。

（2）确诊双胎之一合并结构畸形或染色体异常后，由胎儿医学、遗传科、新生儿科、小儿外科、影像及其他相关专业组成的多学科团队充分评估妊娠结局，与患方夫妇进行细致沟通：终止妊娠风险，期待治疗利弊，选择性终止妊娠利弊，终止妊娠孕周及操作可能导致流产、胎膜早破等结局，继发母体凝血功能改变，以及选择性终止妊娠后母体携带死胎的心理变化等。最终处理方式在法律、伦理允许范围内取决于患方选择。

3. 正常胎儿会有什么影响？我该选择顺产还是剖宫产？

经规范产检及详细产前检查，目前正常胎儿未发现明显异常，因为双绒毛膜双胎，多数为双卵双胎，正常胎儿无明显不良影响。但是无脑儿除外，可能造成羊水过多，早产等风险。多数情况下，双胎之一胎儿畸形并非剖宫产指征，分娩方式依据产科因素决定阴道分娩或者剖宫产终止妊娠。

（胡娅萍）

（护理部分：顾　夏　汪红艳　林　莹）

# 第四章　单绒毛膜性双胎及孕期特殊并发症

## 第一节　单绒毛膜双羊膜囊双胎

### 一、概述

随着促排卵药物的应用和辅助生育技术的广泛开展及高龄孕妇的增多，近年来多胎妊娠的发生率大大增加。双胎妊娠的发生率为 1%～2%，其中 1/4 是单绒毛膜双胎，约 3/4 是双绒毛膜双胎。单绒毛膜膜双胎由一个受精卵分裂而来，根据分裂时间的不同，单卵双胎中约有 70% 为单绒毛膜双胎，余下 30% 为双绒毛膜双胎。

单卵双胎较双卵双胎出现并发症的风险更高，这是由绒毛膜性所决定的，而非羊膜性。单绒双胎妊娠胎盘中近 96% 的血管相吻合，这些无法预测且随机分布的血管吻合迫使双胎竞争同一循环池，这使得单绒双胎妊娠的发病率和死亡率明显增高。

### 二、诊断

1. 病史及临床表现。来自于单个受精卵的分裂，以自然受孕最为多见。亦可能移植两个胚胎后，只有一个胚胎存活，而该受精卵又分裂为单绒毛膜性双胎。孕妇通常恶心、呕吐等早孕反应重，妊娠中期后体重增加迅速，腹部增大明显，下肢水肿、静脉曲张等压迫症状出现早且明显，妊娠晚期常有呼吸困难，活动不便。

2. 产科检查。子宫大于停经周数，妊娠中晚期腹部可触及多个小肢体或 3 个以上胎极；胎头较小，与子宫大小不成比例；不同部位可听到两个胎心，其间隔有无音区。

3. 超声检查。最好在早期妊娠或中期妊娠早期通过超声确定绒毛膜性及羊膜性。如果在系列超声检查中看到双胎间隔膜、仅存在一个胎盘且双胎的性别相同，高度提示单绒双羊双胎（图 4-1）。

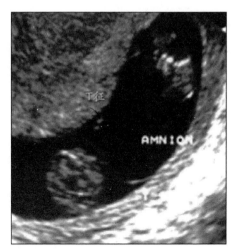

**图 4-1　孕 9 周经阴道超声检查单绒双羊双胎**

4. 临床病理学诊断。单绒双羊双胎具有如下特征：新生儿性别相同；单个胎盘没有融合；双胎间有隔膜。

5. 产前筛查及产前诊断。妊娠 11～13 周$^{+6}$超声筛查可以通过检测胎儿 NT，评估胎儿发生唐氏综合征的风险，并可早期发现部分严重的胎儿畸形。外周血胎儿脱氧核糖核酸（deoxyribonucleic acid，DNA）作为一种无创的手段也可以用于非整倍体筛查。因存在假阳性情况，不建议单独使用妊娠中期生化血清学方法对双胎妊娠进行唐氏综合征的筛查。

双胎妊娠的产前诊断指征与单胎相似。单绒毛膜性双胎，通常只需对其中任一胎儿取样；但如出现一胎结构异常或双胎大小发育严重不一致，则应对两个胎儿分别取样。

## 三、特点

由于单绒双羊双胎的胎盘具有独特的结构，约有 96% 的双胎胎儿之间存在血管吻合，两胎儿共用一个胎盘，因此易发生一系列单绒双羊双胎特有的并发症，如 TTTS、sIUGR、TRAPS、TAPS、双胎之一胎儿畸形、双胎之一宫内死亡等。

## 四、并发症

1. 单绒双羊双胎妊娠可发生在所有双胎妊娠中均可出现的并发症（如早产）等。

2. 单绒双羊双胎妊娠还可发生一系列特有的并发症：

（1）双胎输血综合征（TTTS）。

（2）双胎之一选择性宫内生长受限（sIUGR）。

（3）双胎反向动脉灌注序列征（TRAPS，又称无心畸胎）。

（4）双胎贫血－红细胞增多序列征（TAPS）。

（5）双胎之一胎儿畸形。

（6）双胎之一宫内死亡等。

## 五、处理

1. 妊娠期处理及监护。

（1）补充足够营养。进食含高蛋白质、高维生素以及必需脂肪酸的食物，注意补充铁、叶酸及钙剂，预防贫血及妊娠期高血压疾病。

（2）防治早产。终止妊娠前进行促胎肺成熟治疗。

（3）及时防治妊娠并发症。发生妊娠期高血压疾病、妊娠期肝内胆汁淤积症等应积极治疗。

（4）监护胎儿生长发育情况。从孕 16 周起，每 2 周进行 1 次超声检查，评估胎儿生长发育状态、双胎羊水分布和胎儿脐动脉血流情况等，必要时监测胎儿大脑中动脉和静脉导管血流。若发现疑似 TTTS、sIUGR、TRAPS、TAPS 等情况，且无法准确评估两胎儿病情时，应将患者尽早转诊到有进行复杂性双胎评估及后续干预治疗条件的医疗机构进行确诊并进一步治疗，从而降低围生儿死亡率及远期并发症。

2. 分娩时机及方式

（1）分娩时机。对无并发症单绒双羊双胎妊娠，建议孕 37 周分娩，继续妊娠死产及死胎风险增加。复杂性双胎需要结合每个孕妇及胎儿的具体情况制定个体化的分娩方案。

（2）分娩方式。分娩方式选择取决于羊膜囊性和胎先露情况。分娩发动时，约 80% 的胎先露为头位（42% 为头位/头位，38% 为头位/非头位），20% 为非头位（7% 为非头位/头位，13% 为非头位/非头位）。

1）对头位/头位双羊双胎妊娠，若无剖宫产指征，建议阴道分娩。

2）对头位/非头位的双羊双胎妊娠，且医疗机构具备内/外倒转术和/或阴道臀位分娩的专业技术，则首选阴道分娩。

3）如果胎先露为非头先露，建议剖宫产。

4）对有 1 次剖宫产史的双胎妊娠，可采用剖宫产后阴道试产，有≥2 次既往剖宫产史的双胎妊娠，建议行再次剖宫产。

5）催引产方法同单胎妊娠。

6）产时同时监测双胎胎心，严密观察胎心率的变化。

7）分娩镇痛可缓解疼痛，不会导致新生儿呼吸抑制，且适用于需要子宫操作（如内倒转、外倒转或臀位牵引术）或干预（如产钳术或剖宫产）时的麻醉，可推荐使用。

8）在有剖宫产条件的产房完成分娩，必要时进行剖宫产。

9）单绒双胎不适合脐带延迟结扎。

10）第一胎娩出后，应评估第二胎的胎心率和胎位。若胎心监护正常，娩出第一胎后，不必限制干预第二胎分娩的时间。在第一胎经阴道娩出后，第二胎剖宫产分娩的比例为6％～25％。

11）第一胎娩出后宫缩频率会暂时降低，若第二胎为头先露，可酌情使用缩宫素。如果第二胎为头先露但未衔接，可行人工破膜或足式内倒转和臀牵引术。

12）若第二胎不是头位，无禁忌证的情况下，可行臀牵引术。

3. 单绒双羊双胎处理流程如图4-2所示。

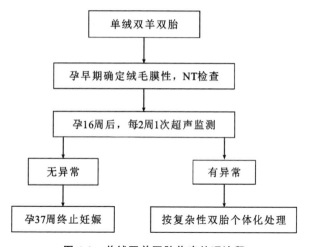

图 4-2　单绒双羊双胎临床处理流程

## 六、研究进展

1. 据统计，单绒双胎妊娠的围生期死亡率为双绒双胎妊娠的2倍，是单胎妊娠的4倍；神经系统异常的发生率是双绒双胎的4～5倍，是单胎妊娠的25～30倍，但是单绒双胎在早孕期及中孕期有较高的流产率，因此实际数字应当比这个更高。

2. 由于单绒双胎胎盘具有独特结构，约96％的双胎胎儿之间存在血管吻合，因此单绒双胎妊娠在孕24周之前的胎儿死亡率约为12％，约达到单胎妊娠和双绒双胎妊娠胎儿死亡率的6倍，也导致了单绒双胎特有并发症的发生。

3. 无论双胎妊娠胎盘的状况如何，单绒双胎妊娠神经系统的发病率都增加。比如：双胎妊娠脑瘫的发病率为 7/1 000～12/1 000，而单胎妊娠发病率只有 1/1 000～2/1 000。早产和低出生体重均是妊娠脑瘫的危险因素。

4. 单绒双胎妊娠与双绒双胎妊娠相比，前者 32 周前的早产风险是后者的 2 倍。前者双胎发育受限是后者的 4 倍。

5. 双胎之一宫内死亡后，由于胎儿间的血管吻合，血液快速充盈到胎盘及死亡的胎儿体内，使存活胎儿循环血容量减少，从而导致双胎死亡或缺血缺氧性脑病。研究发现死胎发生在孕 20～24 周时，另一胎儿仅有 8% 的存活率。死胎发生超过 37 周时，另一胎儿存活率达到 85%。

6. TTTS 是导致神经系统发病率增高的另一危险因素。在发生 TTTS 的妊娠中，受血胎儿和供血胎儿均有发生出生前获得性脑部损伤的危险。

7. 多血管吻合可能对双胎的心血管系统造成短暂的损害，可以严重减少胎儿脑部灌流，从而导致胎儿脑瘫，而不出现 TTTS 和双胎之一胎死宫内。

## 七、病例分享

### （一）单绒双羊，妊娠期糖尿病

孕妇阮某，女，34 岁。

【主诉】因"孕 35 周$^{+2}$，单绒双羊双胎待产"于 2020 年 5 月 6 日入院。

【病史特点】平素月经规则，末次月经 2019 年 8 月 31 日，预产期 2020 年 6 月 7 日。自然受孕，否认双胎家族史。停经 40 天查尿 β-HCG 阳性，提示妊娠，孕早期有轻微恶心，呕吐等早孕反应，孕 4 月余感胎动。孕期定期产检，产检 12 次。孕 16 周 B 超提示双活胎（单绒双羊）。2020 年 3 月 17 日 OGTT 5.07/10.08/7.97 mmol/L，提示妊娠期糖尿病。饮食加运动血糖控制尚可，孕 34 周后餐后血糖有波动，餐后 2 小时血糖波动于 5.6～8.3 mmol/L，未予胰岛素治疗。孕期经过顺利，无特殊不适。2020 年 5 月 6 日 B 超提示 A 胎儿位于孕妇后方，B 胎儿位于孕妇前方，考虑两胎儿重叠，内侧胎儿情况不易监测，不排除出现胎儿窘迫可能。现孕 35 周$^{+2}$，无下腹胀痛及阴道流血、无阴道流水，自觉胎动正常，因"孕 35 周$^{+2}$，单绒双羊双胎待产"入院。孕期以来，精神、饮食、睡眠可，大小便无异常，体重随孕周逐渐增加。

【既往史】体健，否认特殊病史。

【生育史】$G_2P_0A_1$，2017 年孕 16 周胎膜早破难免流产一次。

【家族史】否认双胎家族史，此孕自然受孕。

【辅助检查】见表 4-1。

表 4-1　孕期双胎胎儿超声（胎儿间可见羊膜光带分隔，胎盘下缘距宫颈内口＞7 cm）

| 日期 | 孕周（周） | 胎位 | | 胎儿体重（g）/CRL（cm） | | BPD（cm） | | S/D 值 | | 羊水深度（cm） | |
|---|---|---|---|---|---|---|---|---|---|---|---|
| | | A | B | A | B | A | B | A | B | A | B |
| 2019 年12 月 17 日 | 15$^{+3}$ | — | — | 129 | 117 | 3.2 | 3.2 | — | — | 5.0 | 5.4 |
| 2020 年5 月 6 日 | 35$^{+2}$ | 头 | 头 | 2282 | 2180 | 8.7 | 8.4 | 2.8 | 2.6 | 5.6 | 4.3 |

**【入院诊断】**

1. 双胎妊娠（单绒双羊）。

2. 妊娠期糖尿病。

3. 孕 2 产 0 孕 35 周$^{+2}$待产（双头位）

**【诊疗经过】** 入院后完善相关检查，次日因"双胎妊娠（单绒双羊）"行剖宫产术，A 胎儿头位娩出，Apgar 评分 10 分/min，10 分/5 min，体重 2 125 g，身长 45 cm；B 胎儿头位娩出，Apgar 评分 10 分/min，10 分/5 min，体重 2 130 g，身长 45 cm。新生儿一般情况好，安返病房，母婴同室。术后监测血糖波动于正常范围内。新生儿（图 4-3）及胎盘（图 4-4）。

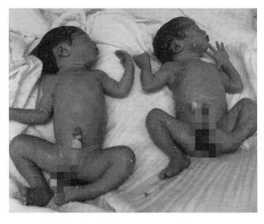

图 4-3　2020 年 5 月 7 日双胎新生儿

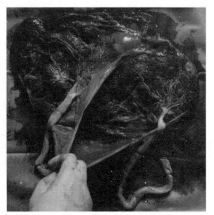

图 4-4　2020 年 5 月 7 日单绒双羊胎盘

**【术中诊断】**

1. 双胎（单绒双羊）。

2. 妊娠期糖尿病。

3. 孕 2 产 1 孕 35 周$^{+3}$手术产一活男婴 LOT。

4. 孕 2 产 2 孕 35 周$^{+3}$手术产一活男婴 ROT。

5. 早产。

【术后随访】术后 6 天，产妇一般情况好，血糖控制在正常范围内，办理出院。新生儿一般情况好，随母出院。目前母婴一般情况好，未见近远期并发症。

【经验分享】

1. 此病例为单绒双羊双胎，合并妊娠期糖尿病，孕 35 周$^{+3}$剖宫产终止妊娠，母儿预后好。

2. 因合并妊娠期糖尿病，血糖控制不理想，放宽手术指征，选择 35 周$^{+3}$终止妊娠合理，继续妊娠发生母儿一系列并发症风险高，甚至有发生胎死宫内可能，及时终止妊娠避免了不良妊娠结局。

## （二）单绒双羊，高血压

孕妇金某，女，27 岁。

【主诉】因"孕 35 周$^{+6}$，血压增高 1 天"于 2019 年 4 月 6 日入院。

【病史特点】平素月经规则，末次月经 2018 年 7 月 29 日，预产期 2019 年 5 月 6 日。自然受孕，否认双胎家族史。停经 40 天查尿 β-HCG 阳性，提示妊娠，B 超提示双胎，宫内可见一个孕囊回声，其内可见两个卵黄囊回声。孕早期无恶心，呕吐等早孕反应，孕 4 月余感胎动。孕期定期产检，产检 12 次。2019 年 4 月 5 日门诊血压 132/93 mmHg，尿常规提示尿蛋白（＋），建议住院治疗，孕妇未遵医嘱。孕期经过顺利，无特殊不适。现孕 35 周$^{+6}$，2019 年 4 月 6 日产检血压 140/86 mmHg，无特殊不适。因"孕 35 周$^{+6}$，血压增高 1 天"入院。孕期以来，精神、饮食、睡眠可，大小便无异常，体重随孕周逐渐增加。

【既往史】体健，否认特殊病史。

【生育史】$G_1P_0A_0$。

【家族史】否认双胎家族史，此孕自然受孕。

【辅助检查】孕期胎儿超声见表 4-2。

表 4-2 孕期胎儿超声（胎儿间可见羊膜光带分隔，胎盘下缘距宫颈内口＞7 cm）

| 日期 | 孕周（周） | 胎位 | | 胎儿体重（g） | | BPD（cm） | | S/D 值 | | 羊水深度（cm） | |
|---|---|---|---|---|---|---|---|---|---|---|---|
| | | A | B | A | B | A | B | A | B | A | B |
| 2020 年 4 月 5 日 | 35$^{+5}$ | 头 | 臀 | 2732 | 2711 | 8.9 | 8.8 | 2.2 | 2.5 | 4.5 | 6.5 |

【入院诊断】

1. 双胎妊娠（单绒双羊）。

2. 妊娠期高血压疾病。

3. 孕 1 产 0 孕 35 周$^{+6}$待产 （一头一臀）。

**【诊疗经过】** 入院后完善相关检查，术后 2 天因 "双胎妊娠（单绒双羊）" 行剖宫产术，A 胎儿头位娩出，Apgar 评分 7 分/min，10 分/5 min，体重 2 700 g，身长 50 cm；B 胎儿臀位娩出，Apgar 评分 8 分/min，10 分/5 min，体重 2 250 g，身长 48 cm。新生儿因 "早产" 转新生儿科。

**【术中诊断】**

1. 双胎（单绒双羊）。

2. 妊娠期高血压。

3. 孕 1 产 1 孕 36 周$^{+1}$手术产一活女婴 LOT。

4. 孕 1 产 2 孕 36 周$^{+1}$手术产一活女婴 LST。

5. 早产。

**【术后随访】** 术后 6 天，产妇一般情况好，血压控制在正常范围内，办理出院。新生儿因 "早产" 继续新生儿科治疗，两新生儿均生后 12 天自新生儿科出院。A 新生儿出院诊断：①新生儿吸入综合征；②新生儿窒息（轻度）；③颅内出血（硬膜下出血）；④早产适于胎龄儿。B 新生儿出院诊断：①新生儿吸入综合征；②早产适于胎龄儿；③低出生体重儿。目前母婴一般情况好，未见远期并发症。

**【经验分享】**

1. 此病例为单绒双羊双胎，合并妊娠期高血压，孕 36 周$^{+1}$剖宫产终止妊娠，母儿预后好。

2. 因合并妊娠期高血压，血压波动于临界范围内，可适当放宽手术指征，选择 36 周$^{+1}$终止妊娠合理，继续妊娠高血压病情可能进一步加重至子痫前期甚至子痫，危及母儿生命，亦可能发生胎儿窘迫甚至胎死宫内可能，及时终止妊娠避免了不良妊娠结局。

**（三）单绒双羊，胎膜早破，脐带脱垂**

孕妇张某，女，30 岁。

**【主诉】** 因 "孕 35 周$^{+1}$，阴道流液 1 小时" 于 2019 年 8 月 9 日入院。

**【病史特点】** 平素月经不规则，末次月经 2018 年 12 月 6 日，预产期 2019 年 9 月 12 日。自然受孕，否认双胎家族史。停经 40 天查尿 β-HCG 阳性，提示妊娠。孕早期有轻微恶心，呕吐等早孕反应，后逐渐缓解，孕 4 月余感胎动至今。孕期定期产检，产检 8 次，孕期 B 超提示单绒双羊双胎。孕期经过顺利，无头昏、乏力、无心慌、胸闷、无下腹胀痛、皮肤瘙痒等不适。现孕 35 周$^{+1}$，于 2019 年 8 月 9 日 23 时 32 分出现无明显诱因阴道流水、量多、色清、无异味，无下腹胀痛、无阴道流血、自觉胎动正常。因"孕 35 周$^{+1}$，阴道流液 1 小时"入院。孕期以来，精神、饮食、睡眠可，大小便无异常，体重随孕周逐渐增加。

【既往史】体健，否认特殊病史。

【生育史】$G_4P_0A_3$，人流 3 次。

【家族史】否认双胎家族史，此孕自然受孕。

【辅助检查】孕期胎儿超声见表 4-3。

表 4-3　孕期双胎胎儿超声（胎儿间可见羊膜光带分隔，胎盘下缘距宫颈内口＞7 cm）

| 日期 | 孕周（周） | 胎位 | | 胎儿体重（g） | | BPD（cm） | | S/D 值 | | 羊水深度（cm） | |
|---|---|---|---|---|---|---|---|---|---|---|---|
| | | A | B | A | B | A | B | A | B | A | B |
| 2019 年 8 月 7 日 | 34$^{+6}$ | 头 | 臀 | 2486 | 2529 | 8.3 | 8.4 | 1.8 | 2.24 | 4.0 | 4.8 |

【内诊】宫口未开，宫颈展平，宫口可容一指，先露臀，浮，阴道内可触及脐带及脐动脉搏动，骨盆无异常。

【入院诊断】

1. 双胎妊娠（单绒双羊）。
2. 胎膜早破。
3. 脐带脱垂。
4. 孕 4 产 0 孕 35 周$^{+1}$待产。

【诊疗经过】入院后完善相关检查，立即因"双胎妊娠（单绒双羊）、脐带脱垂"行急诊剖宫产术，A 胎儿臀位娩出，Apgar 评分 9 分/min，10 分/5 min，体重 2 600 g，身长 48 cm；B 胎儿头位娩出，Apgar 评分 9 分/min，10 分/5 min，体重 2 500 g，身长 48 cm。新生儿一般情况好，安返病房，母婴同室。

【术中诊断】

1. 双胎（单绒双羊）。
2. 胎膜早破。
3. 脐带脱垂。
4. 孕 4 产 1 孕 35 周$^{+1}$手术产一活男婴 LSA。
5. 孕 4 产 2 孕 35 周$^{+1}$手术产一活男婴 ROT。
6. 早产。

【术后随访】术后 4 天，产妇一般情况好，办理出院。新生儿一般情况好，随母出院。目前母婴一般情况好，未见远期并发症。

**【经验分享】**

1. 此病例为单绒双羊双胎，胎位一头一臀，臀先露，孕 35 周$^{+1}$ 发生胎膜早破、脐带脱垂，紧急剖宫产，母儿预后好。

2. 单绒双羊易发生自发性早产，尤其先露非头位时风险更高，极易发生胎膜早破甚至脐带脱垂危及胎儿生命。需根据母儿情况综合评估，适时终止妊娠。尽可能减少急诊情况发生，降低母儿风险。本病例入院后紧急剖宫产，避免了不良妊娠结局。

### （四）单绒双羊，试管婴儿，贫血

孕妇刘某，女，35 岁。

**【主诉】** 因"孕 35 周$^{+3}$，阴道少量流血 4 小时"于 2019 年 10 月 29 日入院。

**【病史特点】** 平素月经不规则，末次月经 2019 年 2 月 23 日，因"双侧输卵管切除"行胚胎移植，2019 年 3 月 9 日移植冻囊胚 1 枚，预产期 2019 年 11 月 30 日。停经 30 天查血 β-HCG 阳性提示妊娠，孕早期有轻微恶心、呕吐等早孕反应，后逐渐缓解，孕 4 月余感胎动至今。孕期定期产检，产检 9 次，孕期 B 超提示单绒双羊双胎。孕早期因先兆流产予保胎治疗。2019 年 10 月 10 日因"先兆早产"住院予地米促胎肺成熟及硫酸镁抑制宫缩治疗，两周后好转出院。孕期无特殊不适。现孕 35 周$^{+3}$，少许阴道流血，无下腹胀痛、无阴道流水、自觉胎动正常。因"孕 35 周$^{+3}$，阴道少量流血 4 小时"入院。孕期以来，精神、饮食、睡眠可，大小便无异常，体重随孕周逐渐增加。

**【既往史】** 体健，否认特殊病史。

**【生育史】** $G_4P_0A_3$，自然流产一次，2012 年及 2014 年分别因右侧及左侧输卵管妊娠行右侧及左侧输卵管切除术。

**【家族史】** 否认双胎家族史，此孕自然受孕。

**【辅助检查】** 孕期胎儿超声见表 4-4。

**表 4-4　孕期双胎胎儿超声（儿间可见羊膜光带分隔，胎盘下缘距宫颈内口＞7 cm）**

| 日期 | 孕周（周） | 血红蛋白（g/L） | 胎位 | | 胎儿体重（g） | | BPD（cm） | | S/D 值 | | 羊水深度（cm） | |
|---|---|---|---|---|---|---|---|---|---|---|---|---|
| | | | A | B | A | B | A | B | A | B | A | B |
| 2019 年 10 月 24 日 | 34$^{+5}$ | 86 | 头 | 头 | 2 288 | 2 368 | 8.3 | 8.6 | 2.17 | 2.52 | 5.9 | 5.8 |

2019 年 10 月 24 日血液分析提示血红蛋白 86 g/L，口服铁剂纠正贫血。

**【入院诊断】**

1. 双胎妊娠（单绒双羊）。

2. 先兆早产。

3. 珍贵胎儿。

4. 妊娠合并贫血。

5. 孕 4 产 0 孕 35 周$^{+3}$待产（双头位）

**【诊疗经过】** 入院后完善相关检查，次日因"双胎妊娠（单绒双羊）"行剖宫产术，A 胎儿头位娩出，Apgar 评分 10 分/min，10 分/5 min，体重 2 260 g，身长 48 cm；B 胎儿头位娩出，Apgar 评分 10 分/min，10 分/5 min，体重 2 270 g，身长 48 cm。新生儿一般情况好，安返病房，母婴同室。

**【术中诊断】**

1. 双胎妊娠（单绒双羊）。

2. 妊娠合并贫血。

3. 胎盘粘连。

4. 孕 4 产 1 孕 35 周$^{+4}$手术产一活女婴 LOT。

5. 孕 4 产 2 孕 35 周$^{+4}$手术产一活女婴 ROT。

6. 珍贵儿。

7. 早产。

**【术后随访】** 术后 5 天，产妇一般情况好，办理出院。新生儿一般情况好，随母出院。目前母婴一般情况好，未见远期并发症。

**【经验分享】**

1. 此病例为单绒双羊双胎，试管婴儿，合并贫血，胎位双头位，孕 35 周$^{+4}$剖宫产终止妊娠，母儿预后好。

2. 因合并贫血，且为珍贵胎儿，可适当放宽手术指征，选择 35 周$^{+4}$终止妊娠合理，继续妊娠心肺负荷过重可能诱发心衰等，亦可能发生胎儿窘迫甚至胎死宫内可能，及时终止妊娠避免了不良妊娠结局。

## 八、护理心得

1. 指导按期产前检查，适时增加产检次数，监测宫高、腹围、体重变化；观察有无并发症发生，及时给予对症护理。加强胎儿监护，监测胎心、胎动，注意观察有无宫缩。

2. 增加每日卧床休息时间，减少活动量，防止发生跌伤意外，减少早产的机会。使用药物预防早产、促胎肺成熟，告知孕妇药物的作用及注意事项，密切观察药物反应。

3. 责任护士入院时即进行各项风险评估，包括疼痛、生活自理能力、压疮、跌倒坠床、烫伤、呕吐物吸入窒息、静脉血栓等，告知风险及防范措施，住院期间根据患者病情或用药变化再次进行评估。

4. 依据孕产妇的病情和风险评估结果制定护理计划，有效的开展健康教育、康复指导和心理护理。

5. 未足月胎膜早破孕妇指导其头低臀高位卧床休息，指导自计胎动和间断吸氧，严密监测胎心，观察羊水情况，注意有无脐带脱垂，若有异常及时处理。发现脐带脱垂时，密切观察胎心率，立即做好术前准备，尽快娩出胎儿。

6. 向妊娠期糖尿病孕妇讲解相关知识及对母儿的危害，告知饮食和运动、必要时药物治疗对控制血糖的重要性，提高依从性，取得积极配合。

7. 对有高血压疾病家族史的孕妇，监测血压，告知其妊娠期高血压疾病相关症状。注意观察血压变化、有无阴道流血及腹痛情况。

8. 术后严密观察生命体征、子宫收缩和阴道出血情况，准确测量出血量。指导胎盘粘连者出院后按期复查。

9. 新生儿护理。

（1）新生儿娩出前，做好急救和复苏的准备；娩出后密切观察，注意保暖，防止低血糖、低钙和酸中毒的发生。

（2）告知家属新生儿呕吐物吸入窒息的防范措施，教会家属呕吐物吸入窒息的紧急处理方法。

（3）指导母乳喂养的方法，对新生儿实施早接触、早吸吮、早开奶。

（4）母婴分离者，教会产妇挤奶技巧及乳汁储存的方法。

## 九、温馨小提示

1. 单绒双羊双胎孕期如何管理？

（1）病情沟通要点：单绒双羊双胎可发生双胎妊娠所有并发症，如早产、妊娠期高血压等，且在妊娠各期均可能发生单绒双羊双胎特有并发症，如 TTTS 等。产前检查需要充分告知孕妇密切监测胎儿宫内发育情况及超声检查的必要性。一旦发生并发症，胎儿可能预后不良。

（2）超声检查时间间隔：从孕 16 周起，每 2 周进行 1 次超声检查，评估胎儿生长发育状态、双胎羊水分布和胎儿脐动脉血流情况等，必要时监测胎儿大脑中动脉和静脉导管血流。若发现疑似 TTTS、sIUGR、TRAPS、TAPS 等情况，且无法准确评估两胎儿病情时，应将患者尽早转诊到有进行复杂性双胎评估及后续干预治疗条件的医疗机构进行确诊并进一步治疗，从而降低围生儿死亡率及远期并发症。

2. 如何确定终止妊娠时机及方式？

（1）终止妊娠时间：无并发症双胎妊娠的最佳分娩时机取决于绒毛膜性和羊膜囊性。根据期待治疗相关的意外死产风险，以及分娩相关的新生儿死亡和并发症风险，我们认为孕 37 周分娩最佳；复杂性双胎需要结合每个孕妇及胎儿的具体情况制定个体化的分娩方案，建议在具备一定早产儿诊治能力的医疗中心分娩。

（2）终止妊娠方式：最佳的分娩方式主要取决于胎先露。无并发症的单绒双羊双胎，对头位/头位双羊膜囊双胎妊娠，若无剖宫产指征，建议阴道分娩。对头位/非头位的双羊膜囊双胎妊娠，且医疗机构具备内/外倒转术和/或阴道臀位分娩的专业技术，则首选阴道分娩。如果第一胎为非头先露，建议剖宫产。对有 1 次剖宫产史的双胎妊娠女性，可采用剖宫产后阴道试产，有≥2 次既往剖宫产史的双胎妊娠女性建议行再次剖宫产。复杂性双胎则需个体化评估后决定分娩方式。

3. 病情交待有何注意事项？

（1）门诊知情同意书。

1）孕早期。

孕妇目前诊断：早期妊娠；单绒双羊双胎

现为单绒双羊双胎早期妊娠，妊娠早期需通过超声确定绒毛膜性及羊膜性，现已确诊单绒双羊双胎妊娠，此为高危妊娠，妊娠并发症发生率高，需在严密监护下继续妊娠，妊娠过程中可能发生严重单绒双羊双胎特有并发症，如TTTS、sIUGR、TRAPS、TAPS 等。孕期加强营养，避免剧烈运动，以防发生先兆流产。

2）孕中期。

孕妇目前诊断：中期妊娠；单绒双羊双胎

现为单绒双羊双胎中期妊娠，单绒双羊双胎在妊娠各期均可能发生严重单绒双羊双胎特有并发症，如 TTTS、sIUGR、TRAPS、TAPS 等。一旦发生并发症，胎儿预后可能不良。孕期需严密监测胎儿宫内情况，从孕 16 周起，每 2周进行 1 次超声检查，评估胎儿生长发育状态、双胎羊水分布和胎儿脐动脉血流情况等，必要时监测胎儿大脑中动脉和静脉导管血流。

3）孕晚期。

孕妇目前诊断：晚期妊娠（孕 x 产 x 孕 x 周待产）；单绒双羊双胎现为单绒双羊双胎妊娠，已孕 x 周，单绒双羊双胎妊娠为高危妊娠，无发育异常的单绒双羊双胎我们建议的分娩时机是孕 37 周，继续妊娠死胎死产风险增高。

双胎在待产过程中容易并发妊娠期高血压疾病、贫血、羊水过多、妊娠期肝内胆汁淤积症；胎膜早破、脐带脱垂、胎儿生长受限、早产、双胎输血综合征、胎儿畸形等，严重可危及母儿生命。

（2）住院知情同意书。

1）术前交待。

孕妇目前诊断：单绒双羊双胎；晚期妊娠（孕 $x$ 产 $x$ 孕 $x$ 周待产）　单绒双羊双胎妊娠，已孕 $x$ 周，继续妊娠死胎死产风险增高。现孕满36周后，可酌情剖宫产终止妊娠。术中宫缩乏力致产后出血风险增加，必要时需输血。若经保守治疗无效，需行介入治疗甚至切除子宫丧失生育能力，危及生命等。

新生儿为早产儿，孕周小，胎儿发育不成熟，出生后可出现新生儿窒息、颅内出血、呼吸窘迫综合征、肺炎、肺出血、心衰等近期并发症。远期可能出现失明、脑瘫、缺血缺氧性脑病、神经智力及体格发育异常。并发症多，死亡率高。出生后视情况转新生儿科，新生儿可能预后不良。

2）术中交待。

产妇目前诊断：孕 $x$ 产 $x$ 孕 $x$ 周手术产 $x$ 活 $x$ 婴；单绒双羊双胎、单绒双羊双胎，孕周近37周，一头一臀，先露臀，手术指征明确。

术中见两新生儿体重均接近2 500 g，现新生儿一般情况好，暂回母婴同室，母婴同室期间如出现呼吸窘迫等任何异常情况随时转新生儿科进一步治疗。或新生儿为早产儿，需转新生儿科进一步治疗，近远期预后有待进一步观察。

因双胎，术后可能发生宫缩乏力致产后出血等，需严密观察阴道出血及伤口愈合情况。

4. 早产儿的近远期预后如何？

（1）近期并发症。按孕周28～35周统计，近期并发症有新生儿窒息、颅内出血、呼吸窘迫综合征、肺炎、肺出血、心衰等。

（2）远期并发症。据随访情况统计，远期并发症包括失明、脑瘫、缺血缺氧性脑病、神经智力及体格发育异常等。

5. 分娩前后注意事项有哪些？

（1）权衡母婴情况，选择合适孕周终止妊娠。

（2）选择最合适的分娩方式。

（3）术后注意产后出血、血栓形成、心衰等并发症。

6. 湖北省妇幼保健院单绒双羊双胎现状如何？

湖北省妇幼保健院2016年1—4月至2020年1—4月同期对比，各年1—4月均收治近200例双胎，年分娩量2万～3万，各年双胎发生率2.17%～

2.53%，其中单绒双羊双胎病例约占双胎总数的 25%。随着辅助生殖技术的增加及二胎政策的开放，2019 年双胎发生率明显增加，为 2.53%，但单绒双羊比例不会增加，更多影响到的是双绒双羊双胎（表 4-5）。孕妇大部分均于 8～16 周期间确诊单绒双羊，分娩孕周为 36～37 周，新生儿一般情况好，男女婴无明显性别差异，随访未见严重近远期并发症。

表 4-5　湖北省妇幼保健院院近 5 年 1—4 月单绒双羊收治一览表

| 收治时间 | 双胎例数 | 分娩总数 | 双胎占比（%） | MCDA 例数 | MCDA 占比（%） |
|---|---|---|---|---|---|
| 2016 年 1—4 月 | 161 | 7035 | 2.29 | 40 | 24.8 |
| 2017 年 1—4 月 | 175 | 7680 | 2.28 | 44 | 25.1 |
| 2018 年 1—4 月 | 198 | 8654 | 2.29 | 50 | 25.3 |
| 2019 年 1—4 月 | 207 | 8166 | 2.53 | 49 | 23.7 |
| 2020 年 1—4 月 | 204 | 9380 | 2.17 | 51 | 25.0 |

# 十、小贴士

1. 什么是同卵双胎？什么是异卵双胎？分别是如何发生的？

当 1 个卵子与 1 个精子融合后分裂（在受精后不久）形成 2 个胚胎时，可出现同卵双胞胎。2 个不同的卵子分别与 2 个不同的精子融合时会形成异卵双胞胎，然后形成 2 个胚胎，每个长成为一个孩子。

同卵双胎的基因完全相同，性别相同，且外貌非常相似。同卵双胎比异卵双胎少见。异卵双胎的基因部分但并非完全相同，他们与其他同胞兄弟姐妹一样，只是生日相同。异卵双胎可以是 2 个女孩、2 个男孩或者 1 个男孩和 1 个女孩。

2. 医生或助产士如何知道怀着双胎？

当医生或助产士对您进行体格检查时，他们会触摸评估子宫大小。怀着双胎的女性的子宫通常大于根据其预产期所预计的子宫大小。在怀孕早期，医生或助产士还可能会进行超声检查，可显示子宫内有多少个胎儿。

3. 怀了单绒双羊双胎，需要特殊的产前检查吗？

需要。如果怀着双胎，将需要特殊产前保健，单绒双羊双胎可发生双胎妊娠所有并发症，如早产、妊娠期高血压等，且在妊娠各期均可能发生单绒双羊双胎特有并发症，如 TTTS 等。双胎的就诊频率会高于普通孕妇，从孕 16 周起，每 2 周进行 1 次超声检查，以评估胎儿生长情况。在孕期稍晚些时候，可能会进行其他检查以评估胎儿健康状况。

4. 生育双胎需了解哪些内容？

生育双胎与只生育一个孩子略有不同。医生或助产士会与患者交流应该增重多少，以及应该保持的活动量。

医生会与患者交流女性在怀双胎时更容易发生的问题。最常见的问题是孩子早产及单绒双羊易发生的特有并发症，如双胎输血综合征等。如果存在该问题，医生对患者予以密切监测，并在需要时建议治疗。

5. 双胎如何分娩孩子？

这取决于孩子在子宫中的体位、孕妇及孩子的健康状况。如果母亲及孩子身体健康，且双胎中第一个分娩的孩子先露头，也许能够经阴道分娩两个小孩；如果情况并非如此，医生会实施剖宫产手术来取出孩子。

6. 双胎母亲可以给孩子进行母乳喂养吗？

大多数女性都能分泌足量的乳汁来给双胎哺乳。如果孩子出生过早，转入新生儿科治疗，可能需要将乳汁泵出并储存起来，直到孩子能够喝母乳。

（周　　冬）

（护理部分：顾　夏　汪红艳　林　莹）

# 第二节　单绒毛膜单羊膜囊双胎

## 一、概述

单羊膜囊双胎妊娠来自单个受精卵的分裂，受精卵在受精后第 9～13 日分裂，此时羊膜囊已形成，两个胎儿共存于一个羊膜腔内，共有一个胎盘。胎膜包括一层羊膜及一层绒毛膜。此种妊娠相对少见，发生率约为 1/10000 次妊娠，胎儿发生并发症的风险高。单羊膜性是最少见的双胎类型，仅占单卵双胎妊娠的 1%～2%，以自然受孕最为多见。

## 二、诊断

1. 病史及临床表现。来自于单个受精卵的分裂，以自然受孕最为多见。亦可能移植两个胚胎后，只有一个胚胎存活，而该受精卵又分裂为单绒单羊双胎。孕妇通常恶心、呕吐等早孕反应重，妊娠中期后体重增加迅速，腹部增大明显，下肢水肿、静脉曲张等压迫症状出现早且明显，妊娠晚期常有呼吸困难，活动不便。

2. 产科检查。子宫大于停经周数，妊娠中晚期腹部可触及多个小肢体或 3 个以上胎极；胎头较小，与子宫大小不成比例；不同部位可听到两个胎心，其间隔有无音区。

3. 超声检查对诊断及监护胎儿情况有较大帮助。应在早期妊娠或中期妊娠早期通过超声确定绒毛膜性及羊膜性。如果在系列超声检查中没有看到双胎间隔膜、仅存在一个胎盘且双胎的性别相同，高度提示单羊膜性（图4-5）。

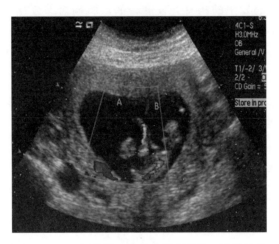

**图4-5　13.1周单绒毛膜单羊膜囊双胎，脐带缠绕**

在孕8周前，如果看到一个含有两个胎极的卵黄囊可诊断为单羊膜性。在早期妊娠后期及中期妊娠时，如果存在两个胎极、一个胎盘，且没有胎儿间隔膜，应怀疑单羊膜囊双胎。然而，在妊娠后期菲薄的胎儿间隔膜可被忽略，看不到隔膜对诊断单羊膜性的阳性预测值仅为9%～25%。如绒毛膜性诊断不清，建议按单绒毛膜双胎处理。

脐带缠绕是指来自不同胎儿的脐带打结且相互缠绕。超声中观察到脐带缠绕对单羊膜囊双胎具有诊断意义。

4. 单绒单羊双胎特征。新生儿性别相同；单个胎盘且没有融合；双胎间没有隔膜。胎盘脐带插入处之间羊膜是连续的，不存在残余的非连续性双羊膜囊隔膜，也不存在羊膜缺失。

5. 有创性检查。因双胎绒毛膜性可影响分娩时机，如果无创性检查的结果不确定，可考虑进行有创性检查，如CT羊水造影术。但随着超声的发展，临床已很少应用有创性检查来判断绒毛膜性。

6. 产前筛查及产前诊断。妊娠11～13周[+6]超声筛查可以通过检测胎儿NT厚度，评估胎儿发生唐氏综合征的风险，并可早期发现部分严重的胎儿畸形。外周血胎儿DNA作为一种无创的手段也可以用于非整倍体筛查。因存在假阳性情况，不建议单独使用妊娠中期生化血清学方法对双胎妊娠进行唐氏综合征的筛查。

双胎妊娠的产前诊断指征与单胎相似。单绒双胎，通常只需对其中任一胎儿取样；但如出现一胎结构异常或双胎大小发育严重不一致，则应对两个胎儿分别取样。

### 三、特点

1. 胎儿性别。在从单胎到联体双胎中，男胎的比例降低。在单胎分娩中，男婴/（男婴＋女婴）之比是 0.512。相比之下，在单羊膜囊双胎中，该比为 0.28～0.35 不等，男胎比例明显降低。造成这种现象的原因可能是 X 染色体失活的过程与单卵双胎形成的时机重叠，从而直接促成单卵双胎的发生。另外 XX 核型可能更具有生存优势。

2. 脐带插入点。单羊膜囊双胎妊娠具有单一胎盘，存在一层羊膜和一层绒毛膜。脐带插入点通常相互靠近，彼此间距离小于 6 cm，通常位于中央，但 1/3 的脐带插入位于胎盘边缘或为帆状附着。双胎间存在血管吻合，但与单绒双羊双胎相比，单羊膜囊双胎较少发生双胎输血综合征。

3. 脐带缠绕。单绒单羊双胎为极高危的双胎妊娠，由于两胎儿共用一个羊膜腔，两胎儿之间无胎膜分隔，发生脐带缠绕和打结而发生宫内意外的可能性极大。

### 四、并发症

1. 单羊膜囊双胎妊娠可发生所有双胎妊娠中均可出现的并发症（如早产）、单卵双胎特有的并发症（如 TTTS）等。

2. 脐带缠绕是单羊膜囊双胎妊娠特有的并发症。脐带缠绕是导致单绒单羊双胎死亡的主要原因，在妊娠早期脐带缠绕开始时可能很松，但可能变紧，从而导致胎儿损伤或死亡。间歇性脐带压迫可能在大多数单羊膜囊双胎妊娠中发生，可导致胎儿神经系统并发症。超声如提示脐静脉血流速度快、脐动脉波切迹或持续性舒张期末期血流缺失，提示可能存在脐带受压。

### 五、处理

1. 妊娠期处理及监护。

（1）补充足够营养：进食含高蛋白质、高维生素以及必需脂肪酸等食物，注意补充铁、叶酸及钙剂，预防贫血及妊娠期高血压疾病。

（2）防治早产：终止妊娠前进行促胎肺成熟治疗。

（3）及时防治妊娠并发症：发生妊娠期高血压疾病、妊娠期肝内胆汁淤积症等应积极治疗。

（4）监护胎儿生长发育情况：单绒单羊双胎在妊娠早、中期即可能存在双胎间的脐带缠绕，导致胎儿死亡率较高。产前检查需要充分告知孕妇存在发生不可预测的胎儿死亡风险。应每2周进行一次超声检查，评估胎儿的生长发育和多普勒血流，在适当的孕周也可以通过胎心电子监护及生物物理评分发现胎儿窘迫的早期征象。

2. 分娩时机及方式。对这一类型的双胎，建议在具备一定早产儿诊治能力的医疗中心分娩。推荐妊娠32～34周酌情剖宫产终止妊娠，分娩前促胎肺成熟治疗，以尽可能降低继续妊娠过程中胎儿面临的风险。

3. 单绒单羊双胎处理流程如图 4-6 所示。

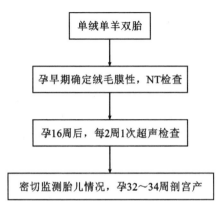

**图 4-6 单绒单羊双胎临床处理流程**

## 六、研究进展

1. 围生期胎儿死亡。无发育异常的单羊膜囊双胎胎儿的总围生期死亡率是17％～23％，12.6％～17％的妊娠维持到了胎儿可存活的孕龄。有研究报道，由于孕龄的增加，胎儿活动的空间减少，脐带缠绕的风险降低，因此近足月时胎儿死亡的风险较低。

在单羊膜囊双胎妊娠中，32周后仍可发生胎儿死亡，在妊娠早期发生的脐带缠绕可能导致妊娠后期胎儿死亡。但脐带缠绕并不是胎儿死亡的唯一原因，通过双胎间粗大的血管吻合支导致的急性双胎输血可能也有一定影响。在单羊膜囊双胎中，TTTS并不常见，发生率为2％～6％。

2. 单卵双胎胎儿畸形。与单胎相比，在双胎中胎儿畸形的发生率较高，特别是在单卵双胎中。在单卵双胎中，单羊膜囊双胎胎儿畸形的风险更高，发生率为28％，而在双羊膜囊双胎中，该比例为6％。

胎儿畸形的风险增加可能与受精卵分裂较晚和/或吻合血管间血流的不平衡

有关。由于发生显著胎儿异常的风险增加，建议所有单羊膜囊双胎妊娠孕20～24周应对两个胎儿进行系统的产前超声筛查，孕26周左右进行双胎儿心脏超声筛查。通过选择性减胎术，可提高发育正常的胎儿的存活概率，降低其并发症发生率。

3. 假性单羊膜囊双胎是指双胎之间的隔膜已经破裂的双胎妊娠。通常是羊膜腔穿刺术的一个并发症，但也可能是自发的。与真正的单羊膜囊双胎妊娠一样，其围生儿死亡率很高。

## 七、病例分享

### （一）假性单羊膜囊双胎

孕妇张某，女，31岁。

【主诉】因"孕32周$^{+4}$，单绒单羊双胎待产"于2020年1月6日入院。

【病史特点】平素月经规则，末次月经2019年5月22日，预产期2020年2月29日。自然受孕，否认双胎家族史。停经40天查尿HCG阳性，提示妊娠，孕早期有轻微恶心，呕吐等早孕反应，孕4月余感胎动。孕期定期产检，产检12次。孕14周$^{+2}$ B超提示双活胎（单绒双羊），AB胎儿超声孕周均为13周$^{+2}$。孕32周$^{+4}$ B超提示双胎，A胎儿超声孕周30周$^{+1}$，B胎儿超声孕周30周，单绒单羊，脐带缠绕。孕期无羊膜腔穿刺等操作，考虑羊膜囊自发性破裂，形成假性单羊膜囊双胎。孕期无特殊不适。现孕32周$^{+4}$，无下腹胀痛及阴道流血、无阴道流水，自觉胎动正常，因"孕32周$^{+4}$，单绒单羊双胎待产"入院。孕期以来，精神、饮食、睡眠可，大小便无异常，体重随孕周逐渐增加。

【既往史】体健，否认特殊病史。

【生育史】$G_2P_1A_0$，2016年顺产一次，女，2600 g，体健。

【家族史】否认双胎家族史，此孕自然受孕。

【辅助检查】孕期胎儿超声见表4-6。

**表4-6　2020年1月6日双胎胎儿超声**

| 日期 | 孕周（周） | 绒毛膜性 | 胎位 | | 胎儿体重（g）/ CRL（cm） | | BPD（cm） | | S/D值 | | 羊水深度（cm） | | 脐带缠绕 |
|---|---|---|---|---|---|---|---|---|---|---|---|---|---|
| | | | A | B | A | B | A | B | A | B | A | B | |
| 2019年8月30日 | 14$^{+2}$ | MCDA | — | — | 6.76 | 6.8 | — | — | — | — | 3.06 | 2.3 | — |
| 2020年1月6日 | 32$^{+4}$ | MCMA | 臀 | 头 | 1469 | 1479 | 8.1 | 7.8 | 2.15 | 3.00 | 6.6 | | 有 |

**【入院诊断】**

1. 双胎妊娠（单绒单羊）。

2. 胎儿大脑中动脉 RI 值偏高。

3. 脐带缠绕。

4. 孕 2 产 1 孕 32 周$^{+4}$待产（一头一臀）。

**【诊疗经过】** 入院后完善相关检查，予地塞米松促胎肺成熟治疗并严密监测胎儿宫内情况，疗程结束后因"双胎妊娠（单绒单羊）"行剖宫产术，A 胎儿头位娩出，Apgar 评分 9 分/min，10 分/5 min，体重 1 605 g，身长 40 cm；B 胎儿臀位娩出，Apgar 评分 9 分/min，10 分/5 min，体重 1 600 g，身长 40 cm。新生儿转新生儿科进一步治疗。术中见脐带缠绕扭转形似"中国结"（图 4-7），两脐带均帆状附着（图 4-8）。

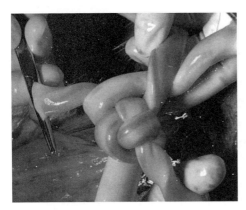
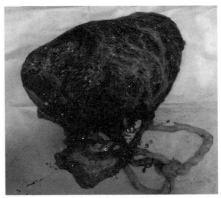

图 4-7　脐带缠绕打结　　　　　　图 4-8　单绒单羊帆状胎盘

**【术中诊断】**

1. 双胎（单绒单羊）。

2. 脐带缠绕。

3. 脐带帆状附着。

4. 妊娠合并子宫肌瘤。

5. 早产。

6. 孕 2 产 2 孕 32 周$^{+6}$手术产一活女婴 LOT。

7. 孕 2 产 3 孕 32 周$^{+6}$手术产一活女婴 LSA。

**【术后随访】** 术后 6 天，产妇一般情况好，办理出院。新生儿因"早产"继续新生儿科治疗，A 新生儿 45 天，B 新生儿 30 天自新生儿科出院。A 新生儿出院诊断：①早产适于胎龄儿；②低出生体重儿；③新生儿呼吸窘迫综合征；

④呼吸衰竭；⑤新生儿贫血。B 新生儿出院诊断：①早产适于胎龄儿；②低出生体重儿；③新生儿呼吸窘迫综合征；④呼吸衰竭；⑤椎体畸形（T2、T4 蝴蝶椎畸形，T3 半椎畸形）；⑥新生儿贫血（中度）；⑦早产儿宫外发育迟缓。目前母婴一般情况好，未见远期并发症。

**【经验分享】**

1. 假性单羊膜囊双胎已被用于描述双胎之间隔膜已经破裂的双胎妊娠。通常是羊膜腔穿刺术的并发症，也可能是自发的。与真正的单羊膜囊双胎妊娠一样，其围生儿死亡率很高。

2. 此病例早孕期超声提示为单绒双羊，晚孕期超声提示单绒单羊，且多次超声可见两胎儿间脐带缠绕。孕期未行羊膜腔穿刺等有创性操作，单羊膜囊形成可能为羊膜囊隔膜自发性破裂所致，提示存在假性单羊膜囊双胎可能。

3. 孕期多次超声提示脐带缠绕，孕满 32 周后门诊及时收入院，促胎肺成熟治疗后及时行剖宫产终止妊娠，术中见两胎儿脐带缠绕扭转形似"中国结"，两脐带均帆状附着。继续妊娠胎儿死亡风险极高，及时终止妊娠避免了不良妊娠结局。

## （二）双胎死胎

孕妇周某，女，33 岁。

**【主诉】** 因"孕 29 周$^{+2}$，发现双胎死胎 1 天"于 2018 年 1 月 23 日入院。

**【病史特点】** 平素月经规则，末次月经 2017 年 7 月 2 日，预产期 2018 年 4 月 9 日。自然受孕，否认双胎家族史。停经 30 天查尿 β-HCG 阳性，提示妊娠，孕早期有轻微恶心，呕吐等早孕反应，孕 4 月余感胎动。孕期未定期产检，间断产检 5 次。2017 年 9 月 13 日孕 10 周 B 超提示双活胎（单绒单羊），产检发现血压升高，最高达 151/91 mmHg，水肿阴性，未予特殊处理。2018 年 1 月 23 日 B 超提示双胎，死胎，双头位。A 胎儿 BPD 7.5 cm，胎儿估重 1 444 g，S/D 值 2.37；B 胎儿头位，BPD 7.4 cm，胎儿估重 1 404 g，S/D 值 2.58，AFV 9.1 cm。两胎儿间可见脐带缠绕成团状。孕期无特殊不适。现孕 29 周$^{+2}$，无下腹胀痛及阴道流血、无阴道流水，自觉胎动消失，因"孕 29 周$^{+2}$，发现双胎死胎 1 天"入院。孕期以来，精神、饮食、睡眠可，大小便无异常，体重随孕周逐渐增加。

**【既往史】** 体健，否认特殊病史。

**【生育史】** G$_2$P$_1$A$_0$，2012 年因"巨大胎儿"于广州军区武汉总医院剖宫产一活男婴，出生体重 2 600 g，体健。

**【家族史】** 否认双胎家族史，此孕自然受孕。

**【辅助检查】** 孕期胎儿超声见表 4-7。

表 4-7 2018 年 1 月 23 日双胎胎儿超声

| 日期 | 孕周（周） | 绒毛膜性 | 胎位 | | 胎儿体重（g） | | BPD（cm） | | S/D 值 | | 羊水深度（cm） | | 脐带缠绕 |
|---|---|---|---|---|---|---|---|---|---|---|---|---|---|
| | | | A | B | A | B | A | B | A | B | A | B | |
| 2017 年 9 月 13 日 | 10 | MCMA | — | — | — | — | — | — | — | — | — | | — |
| 2018 年 1 月 23 日 | 29$^{+2}$ | MCMA | 头 | 头 | 1444 | 1404 | 7.5 | 7.4 | 2.37 | 2.58 | 9.1 | | 有 |

【入院诊断】

1. 双胎妊娠（单绒单羊）。

2. 死胎（双头位）。

3. 慢性高血压并发子痫前期。

4. 妊娠合并子宫瘢痕（前次剖宫产）。

5. 孕 2 产 1 孕 29 周$^{+2}$待产。

【诊疗经过】 入院后完善相关检查，次日因"双胎（单绒单羊），死胎"予米非司酮配伍利凡诺羊膜腔穿刺引产，羊膜腔穿刺术后第 2 天，2018 年 1 月 28 日 8 时 35 分顺产一死女婴，体重 1 290 g，身长 40 cm；2018 年 1 月 28 日 8 时 43 分顺产另一死女婴，体重 1 320 g，身长 40 cm。脐带缠绕成团状，脐带水肿，羊水棕黄，胎盘自然娩出，未见明显异常。

【产后诊断】

1. 双胎妊娠（单绒单羊）。

2. 死胎（双头位）。

3. 慢性高血压并发子痫前期。

4. 妊娠合并子宫瘢痕（前次剖宫产）。

5. 脐带缠绕。

6. 孕 2 产 2 孕 30 周顺产一死女婴 LOT。

7. 孕 2 产 3 孕 30 周顺产一死女婴 ROT。

【产后随访】 产后予抗炎、退奶治疗，产后第 2 天，产妇一般情况好，办理出院。

【经验分享】

1. 此病例孕早期超声提示为单绒单羊，未定期产检，孕期超声曾提示脐带缠绕，两胎儿发育未见异常。孕 29 周$^{+2}$出现无征兆的两胎儿死亡，死亡原因为脐带缠绕可能性大。进一步提示了单绒单羊双胎妊娠风险极高，可随时发生胎死宫内。

2. 单羊膜囊双胎两胎儿共用一个羊膜腔，脐带缠绕打结的概率极高，导致孕期胎儿死亡率增加，无发育异常的单羊膜囊双胎胎儿的总围生期死亡率是17%～23%，产前需要充分告知家属胎儿存在不可预测的死亡风险。

3. 必需按时规范产检，定期超声检查，必要时28周之后可提前入院严密监护，如动态超声监测胎儿脐血流情况，及时促胎肺成熟；至孕30周开始进行胎儿NST，及时了解胎儿宫内状况，及时干预以改善围生儿预后。建议终止妊娠的时间为32～34周，分娩方式以剖宫产为宜。

### （三）双胎之一死胎

孕妇黄某，女，30岁。

【主诉】因"孕34周$^{+6}$，双胎之一死胎81天"于2016年5月18日入院。

【病史特点】平素月经规则，末次月经2015年9月16日，预产期2016年6月23日。自然受孕，否认双胎家族史。停经30天$^{+}$查尿β-HCG阳性，提示妊娠，孕早期有轻微恶心，呕吐等早孕反应，孕5月$^{+}$自觉胎动。孕期定期产检，产检14次。2016年1月10日孕16周$^{+4}$B超提示双活胎（单绒单羊双胎），A、B胎儿大脑中动脉流速高（A胎儿43.3 cm/s，B胎儿44.7 cm/s），两胎儿脐带缠绕打结，B胎儿双侧脉络丛囊肿。2016年1月25日孕18周$^{+5}$B超提示双活胎（单绒单羊双胎），A胎儿左侧脉络丛囊肿（0.5 cm×0.4 cm），B胎儿双侧脉络丛囊肿（左侧0.7 cm×0.6 cm，右侧0.7 cm×0.6 cm），两胎儿脐带缠绕打结。2016年2月26日孕23周$^{+2}$B超提示双胎之一存活，A胎儿位于孕妇上方，横位，胎儿存活，胎儿大脑中动脉流速偏高（43.7 cm/s），颈项皱褶皮肤增厚（0.63 cm）；B胎儿位于孕妇下方，头位，死胎，胎儿全身皮肤水肿，腹腔少量积液；两胎儿脐带缠绕打结。2016年3月15日孕25周$^{+6}$磁共振提示宫内妊娠，孕25周$^{+6}$，A胎宫腔右侧，头位，颅脑发育相当于23周；B胎，宫腔左侧，头位，颅脑改变符合死胎。

孕16周贫血，予多糖铁复合物口服治疗，2016年3月20日血常规提示血红蛋白96 g/L，无头晕乏力、心慌胸闷等不适。

孕期无特殊治疗不适。现孕34周$^{+6}$，无下腹胀痛及阴道流血、无阴道流水，自觉胎动正常，因"孕34周$^{+6}$，双胎之一死胎81天"入院。孕期以来，精神、饮食、睡眠可，大小便无异常，体重随孕周逐渐增加。

【既往史】无特殊。

【生育史】$G_2P_0A_1$，2015年稽留流产一次。

【家族史】否认双胎家族史，此孕自然受孕。

【辅助检查】孕期胎儿超声见表4-8。

表 4-8 孕期双胎胎儿超声及磁共振

| 日期 | 孕周（周） | 胎位 A | 胎位 B | 胎儿体重 (g) A | 胎儿体重 (g) B | BPD (cm) A | BPD (cm) B | S/D 值 A | S/D 值 B | 大脑中动脉流速 (cm/s) A | 大脑中动脉流速 (cm/s) B | 脉络丛囊肿 (cm) A | 脉络丛囊肿 (cm) B | 羊水深度 (cm) A | 羊水深度 (cm) B | 脐带缠绕 |
|---|---|---|---|---|---|---|---|---|---|---|---|---|---|---|---|---|
| 2016年1月10日 | 16+4 | 头 | 头 | — | — | — | — | — | — | 43.3 | 44.7 | — | 有 | — | — | 有 |
| 2016年1月25日 | 18+5 | 头 | 头 | — | — | — | — | — | — | — | — | 左侧 0.5*0.4 | 左侧 0.7*0.6 右侧 0.7*0.6 | — | — | 有 |
| 2016年2月26日 | 23+2 | 横 | 头 | — | — | — | — | — | — | 43.7 | 死胎 | — | — | — | — | 有 |
| 2016年3月15日 MRI | 25+6 | 头 | 头 | — | — | — | — | — | — | — | 死胎 | — | — | — | — | — |
| 2016年5月10日 | 33+5 | 头 | 头 | 1772 | — | 7.8 | — | 2.4 | — | — | 死胎 | — | — | 4.7 | — | 有 |

**【入院诊断】**

1. 双胎之一死胎（单绒单羊）。

2. 妊娠合并贫血。

3. 孕 2 产 0 孕 34 周$^{+6}$待产

**【诊疗经过】** 入院后完善相关检查，次日因"胎儿窘迫"行剖宫产术，新生儿头位娩出，Apgar 评分 9 分/min，10 分/5 min，体重 1 900 g，身长 42 cm；死胎随即娩出，羊水色清，胎盘自然娩出，脐带相互缠绕，可见脐带真结 4 个，球拍状胎盘。新生儿转新生儿科进一步治疗。

**【术中诊断】**

1. 双胎之一死胎（单绒单羊）。

2. 妊娠合并贫血。

3. 脐带真结。

4. 球拍状胎盘。

5. 早产。

6. 孕 2 产 1 孕 35 周手术产一活女婴 ROT。

**【术后随访】** 术后 6 天，产妇一般情况好，办理出院。新生儿因"早产小于胎龄儿、低出生体重儿"继续新生儿科治疗，产后 9 天母婴同室，10 天出院。出院诊断：①早产小于胎龄儿；②低出生体重儿。目前母婴一般情况好，未见近远期并发症。

**【经验分享】**

1. 此病例孕 16 周$^{+4}$超声提示为单绒单羊，规律产检，孕 23 周$^{+2}$超声提示双胎之一死胎，两胎儿间脐带缠绕。

2. 孕妇依从性好，严格门诊随诊并严密监护胎儿发育情况及宫内安危，孕 34 周$^{+6}$入院待产，孕 35 周剖宫产一活女婴，术中见脐带相互缠绕，可见脐带真结 4 个，球拍状胎盘。此病例一胎儿已死亡，继续妊娠过程中脐带缠绕加重的风险相对降低，在医患的共同努力下严密监测胎儿宫内情况，避免了不良妊娠结局的发生。

3. 单绒毛膜性双胎发生一胎死亡后建议产前诊断中心或胎儿医学中心对于单绒毛膜性双胎中一胎死亡孕妇制定个体化的诊疗方案。

4. 发现单绒双胎之一胎死宫内后，是否需要立即分娩另一存活胎儿尚存在争议。有观点认为，神经系统损伤的发生是在一胎死亡时，另一胎发生一瞬间的宫内"急性输血"造成的，立即分娩并不能改善已经发生的存活胎儿的神经系统损伤，反而可能增加早产的发病率，除非发现严重的胎心监护异常或孕晚期存活胎儿严重的贫血。

5. 对于存活胎儿，可以通过超声检测胎儿大脑中动脉的最大收缩期流速峰值判断胎儿是否存在严重贫血。如果存在严重贫血，可以通过对贫血胎儿进行宫内输血治疗以纠正贫血，延长孕周，降低存活胎儿发生神经系统损伤的风险，但也存在争议。

6. 发生胎死宫内后 3～4 周对存活胎儿进行头颅 MRI 扫描，可能比超声检查更早地发现一些严重的胎儿颅脑损伤。

7. 对孕妇的妊娠管理主要监测妊娠相关合并症及并发症。部分循证医学证据显示，双胎妊娠中一胎胎死宫内后，孕妇妊娠高血压相关疾病的发生率有所增高，发生 DIC 的风险在理论上存在，但在临床报道中罕见。单绒毛膜性双胎中一胎死亡后，孕妇感染的风险并未增加。

8. 回顾分析湖北省妇幼保健院近五年单绒单羊双胎之一死胎病例共两例，两例分别于 23 周$^{+2}$ 及 28 周$^{+1}$ 发现双胎之一死胎，活胎于 34 周$^{+1}$ 及 34 周$^{+6}$ 分别剖宫产娩出一女婴及一男婴。在严密监护下，妊娠期未出现宫内感染，活胎未出现胎死宫内，出生后亦未见严重近远期并发症，预后好。单绒单羊双胎之一胎死宫内围生儿结局如何有待进一步观察，目前尚缺乏较多样本研究。

### （四）双胎胎儿畸形

孕妇王某，女，29 岁。

【**主诉**】因"孕 24 周$^{+5}$，发现双胎之一畸形 5 天"于 2015 年 9 月 22 日入院。

【**病史特点**】平素月经规则，末次月经 2015 年 4 月 2 日，预产期 2016 年 1 月 9 日。自然受孕，否认双胎家族史。停经 40 天查尿 β-HCG 阳性，提示妊娠，孕早期有轻微恶心，呕吐等早孕反应，孕 4 月$^{+}$ 自觉胎动。孕期未定期产检，产检 2 次。2015 年 9 月 17 日孕 24 周 B 超提示双胎，单绒单羊双胎，双胎反向动脉灌注序列征，A 胎儿位于孕妇左侧，相当于 22 周$^{+6}$，室间隔缺损可能，羊水过多，羊水深度 13.9 cm，羊水指数 64.2 cm；B 胎儿位于孕妇右侧，相当于 20 周$^{+5}$，全身皮肤水肿，淋巴水囊肿，无头无心，左上肢发育不良，无右上肢，脐膨出。孕期无特殊不适。现孕 34 周$^{+6}$，无下腹胀痛及阴道流血、无阴道流水，自觉胎动正常，因"孕 24 周$^{+5}$，发现双胎之一畸形 5 天"入院。孕期以来，精神、饮食、睡眠可，大小便无异常，体重随孕周逐渐增加。

【**既往史**】无特殊。

【**生育史**】G$_4$P$_1$A$_2$，2008 年人流一次；2010 年因"巨大胎儿？"剖宫产一次，新生儿出生体重 3850 g；2014 年孕 26 周死胎引产一次。

【**家族史**】否认双胎家族史，此孕自然受孕。

【**辅助检查**】2015 年 9 月 17 日孕 24 周 B 超提示双胎，单绒单羊双胎，双胎反向动脉灌注序列征，A 胎儿位于孕妇左侧，相当于 22 周$^{+6}$，室间隔缺损可能，羊水过多，羊水深度 13.9 cm，羊水指数 64.2 cm；B 胎儿位于孕妇右侧，相当于 20 周$^{+5}$，全身皮肤水肿，淋巴水囊肿，无头无心，左上肢发育不良，无右上肢，脐膨出（表 4-9）。

表 4-9　双胎胎儿超声

| 日期 | 孕周（周） | 绒毛膜性 | 畸形 | | 超声孕周（周） | | 羊水 | |
|------|------|------|------|------|------|------|------|------|
| | | | A | B | A | B | 深度（cm） | 指数 |
| 2015 年 9 月 17 日 | 24 | MCMA | 室缺 | 多发畸形 | $22^{+6}$ | $20^{+5}$ | 13.9 | 64.2 |

【入院诊断】

1. 中期妊娠（孕 4 产 1 孕 24 周$^{+5}$）。

2. 双胎妊娠（单绒单羊）。

3. 胎儿畸形。

4. 前次剖宫产。

5. 羊水过多。

【诊疗经过】入院后完善相关检查，次日因"双胎（单绒单羊），胎儿畸形"予米非司酮配伍利凡诺羊膜腔穿刺引产，羊膜腔穿刺术后第 2 天，2015 年 9 月 27 日 15 时 51 分顺娩一死女胎，体重 585 g，身长 32 cm；2015 年 9 月 27 日 15 时 53 分臀助产另一死女胎，体重 475 g，身长 16 cm，无头无心，左上肢发育不良，无右上肢，脐膨出。无脐带缠绕，羊水棕黄，3 000 mL，胎盘自然娩出，可见 1/5 面积胎盘早剥。

【术中诊断】

1. 中期妊娠引产。

2. 双胎妊娠（单绒单羊）。

3. 胎儿畸形。

4. 前次剖宫产。

5. 羊水过多。

【术后随访】产后第 2 天，产妇一般情况好，复查盆腔 B 超无异常，办理出院。

【经验分享】

1. 此病例为罕见的单绒单羊双胎合并两胎儿畸形病例，单绒单羊并发双胎反向动脉灌注序列征，双胎之一室间隔缺损可能，双胎之另一胎儿多发性畸形。

2. 此病例进一步验证了单羊膜囊双胎妊娠亦可发生单卵双胎特有的并发症。单绒单羊双胎风险极高，必需谨遵医嘱，定期产检，严密监测胎儿宫内安危才可避免不良结局发生。

## 八、护理心得

1. 指导按期产前检查，适时增加产检次数，监测宫高、腹围、体重变化；

观察有无妊娠期高血压疾病、妊娠期肝内胆汁淤积症等并发症发生，及时给予对症护理。

2. 防治早产，指导孕妇应增加每日卧床休息时间，减少活动量。使用药物预防早产、促胎肺成熟的，告知药物的作用及注意事项，密切观察药物反应。

3. 列入高危孕妇管理，根据高危妊娠评分标准，协助进行高危评分并做好记录，专案管理，实施系统规范管理、预约、跟踪服务。针对担心胎儿发育及早产等忧虑，耐心讲解有关知识和必要的治疗护理措施，消除和减轻恐惧。

4. 责任护士入院时即进行各项风险评估，包括疼痛、生活自理能力、压疮、跌倒坠床、烫伤、呕吐物吸入窒息、静脉血栓等，告知风险及防范措施，住院期间根据患者病情或用药变化再次进行评估。

5. 依据孕产妇的病情和风险评估结果制定护理计划，有效的开展健康教育、康复指导和心理护理。

6. 对死胎孕妇做好心理护理，给予关心和照顾，避免与有新生儿的产妇同室，减少刺激。鼓励其保持情绪稳定，接受现实，积极配合治疗和护理。

7. 死胎予米非司酮配伍利凡诺羊膜腔穿刺引产的，告知家属药物的反应和操作并发症。产后做好乳房护理，及时退奶。指导下次孕前进行优生遗传咨询，在医生的指导下怀孕。做好健康检查和产前检查、产前筛查。

8. 新生儿护理

（1）新生儿娩出前，做好急救和复苏的准备；娩出后密切观察，注意保暖，防止低血糖、低钙和酸中毒的发生。

（2）告知家属新生儿呕吐物吸入窒息的防范措施，教会家属呕吐物吸入窒息的紧急处理方法。

（3）指导母乳喂养的方法，对新生儿实施早接触、早吸吮、早开奶。

（4）母婴分离者，教会产妇挤奶技巧及乳汁储存的方法。

## 九、温馨小提示

1. 单绒单羊双胎孕期如何管理？

（1）病情沟通要点：单绒单羊双胎在妊娠早、中期即可能存在双胎间的脐带缠绕，导致胎儿死亡率较高。产前检查需要充分告知孕妇存在发生不可预测的胎儿死亡风险。

（2）超声检查时间间隔：单绒毛膜双胎由于存在较高的围生儿病率和死亡率，建议自妊娠16周开始，至少每2周进行1次超声检查。由有经验的超声医师进行检查，评估内容包括双胎的生长发育、羊水分布和胎儿脐动脉血流等，并酌情检测胎儿大脑中动脉血流和静脉导管血流。由于单绒毛膜双胎的特殊性，部分严重的单绒毛膜双胎并发症，如TTTS、sIUGR和双胎之一畸形等均可能产生不良妊娠结局。建议在有经验的胎儿医学中心综合评估母体及胎儿的风险后制定个体化诊疗方案。

（3）单绒单羊双胎在适当的孕周也可以通过胎心电子监护发现胎儿窘迫的早期征象。

2. 如何确定终止妊娠时机及方式？

（1）终止妊娠时间：建议单绒单羊双胎妊娠在孕 32～34 周分娩，因为即使进行密切的胎儿监护，死产的前瞻性风险仍比新生儿死亡风险高。在分娩前给予一个疗程的促胎肺成熟治疗。

对这一类型的双胎，建议在具备一定早产儿诊治能力的医疗中心分娩。10％无先天性异常的妊娠在 32 周时新生儿的死亡率约为 1％～2％。对于在产前诊断为脐带缠绕的妊娠，在足月前分娩可改善其围生儿结局。对于在新生儿重症监护室中进行护理的新生儿，该孕龄新生儿的结局很好。据估计，在发育无异常的新生儿中，使用肺泡表面活性物质后显著呼吸窘迫综合征的发生率为5％且死亡率不到 1％；因此，早产的风险低于继续妊娠的风险。

（2）终止妊娠方式：单羊膜囊双胎推荐进行剖宫产，以避免脐带缠绕的并发症。

3. 病情交待有何注意事项？

（1）门诊知情同意书。

1）孕早期。

孕妇目前诊断：早期妊娠；单绒单羊双胎。

现为单绒单羊双胎早期妊娠，妊娠早期需通过超声确定绒毛膜性及羊膜性，现已确诊单绒单羊双胎妊娠，此为极高危妊娠，胎儿死亡率高，需在严密监护下继续妊娠，妊娠过程中可能随时发生无任何征兆的胎死宫内。孕期加强营养，避免剧烈运动，以防发生先兆流产。

2）孕中期。

孕妇目前诊断：中期妊娠；单绒单羊双胎。

现为单绒单羊双胎中期妊娠，单绒单羊双胎在妊娠早、中期即可能存在双胎间的脐带缠绕，导致胎儿死亡率较高。妊娠期间可能发生无任何征兆的胎死宫内。自妊娠 16 周开始，至少每 2 周进行 1 次超声检查。监测胎心、自测胎动，胎动异常随时就诊，发现异常，及时处理。

3）孕晚期。

孕妇目前诊断：晚期妊娠（孕 $x$ 产 $x$ 孕 $x$ 周待产）；单绒单羊双胎。

现为单绒单羊双胎妊娠，已孕 $x$ 周，单绒单羊双胎妊娠为极高危妊娠，无发育异常的单羊膜囊双胎胎儿的总围生期死亡率是 17％～23％，待产过程中发生脐带缠绕、胎儿死亡风险极高。建议在孕 32～34 周，分娩方式以剖宫产为宜。

双胎在待产过程中容易并发妊娠期高血压疾病、贫血、羊水过多、妊娠期肝内胆汁淤积症；胎膜早破、脐带脱垂、胎儿生长受限、早产、双胎输血综合征、胎儿畸形等，严重可危及母儿生命。

（2）住院知情同意书。

1）术前交待。

孕妇目前诊断：晚期妊娠（孕 x 产 x 孕 x 周待产）；单绒单羊双胎

单绒单羊双胎发生脐带缠绕打结风险极高，易发生胎儿窘迫甚至胎死宫内。孕满 32 周后，可酌情剖宫产终止妊娠。术中宫缩乏力致产后出血风险增加，必要时需输血。若经保守治疗无效，需行介入治疗甚至切除子宫丧失生育能力，危及生命等。

新生儿为早产儿，孕周小，胎儿发育不成熟，出生后可出现新生儿窒息、颅内出血、呼吸窘迫综合征、肺炎、肺出血、心衰等近期并发症。远期可能出现失明、脑瘫、缺血缺氧性脑病、神经智力及体格发育异常。并发症多，死亡率高。出生后视情况转新生儿科，新生儿可能预后不良。

2）术中交待。

产妇目前诊断：孕 x 产 x 孕 x 周手术产 x 活 x 婴；单绒单羊双胎

术中见脐带缠绕紧密，手术及时，继续待产可能随时胎死宫内。新生儿为早产儿，需转新生儿科进一步治疗，近远期预后有待进一步观察。因双胎，术后可能发生宫缩乏力致产后出血等，需严密观察阴道出血及伤口愈合情况。

4. 早产儿的近远期预后如何？

（1）近期并发症。按孕周 28～35 周统计，近期并发症有新生儿窒息、颅内出血、呼吸窘迫综合征、肺炎、肺出血、心衰等。

（2）远期并发症。据随访情况统计，远期并发症包括失明、脑瘫、缺血缺氧性脑病、神经智力及体格发育异常等。

5. 分娩前后注意事项有哪些？

（1）权衡母婴情况，寻找合适孕周终止妊娠。

（2）分娩前促胎肺成熟治疗。

（3）术后注意产后出血、血栓形成、心衰等并发症。

6. 湖北省妇幼保健院单绒单羊双胎现状如何？

湖北省妇幼保健院 2014 年 1 月—2020 年 1 月共收治 13 例单绒单羊双胎，湖北省妇幼保健院年分娩量 2 万～3 万，发生率近 1/10000。孕妇年龄 20～42 岁，均为自然受孕，均于 8～16 周期间确诊单绒单羊，四例曾有剖宫产史，其余均无分娩史。其中两例先兆早产保胎治疗，两例因双胎之一胎儿畸形分别于孕 21 周[+1] 及 24 周[+5] 经阴道引产；两例分别于 23 周[+2] 及 28 周[+1] 发现双胎之一死胎，活胎分别于 34 周[+1] 及 34 周[+6] 剖宫产娩出一女婴及一男婴；六例于 32～35 周[+3] 行剖宫产。所有分娩病例共十一例，其中三例分娩男婴，其中一例伴双胎发育不一致，其余均为女婴或女胎。一例中期引产未见脐带缠绕，除死胎外，羊水均清亮。所有活婴均因"早产"或"低体重"转新生儿科进一步治疗，随访未见严重近远期并发症（表 4-10）。

表 4-10　湖北省妇幼保健院单绒单羊现状（2014.1—2020.1）

| 序号 | 年份 | 年龄（岁） | 孕周（周） | 家族史 | 辅助生殖 | 诊断 | 分娩方式 | 脐带缠绕 | 性别 | 新生儿窒息 | A新生儿 | | B新生儿 | | 远期并发症 |
|---|---|---|---|---|---|---|---|---|---|---|---|---|---|---|---|
| | | | | | | | | | | | 体重（g） | 评分 | 体重（g） | 评分 | |
| 1 | 2014 | 20 | 34$^{+2}$ | 无 | 否 | ① | ① | 是 | 女 | 否 | 2100 | 9/10 | 1900 | 9/10 | 无 |
| 2 | | 28 | 21$^{+1}$ | 无 | 否 | ④① | ② | 是 | 女 | — | 380 | 0/0 | 315 | 0/0 | — |
| 3 | 2015 | 29 | 24$^{+5}$ | 无 | 否 | ③① | ② | 否 | 女 | — | 585 | 0/0 | 475 | 0/0 | — |
| 4 | | 33 | 34$^{+1}$ | 无 | 否 | ②① | ① | 是 | 男 | 否 | 2100 | 9/10 | 700 | 0/0 | 无 |
| 5 | 2016 | 29 | 33$^{+4}$ | 无 | 否 | ① | ① | 是 | 女 | 否 | 1900 | 9/10 | 2400 | 9/10 | 无 |
| 6 | | 30 | 34$^{+6}$ | 无 | 否 | ②① | ① | 是 | 女 | 否 | 1900 | 9/10 | 480 | 0/0 | 无 |
| 7 | | 42 | 35$^{+3}$ | 无 | 否 | ① | ① | 是 | 女 | 否 | 2450 | 9/10 | 2750 | 9/10 | 无 |
| 8 | 2017 | 31 | 34$^{+1}$ | 无 | 否 | ① | ① | 是 | 男 | 否 | 1900 | 8/10 | 1900 | 8/10 | 无 |
| 9 | | 29 | 34$^{+3}$ | 无 | 否 | ① | ① | 是 | 男 | 是 | 2500 | 6/8 | 2000 | 9/10 | 无 |
| 10 | 2018 | 27 | 32 | 无 | 否 | ⑤ | ③ | 是 | — | — | — | — | — | — | — |
| 11 | | 33 | 29$^{+2}$ | 无 | 否 | ⑥ | ② | 是 | 女 | — | 1290 | 0/0 | 1320 | 0/0 | — |
| 12 | 2019 | 31 | 30$^{+2}$ | 无 | 否 | ⑤ | ③ | 是 | — | — | — | — | — | — | — |
| 13 | 2020 | 31 | 32$^{+5}$ | 无 | 否 | ① | ① | 是 | 女 | 否 | 1605 | 9/10 | 1600 | 9/10 | — |

注：诊断：①单绒单羊双胎；②双胎之一死胎；③双胎胎儿畸形；④双胎之一畸形；⑤先兆早产；⑥双胎死胎。分娩方式：①剖宫产；②引产（经阴道）；③保胎。

## 十、小贴士

**1. 为什么会怀单绒单羊双胎？**

单羊膜囊双胎妊娠是由单个受精卵分裂导致的。胎膜包括一层羊膜及一层绒毛膜。单羊膜囊双胎的发生率约为 1/10000，占单卵双胎 1% 左右，为一个受精卵在 9～13 天分裂出来，两个胎儿在同一个羊膜囊，风险极大，有一半的胎儿会因脐带缠绕打结死亡。

**2. 怀上单绒单羊双胎我注意什么？**

（1）单绒单羊双胎在妊娠早、中期即可能存在双胎间的脐带缠绕，导致胎儿死亡率较高。

（2）需按时规范产检，定期超声检查，评估胎儿的生长发育和多普勒血流，在适当的孕周也可以通过胎心电子监护发现胎儿窘迫的早期征象，及时促胎肺成熟。

（3）至孕 30 周开始进行胎心监护，及时了解胎儿宫内状况，及时干预以改善围生儿预后。

（4）建议终止妊娠的时间为 32～34 周，分娩方式以剖宫产为宜。建议在具备一定早产儿诊治能力的医疗中心分娩。

**3. 孩子会早产吗？我该选择顺产还是剖宫产？**

绝大部分会早产，一般建议单绒单羊双胎妊娠在孕 32～34 周经剖宫产分娩，因为继续妊娠即使进行密切的胎儿监护，仍有可能发生死胎死产，且早产的风险低于继续妊娠的风险。在分娩前，我们会给予一个疗程的促胎肺成熟治疗以降低呼吸窘迫综合征的发生率。

**4. 如何降低我和孩子的分娩风险？**

母亲双胎妊娠风险高，易发生各种合并症及并发症。孩子会早产，会有发生相关近远期并发症的可能。如近期并发症有新生儿窒息、颅内出血、呼吸窘迫综合征、肺炎、肺出血、心衰等。远期并发症包括失明、脑瘫、缺血缺氧性脑病、神经智力及体格发育异常等。

因此建议在具备一定孕产妇及早产儿诊治能力的医疗中心分娩，能明显改善母儿预后，降低早产儿近远期并发症发生率。

（周　冬　孙国强）

（护理部分：顾　夏　汪红艳　林　莹）

# 第三节　单绒双羊——双胎输血综合征

## 一、概述

双胎输血综合征（TTTS）是一种单绒双羊双胎的特有的严重并发症。在单绒双羊双胎中，TTTS 发生率为 8%～10%。单绒双胎共用一个胎盘，胎盘表面存在血管交通支，但是当这些胎盘血管交通支分布异常或胎盘面积分布异常时，会导致其中一胎儿（供血儿）持续向另一胎儿（受血儿）输送血液，进而发生 TTTS。主要临床表现为供血儿循环血量减少、羊水过少、生长受限等，而受血儿循环血量增加、羊水过多、心脏扩大或心衰伴有水肿等。

## 二、诊断

TTTS 的诊断目前以超声诊断为标准，并且病情的严重程度及预后也主要依靠超声指标进行评估。

TTTS 的超声诊断标准：

1. 单绒毛膜双胎妊娠出现羊水过多或过少，即孕 20 周之前满足一胎儿（受血儿）羊水最大深度（maximum vertical depth of amniotic fluid dark area，MVP）≥8 cm，同时另一胎儿（供血儿）MVP≤2 cm。

2. 孕 20 周之后满足一胎儿（受血儿）MVP≥10 cm，同时另一胎儿（供血儿）MVP≤2 cm。

并且按照目前常用的 Quintero 临床分期标准将 TTTS 分 5 期：

Ⅰ期：受血胎儿 MVP≥8 cm（孕 20 周以上≥10 cm），供血胎儿 MVP≤2 cm。

Ⅱ期：供血胎儿膀胱不充盈。

Ⅲ期：超声多普勒改变（脐动脉舒张期血流缺失或反流，静脉导管血流 A 波反向，脐静脉血流搏动）。

Ⅳ期：一胎或双胎水肿。

Ⅴ期：至少一胎胎死宫内。

Quintero 分期能够表明疾病严重程度，也是判断胎儿预后的决定性因素之一。其发生率见表 4-11。Ⅰ期 TTTS 可以依次进展为Ⅱ、Ⅲ、Ⅳ、Ⅴ期，或者直接进展至任意阶段，其进展过程通常难以预测。

表 4-11　TTTS 各期发生率

| TTTS 分期 | Ⅰ期 | Ⅱ期 | Ⅲ期 | Ⅳ期 | Ⅴ期 |
| --- | --- | --- | --- | --- | --- |
| 发生率 | 11%～15% | 20%～40% | 20%～40% | 6%～7% | 2% |

## 三、特点

### (一) 绒毛膜性

双胎输血综合征是一种单绒双羊双胎的特有并发症，因此早孕期判断绒毛膜性尤为重要，一旦确定单绒毛膜双胎应警惕 TTTS 的发生。

### (二) 发病机制

目前 TTTS 的发病机制尚不完全明确。其解剖学基础是胎盘间存在血管交通支，包括动脉-动脉、动脉-静脉、静脉-静脉。这些血管的净灌注量决定了TTTS 是否发生及其严重程度。但它难以解释胎儿所有的病理生理，而内分泌改变为 TTTS 的发病机制提供了一种可能的解释。文献报道肾素-血管紧张素、人脑利尿多肽、内皮素-1、胰岛素样生长因子、血管生成素等差异及不协调性表达可能与 TTTS 相关。此外，基于基因水平和表观遗传学的研究也在进行中。

## 四、并发症

主要是 TTTS 新生儿并发症，其病理改变主要是胎儿血容量的改变。

### (一) 早产

TTTS 胎儿的早产风险高于单胎妊娠，也高于双绒双羊双胎妊娠。早产易导致新生儿发生呼吸窘迫综合征、坏死性小肠结肠炎、中枢神经系统损害、视网膜病变、原发性高血压以及脑损伤、颅内出血、脑室周围白质软化、脑室扩大、脑萎缩等。研究结果发现 TTTS 胎盘交通血管激光凝固术后医源性胎膜早破发生率为 40%，自发性早产发生率为 48%。对于 Quintero Ⅲ 期及以上，而且准备采取侵入手段进行干预治疗者，为降低其早产风险，推荐于孕龄为 24~33 周$^{+6}$时，使用 1 个疗程的糖皮质激素促进胎儿肺成熟。

### (二) 心血管异常

胎儿先天性心脏病发生率约为 0.5%。MCDA 双胎妊娠胎儿先天性心脏病发生率约为其他胎儿的 9 倍，TTTS 胎儿则高达 14 倍。因此，推荐对 TTTS 胎儿常规进行先天性心脏病的筛查。

尽管重度 TTTS 胎儿围生期心功能表现异常，经胎盘交通血管激光凝固术治疗后，大多数存活儿的心功能可于儿童期恢复正常。一项对于胎盘交通血管激光凝固术治疗后两胎儿心功能的 10 年随访研究结果显示，双胎不合并心脏结构异常，其心功能正常，并且供血胎儿与受血胎儿心功能差异无统计学意义。肺动脉狭窄在供血胎儿及受血胎儿中也较为常见，发生率为 8.1%。

### （三）神经系统发育不良

TTTS 胎儿脑损伤机制尚不明确，可能与受血胎儿脑部高血容量、供血胎儿脑部低血容量及二者之间血容量差的改变相关。

TTTS 胎儿接受胎盘交通血管激光凝固术治疗后，11％胎儿发展为 TAPS，这部分胎儿的存活率为80％，约 9％表现为神经系统发育障碍，7％于儿童期表现为轻中度认知延迟。TTTS 胎儿接受该术式治疗后，其继发 TAPS、复发性 TTTS 与脑损伤密切相关。关于对 TTTS 胎盘交通血管激光凝固术后，对存活儿（Quintero Ⅲ期胎儿占74％）神经系统发育结局随访至学龄前（平均随访时间为47个月）的研究结果显示，TTTS 胎儿总体存活率为84％，平均出生胎龄为32周，约39.78％儿童期神经系统发育正常，10％出现边缘型认知障碍，4％发生脑瘫等神经系统发育障碍。建议治疗术后应对存活儿近期与远期各系统生长发育状况进行随访，尤其是对存活儿大脑结构和功能进行详细筛查，必要时进行大脑 MRI 检查，出生后加强新生儿头颅超声检查及神经发育随访和评估，以排查严重的神经发育障碍患儿。

## 五、处　理

对于确诊为单绒毛膜双胎妊娠者，应转诊至有条件的胎儿医学中心，定期进行产前检查。MCDA 双胎从16周起每2周检查1次超声，直到分娩。同时严密监测胎儿情况，必要时进行积极干预，最大限度改善妊娠结局。

TTTS 的治疗方法主要包括：胎儿镜下胎盘交通血管激光凝固术、选择性减胎术、序列羊水减量术及羊膜腔间膜造孔术。对于后两种治疗方案目前在 TTTS 的治疗中已很少见。一般推荐孕妇孕龄为16～26周时，对 TTTS 胎儿进行胎盘交通血管激光凝固术。近期一项研究发现，孕妇孕龄<17周或>26周时，对 TTTS 胎儿进行胎盘交通血管激光凝固术治疗，与传统治疗时间窗结局相似，而且安全有效。尽管 TTTS 胎儿于孕龄< 17周时接受胎盘交通血管激光凝固术治疗后，其胎膜早破发生率升高，但是并不增加早产发生率。故对于 TTTS 胎儿胎盘交通血管激光凝固术治疗时间窗的问题，有待进一步评估。值得注意的是合并胎儿水肿等重度 TTTS 者，若于孕妇孕龄>26周后进行胎盘交通血管激光凝固术治疗，则导致的胎儿围生期病死率明显升高。

TTTS 分娩时机受 Quintero 临床分期严重程度、疾病进展、干预措施、并发症及产前超声监测结果等多种因素影响。一般推荐 TTTS 胎儿的最佳分娩时间为34～36周。

## 六、研究进展

TTTS 目前没有有效的预测方法。文献报道，单绒毛膜双胎妊娠 NT 差异＞20％，NT＞95 百分位，头臀长差异＞10％或在妊娠早期扫描时出现静脉导管异常血流，显著增加 TTTS 的发生风险。

超过 3/4 的Ⅰ期 TTTS 不用采取任何侵入性治疗，可以维持病情稳定或者恢复正常。而分期高于Ⅲ期的 TTTS 自然病程预后不佳，围生期胎儿丢失率为 70％～100％，特别是妊娠小于 26 周者。对于 TTTS Ⅰ期治疗方案的选择，是采用期待治疗还是羊水减量术仍然存在争议，由于 TTTS Ⅰ期随孕龄的延长可能好转、不再进展、或向晚期进一步进展，期待管理中 TTTS Ⅰ期病情恶化的风险增大，宫内治疗的手术干预可能导致手术相关并发症，转归的不确定性使 TTTS Ⅰ期的治疗存在很大困境，针对Ⅰ期的相应治疗仍存在很大的争议，目前尚无足够证据为 TTTS Ⅰ期临床决策提供最佳治疗方案依据。

TTTS 的治疗方法主要包括：

1. 期待疗法。即不采取任何干预措施，而目前缺乏 TTTS 不同分期，特别是分期较高的患者采用期待疗法的预后数据。

2. 羊水减量术。妊娠 14 周后任何孕周均可行羊水减量术。目的是减少受血儿羊水量，通常纠正受血儿 MVP 至＜5 cm 或＜6 cm。可一次或者重复多次行羊水减量术。从理论上讲，羊水减量术减少了羊膜及胎盘内血管的压力，潜在地促进胎盘血液循环。因此，有可能降低因羊水过多导致的早产，羊水减量术后围生儿存活率为 60％～65％。羊水减量术的重复操作增加了未足月胎膜早破、早产、子宫破裂、感染、胎儿死亡等并发症的发生。另外，任何侵入性操作都可能引起出血、绒毛膜羊膜分离、不经意的羊膜造口、胎膜早破而影响胎儿镜手术的操作及成功率。

3. 羊膜腔间膜造孔术。在分隔处使用穿刺针人为造口，使双侧羊膜囊中羊水等量。穿刺方向通常从供血儿到受血儿侧，如果术后 48 h 供血儿羊水无增加需要重复行羊膜隔造口。因羊膜隔造口术治疗无优势且可能人为导致单羊膜囊双胎，故普遍不再使用。

4. 选择性减胎或终止妊娠。＜24 周的 TTTS 孕妇若合并有严重的双侧胎儿胎盘比例不均、胎儿生长受限、一胎严重畸形或有严重脑损伤，可行选择性减胎术或终止妊娠。

5. 胎儿镜下胎盘交通血管激光凝固术。激光阻断血管交通支是目前公认的最有效的治疗 TTTS 的手段。其胎儿生存率也明显高于其他治疗方案，双胎存活率达到 70％，至少一胎存活率可达到 90％，平均分娩孕周为 32 周。

胎儿镜下胎盘交通血管激光凝固术在超声引导下根据胎盘和脐带附着部位选择腹壁切口位置，避开胎盘经腹置入胎儿镜放入羊膜腔内进行系统检查，确认胎膜分隔的部位、两胎儿间胎盘吻合血管的数量及类型，通过置入激光光纤进行血管交通支凝固。一般手术结束后同时行羊水减量术。

目前常见的血管交通支激光凝固术主要分为 3 种，分别是：①非选择性血管交通支凝固术（non-selective laser photocoagulation of communicating vessels，NS-LPCV），也是最初的手术方式，其主要是胎儿镜下沿两胎儿间的羊膜分隔阻断胎膜两边所有的血管。②选择性血管交通支凝固术（selective laser photocoagulation of communicating vessels，SLPCV）由 Quintero 等改进，即在胎儿镜下有选择地凝固两胎儿间的吻合血管。③ Solomon 技术：在 SLPCV 基础上，连续凝固各凝固点胎盘区域，认为该方式能够提高双胎存活率，减少手术并发症的发生。上述 3 种治疗方法目前在临床上均有应用，并且胎儿存活率和重要的术后并发症发生率并没有实质性差别，仍需大样本的观察。

目前绝大多数的胎儿治疗中心的胎儿镜激光治疗适应证为：妊娠 16～26 周，单绒毛膜双胎妊娠，进展型的 TTTS 病例，以及 Ⅱ～Ⅳ TTTS 病例。禁忌证为：①孕妇存在各系统特别是泌尿生殖系统的急性感染。②先兆流产者应慎行胎儿镜手术。妊娠 16 周前，羊膜绒毛膜尚未融合，给激光凝固治疗术带来挑战；而妊娠 26 周后，由于胎膜早破、操作空间有限的原因，更倾向于应用传统的治疗方法，如期待治疗、羊水减量术、早产等。如何选择治疗方案，需综合考虑治疗中心的新生儿救治能力及胎儿镜宫内治疗的技术能力，同时也需要符合中国国情的大样本的数据指导。通过积累胎儿镜激光手术经验，胎儿镜的改进仪器和技术，将进一步改善 TTTS 新生儿的预后。

## 七、病例分享

### （一）TTTS 引产

孕妇黄某，女，28 岁。

【**主诉**】因"孕 25 周$^{+5}$，超声提示双胎输血综合征 3 天"于 2019 年 10 月 8 日入院。

【**病史特点**】平素月经规律，末次月经 2019 年 4 月 10 日，预产期 2020 年 1 月 17 日。自然受孕，否认双胎家族史。停经 30 余天查尿 β-HCG 阳性，孕早期有恶心呕吐等早孕反应，孕 4 月余感胎动至今。2019 年 7 月 9 日查甲状腺功能提示甲状腺功能亢进，予药物治疗（具体不详），2019 年 7 月 27 日自行停药。2019 年 10 月 5 日超声提示双活胎，A 胎儿头位，全身皮肤水肿，胸腹腔积液，心脏扩大，心肌增厚，二、三尖瓣反流，动脉导管血流反向，大脑中动脉 RI 值低（微脑效应），脐动脉舒张期血流消失，脐动脉搏动征，静脉导管 A 波反向，羊水过多；B 胎儿贴壁，羊水极少。2019 年 10 月 7 日超声：双活胎，一头一臀，BPD 6.4/4.9 cm，AFV 12.9/0 cm，胎儿估重 1 160/126 g，A 胎儿皮下水肿，厚约 5.1 mm，颅内结构欠清，腹腔见游离无回声区，心胸比增大，B 胎儿贴壁屈曲，部分结构无法显示。2019 年 10 月 3 日起开始出现不规则下腹痛，近 2 日加重，伴阴道少量流血。内诊宫口未开，胎膜未破，骨盆无明显异常。

【既往史】体健，否认特殊病史，否认双胎家族史。

【生育史】$G_1P_0A_0$。

【家族史】否认家族遗传病史。

【辅助检查】

1.2019 年 10 月 5 日超声反流，动脉导管血流反向，大脑中动脉 RI 值低（微脑效应），脐动脉舒张期血流消失，脐动提示双活胎，A 胎儿头位，全身皮肤水肿，胸腹腔积液，心脏扩大，心肌增厚，二、三尖瓣脉搏动征，静脉导管 A 波反向，羊水过多；B 胎儿贴壁，羊水极少。

2.2019 年 10 月 7 日超声：双活胎，一头一臀，BPD 6.4/4.9 cm，AFV 12.9/0 cm，胎儿估重 1 160/126 g，A 胎儿皮下水肿，厚约 5.1 mm，颅内结构欠清，腹腔见游离无回声区，心胸比增大，B 胎儿贴壁屈曲，部分结构无法显示。

【入院诊断】

1. 双胎输血综合征。

2. 双胎（单绒双羊）。

3. 孕 1 产 0 孕 25 周[+5] 待产。

4. 妊娠合并甲状腺功能亢进？

【诊疗经过】孕妇及家属要求放弃胎儿，进入引产流程。2019 年 10 月 9 日自然临产，17 时顺产分娩两死女婴，分别重 520/785 g。入院查甲状腺功能正常，暂不考虑甲状腺功能亢进。

【产后诊断】

1. 双胎输血综合征。

2. 双胎（单绒双羊）。

3. 中期妊娠。

4. 胎盘粘连。

【产后随访】产后恢复良好。

**【经验分享】**

1. 此病例孕早期超声提示为单绒双羊，孕 25 周超声提示 TTTS，按照目前常用的 Quintero 临床分期标准为Ⅳ期，发病孕周早且严重。

2. 孕周小，QuinteroⅣ期，两胎儿一胎贴壁儿，一胎水肿，均预后不佳，即使激光手术等治疗可能也无法改善两胎儿结局，最终选择引产。

## （二）TTTS 剖宫产终止

孕妇潘某，女，30 岁。

**【主诉】** 因"孕 31 周[+2]，超声提示双胎输血综合征 1 天"于 2019 年 7 月 4 日入院。

**【病史特点】** 平素月经规律，末次月经 2018 年 11 月 27 日，预产期 2019 年 9 月 4 日。促排卵后受孕，停经 40 天查尿 β-HCG 阳性，孕早期无恶心、呕吐等早孕反应，孕 4 月余感胎动至今。因既往胚胎停育 3 次行低分子肝素皮下注射，用量 1～4 支/d，定期检测肝功能等，孕 20 周停药，孕期用达芙通，中药等口服。孕 13 周阴道少量出血，住院对症治疗 3 周后好转出院。2019 年 5 月 25 日 OGTT 示 5.24 mmol/L、12.4 mmol/L、11.2 mmol/L，提示妊娠期糖尿病，经饮食及运动控制，检测血糖餐前波动在 4.5～4.7 mmol/L，餐后波动在 5.4～9.8 mmol/L，未行胰岛素治疗。2019 年 7 月 1 日超声提示双活胎，A 胎儿头位，BPD 8.0 cm，AFV 8.1 cm，脐动脉 S/D 4.77，腹围位于正常值－2SD 以下，膀胱大，胸腹腔少量积液，心脏增大，获得性肺动脉闭锁待排；大脑中动脉 RI 值降低，静脉导管 PI 值偏高；B 胎儿臀位，BPD 7.0 cm，双顶径，头围，腹围位于－2SD 以下，胸廓小，膀胱显示不清。孕妇无腹痛，阴道流血流液等不适。内诊宫口未开，胎膜未破，骨盆无明显异常。

**【既往史】** 体健，否认特殊病史。2009 年左锁骨外伤，骨折手术史。

**【生育史】** $G_4P_0A_3$，于 2015，2016，2017 年稽留流产 3 次。

**【家族史】** 否认家族遗传病史，否认双胎家族史，此孕为促排卵后受孕。

**【辅助检查】**

1. 2019 年 5 月 25 日 OGTT 示 5.24、12.4、11.2 mmol/L。

2. 2019 年 7 月 1 日超声提示双活胎，A 胎儿头位，BPD 8.0 cm，AFV8.1 cm，脐动脉 S/D 4.77，腹围位于正常值－2SD 以下，膀胱大，胸腹腔少量积液，心脏增大，获得性肺动脉闭锁待排；大脑中动脉 RI 值降低，静脉导管 PI 值偏高；B 胎儿臀位，BPD 7.0 cm，双顶径，头围，腹围位于－2SD 以下，胸廓小，膀胱显示不清。如表 4-12 所示。

表 4-12 孕期胎儿超声

| 日期 | 孕周(周) | 绒毛膜性 | 胎位 | | 胎儿体重(g) | | BPD(cm) | | S/D值 | | 羊水深度(cm) | |
|---|---|---|---|---|---|---|---|---|---|---|---|---|
| | | | A | B | A | B | A | B | A | B | A | B |
| 2019年7月1日 | 31$^{+5}$ | MCDA | 头 | 臀 | — | — | 8.0 | 7.0 | 4.77 | — | 8.1 | 0 |

【入院诊断】

1. 双胎输血综合征。

2. 双胎（单绒双羊）。

3. 妊娠期糖尿病。

4. 孕 4 产 0 孕 31 周$^{+5}$待产。

【诊疗经过】入院后完善相关辅助检查，因"胎儿窘迫"行急诊剖宫产术，A 新生儿羊水量约 3 000 mL，重 1 410 g，Apgar 评分 3 分/min，7 分/5 min，B 新生儿羊水约 100 mL，重 1 105 g，Apgar 评分 5 分/min，10 分/5 min。剖宫产手术顺利，术后产妇恢复良好。

【产后诊断】

1. 双胎输血综合征。

2. 双胎（单绒双羊）。

3. 妊娠期糖尿病。

4. 孕 4 产 1 孕 31 周$^{+5}$手术产一活女婴 LOT。

5. 孕 4 产 2 孕 31 周$^{+5}$手术产一活女婴 LSA。

6. 早产。

7. 新生儿窒息（AB 新生儿）。

【产后随访】A 新生儿（受血儿）于新生儿科治疗 1 周后因多器官衰竭放弃治疗，B 新生儿（供血儿）于新生儿治疗 44 天，重 2 050 g，好转出院，现随访可。

【经验分享】

1. 此病例孕早期超声提示为单绒双羊，孕 31 周$^+$超声提示 TTTS，按照目前常用的 Quintero 临床分期标准为Ⅲ期。

2. 发现时已经 31 周$^+$，错过胎儿镜激光手术最佳时期，且 Quintero Ⅲ期，胎心监护反应差，若继续待产，必然出现胎儿水肿，胎死宫内，两胎儿预后均会不佳。此孕妇稽留流产 3 次，此孕胎儿极为珍贵，对胎儿期望值高，故选择及时手术终止妊娠，抢救挽回一胎儿，目前随访良好。

## 八、护理心得

1. TTTS 主要是新生儿并发症，告知孕妇在有良好的新生儿科条件的三级医疗中心分娩，做好新生儿急救和复苏的准备。

2. 责任护士入院时即进行各项风险评估，包括疼痛、生活自理能力、压疮、跌倒坠床、烫伤、呕吐物吸入窒息、静脉血栓等，告知风险及防范措施，住院期间根据患者病情或用药变化再次进行评估。

3. 依据孕产妇的病情和风险评估结果制定护理计划，有效地开展健康教育、康复指导和心理护理。

4. 根据 Quintero 分期标准，充分告知孕妇及家属两胎儿预后情况，对要求放弃胎儿的孕妇及家属给予关心和照顾，耐心倾听并给予适当疏导，避免与有新生儿的产妇同室，减少刺激。产后做好乳房护理，及时退奶，并指导下次妊娠前进行遗传优生咨询，在医生的指导下怀孕，做好健康检查和产前检查、产前筛查。

5. 术后严密观察生命体征、子宫收缩和阴道出血情况。指导胎盘粘连者出院后按期复查。

6. 新生儿护理

（1）新生儿娩出前，做好急救和复苏的准备；娩出后密切观察，注意保暖，防止低血糖、低钙和酸中毒的发生。

（2）告知家属新生儿呕吐物吸入窒息的防范措施，教会家属呕吐物吸入窒息的紧急处理方法。

（3）指导母乳喂养的方法，对新生儿实施早接触、早吸吮、早开奶。

（4）母婴分离者，教会产妇挤奶技巧及乳汁储存的方法。

（5）指导新生儿随访，定期对新生儿头颅超声检查及神经发育随访和评估，以排查严重的神经发育障碍患儿。

## 九、温馨小提示

1. 实施 TTTS 治疗方案的注意事项有哪些？

实施 TTTS 治疗方案时应与患者进行充分沟通，详细告知不同治疗方式的优势及风险、近期与远期并发症等，制定个体化的治疗方案。鉴于 TTTS 疾病本身及宫内治疗可能增加胎儿早产、胎儿脑损伤风险，故在新生儿出生后需进行相应神经系统检查，并长期随访存活儿神经系统发育情况，以便提高 TTTS 胎儿的围生期及远期存活率及生存质量。

2. 单绒双羊双胎的诊断思路（图 4-9、图 4-10）。

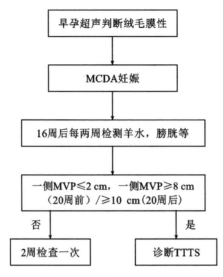

图 4-9  MCDA 妊娠超声检查

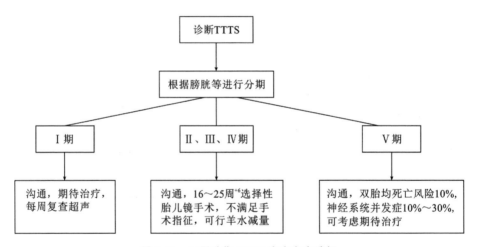

图 4-10  不同分期 TTTS 治疗方案选择

## 十、小贴士

1. 为什么会怀单绒双羊双胎？

单卵双胎，分裂发生在晚期囊胚，即受精后 8 日，即发生单绒双羊双胎，发生率约（68%），其特殊的并发症包括双胎输血综合征，双胎反向动脉灌注序列征，双胎贫血-多血序列征，选择性胎儿宫内发育迟缓等。

2. 怀疑或确诊 TTTS 该怎么办？

（1）需按时规范产检，定期超声检查，评估胎儿的生长发育和多普勒血流，在适当的孕周也可以通过胎心电子监护发现胎儿窘迫的早期征象，及时促胎肺成熟。

（2）及时干预以改善围生儿预后。胎儿镜激光治疗是目前治疗 TTTS 最有效的方法，SLPCV 作为其中一种成熟的手术方式对治疗 TTTS 是可取的。但具体病例采用何种手术方案才能够达到最优的治疗效果及预后仍需进一步探索，需要临床医生制定个体化、系统化的治疗监测方案，从而改善患者的妊娠结局。孕周一般是 16～26 周。

（3）TTTS 分娩时机受 Quintero 临床分期严重程度、疾病进展、干预措施、并发症及产前超声监测结果等多种因素影响。一般推荐 TTTS 胎儿的最佳分娩时间为 34～36 周。分娩方式以剖宫产为宜。建议在具备一定早产儿诊治能力的医疗中心分娩。

（王　玲　孙国强）

# 第四节　选择性胎儿生长受限

## 一、概述

单绒双羊双胎占所有双胎的 20％～30％，10％～15％合并选择性胎儿生长受限。它具有胎死宫内及新生儿神经系统损伤等潜在风险，是重要的和常见的 MCDA 双胎并发症，逐渐受到临床医生们的重视。

## 二、诊断

选择性胎儿生长受限诊断标准不一。目前常用的定义为，除外双胎输血综合征，单绒毛膜性双胎，一个胎儿的超声估测体重小于相应孕周的第十百分位，而另一胎体重处于正常范围。由于缺乏双胎各妊娠时期宫内的正常体重参考范围，临床上仍以单胎体重参考来评价双胎的发育情况。

如果两胎儿体重差异［（大胎儿体重－小胎儿体重）/大胎儿体重］大于 25％考虑双胎发育不一致。

（1）迟发型 sIUGR：孕 20 周时胎儿体重差异在正常范围内，孕 26 周后首次出现胎儿估重相差 25％以上；

（2）早发型 sIUGR：孕 20 周时首次诊断胎儿估重相差 25％。

值得注意的是，2019 年 Khalil 等达成的专家共识：定义 sIUGR 为 MCDA

双胎中任一胎儿估计体重（estimated fetal weight，EFW）小于相应孕周的第 3 百分位数，或者下列 4 项指标满足 3 项：任一胎儿估计体重、腹围小于相应孕周的第 10 百分位数，两胎儿体质量相差＞25%，脐动脉搏动指数（pulsatility index，PI）大于第 95 百分位数。此次专家共识不仅强调胎儿体质量的差异，而且强调了胎儿脐血流改变。

脐血流是用来评估宫内生长受限胎儿宫内健康状况的重要指标。根据多普勒超声对 sIUGR 胎儿脐动脉舒张期血流频谱的不同，分三型：Ⅰ型：脐动脉舒张期血流频谱正常，Ⅱ型：持续性脐动脉舒张期血流消失或倒置，Ⅲ型：间歇性脐动脉舒张期血流消失或倒置。

## 三、特点

1. 常常需要与双胎输血综合征鉴别。

双胎羊水量的变化是 sIUGR 与双胎输血综合征的鉴别要点，sIUGR 中的发育受限胎可出现羊水过少，但另一胎儿无羊水过多表现，而双胎输血综合征的诊断必须符合双胎之一羊水过多（20 周前 MVP≥8 cm，20 周后≥ 10 cm），另一胎羊水过少（MVP≤2 cm）。

2. 发病机制。

（1）大多数研究支持 sIUGR 是胎盘起源性疾病，但仍需排除其他原因，包括胎儿畸形的筛查，是否合并感染性疾病等（如巨细胞病毒、风疹、弓形虫等）。

（2）sIUGR 的发病机制不仅与两胎儿胎盘分配不均衡有关，也与胎盘吻合血管的类型、血流交换的大小和方向相关，后者与围生儿结局的关系更为密切。通常小胎儿的胎盘面积小、脐带为帆状插入或边缘插入，大胎儿胎盘面积更大、脐带为中央插入或旁中央插入。

（3）单绒毛膜性双胎并发 sIUGR 的胎盘常存在一条以上的血管吻合。这种血管吻合主要有 3 种类型：动脉-动脉（artery-artery，A-A）吻合、静脉-静脉（vein-vein，V-V）吻合、动脉-静脉（artery-vein，A-V）吻合。A-V 吻合血流单向流动，即从一个胎儿胎盘小叶的动脉流向另一个胎儿胎盘的静脉。A-A 和 V-V 吻合可以双向输血，在血流量和压力失衡时起到补偿灌注作用，对小胎儿有一定程度的保护作用。但是同时吻合血管对于 sIUGR 也是一个潜在的威胁，尤其是粗大的 A-A 吻合，一旦小胎儿血流动力学发生改变，大胎儿可给小胎儿进行急性宫内输血，最终可能导致大胎儿神经系统损伤。

（4）吻合血管特点可能在三型 sIUGR 之间也存在不同。

1）Ⅰ型 sIUGR 的吻合血管特点与无并发症的单绒毛膜双胎类似，通过部分双向的吻合血管，具有较高含氧量的血液可从大胎儿输送至小胎儿，部分补偿了小胎儿因胎盘份额不足所致的血容量不足。

2）Ⅱ型 sIUGR 仅 18％含有直径＞2 mm 的 A-A 吻合，一定程度提示Ⅱ型 sIUGR 小胎儿血供最差，体重增长缓慢。

3）Ⅲ型 sIUGR 约 98％存在直径＞2 mm 的 A-A 吻合。在多数情况下，A-A 吻合能较大程度上补偿小胎儿生长所需；但另一方面，也正是由于粗大 A-A 吻合的存在，小胎儿细微的血流动力学变化可能引起大胎儿相应的血流改变，导致大胎儿神经系统损伤或者突然胎死宫内等严重并发症。

## 四、并发症

主要是围生儿并发症。在围生儿发病率及死亡率方面，Ⅰ型的结局最好，Ⅱ型的结局较差，Ⅲ型的结局具有不可预测性。

1. 神经系统。早产对新生儿神经系统损伤的影响早已在临床获得证明。Ⅰ型的神经系统后遗症发生率不足 5％，Ⅱ型则明显高于Ⅰ型，达 13.5％，主要以小胎为主，Ⅲ型的神经系统并发症发生率约为 11.9％，神经系统影像学异常以大胎更为常见，这可能主要与粗大 A-A 吻合的存在有关。当小胎出现持续胎心减慢或胎死宫内时，大胎可能会对小胎产生急性输血而导致自身失血性贫血，从而引起神经系统损伤。

2. 心血管系统。有学者发现在 sIUGR Ⅲ型病例中，"大胎"对"小胎"的补偿性灌注可能增加其心功能负担，其病理生理变化类似于双胎反向动脉灌注序列征中的泵血胎，可能引起心肌肥厚，这与新生儿死亡率无明显关系，但其远期影响尚不明确。有学者对 sIUGR 双胎的静脉导管血流进行了系列观察，发现Ⅰ、Ⅱ、Ⅲ型 slUGR "大胎"及Ⅰ型 slUGR "小胎"静脉导管血流频谱基本正常，Ⅱ型和Ⅲ型 sIUGR "小胎"静脉导管前向阻力增加、心脏舒张功能降低。在选择性减胎术后，保留胎术前发现的心功能异常多在术后一周明显改善，提示宫内治疗切断两胎血流交换后可减轻保留胎的心功能负担。

3. 胎死宫内。一项 Mata 分析统计了包括 13 项研究（610 例妊娠），总的来说，双胎围生儿死亡率Ⅰ型为 4.1％，Ⅱ型为 16.1％，Ⅲ型为 11.5％。双胎胎儿均死亡发生率Ⅰ型为 1.9％，Ⅱ型为 7.0％，Ⅲ型为 4.9％，其中较小的双胎比较大的双胎有更高的死亡率。

## 五、处理

Ⅰ型：胎盘血管吻合与无并发症的单绒毛膜双胎类似，多具有较好的妊娠结局，可在严密监护下期待治疗，如脐血流未发生缺失或倒置，一般期待至

34～36 周。宫内死亡发生率 2%～4%。严密随访，1～2 周复查多普勒超声了解脐动脉血流情况。

Ⅱ型：如妊娠早期即诊断为Ⅱ型，孕妇及家属须被充分告知关于胎儿的可能预后，在充分咨询的基础上根据病情严重程度，家属意愿及医院条件等决定治疗方案。治疗包括期待治疗和宫内治疗，选择性减胎，脐带阻断术，胎盘血管吻合支的激光电凝术。但这些手术带来的另一胎儿同时宫内死亡的风险也较高。小胎儿宫内死亡或病情恶化机会最高，新生儿期病死率最高，生后 6 个月生存率最低。据报道 sIUGR Ⅱ型选择性减胎术后大胎儿的存活率可达 87.0%～90.9%。

Ⅲ型：大多数病例，胎儿生长受限胎儿健康状况在孕 32～34 周之前仍保持稳定，但仍存在胎儿突然胎死宫内风险及存活胎儿脑损伤风险。据报道 sIUGR Ⅲ型中胎儿宫内情况恶化的发生率为 10.1%，围生儿死亡率为 11.5%。

虽然激光手术目的是保留双胎，但术后小胎儿胎盘分配不足的情况并无改善，术后死亡率报道可达 60.5%，且激光手术可能由于手术难度较大而遗留部分血管吻合未凝固，术后大胎儿报道有约 30% 的死亡率。

目前对 sIUGR 宫内治疗多倾向于减胎。减胎治疗后可按单胎妊娠处理，一般无须在足月前进行干预。未进行宫内治疗，Ⅰ型期待至 34～35 周分娩，而Ⅱ型及Ⅲ型的疾病进展有较大的不可预测性，一般建议不超过 32 周计划分娩（表 4-13）。

表 4-13　sIUGR 处理

| sIUGR 分型 | 处理 | 终止妊娠时间 |
| --- | --- | --- |
| Ⅰ型 | 严密随访，1～2 周复查 | 期待至 34～36 周分娩 |
| Ⅱ型 | 酌情干预 | 30 周前及时终止妊娠 |
| Ⅲ型 | 可能突然胎死宫内 | 不超过 32 周计划分娩 |

## 六、研究进展

### （一）遗传学进展

sIUGR 通常难以用基因或染色体原因解释，因绝大多数单绒双胎基因型相同。但越来越多的学者认为，单绒双胎并不完全"一样"，早期卵裂球分裂为两个胚胎的过程可能不均衡，所以两胚胎开始发育时可能并不平行同步。并且合子后遗传事件也可造成单绒双胎在表型甚至遗传上的差异。其合子后遗传事件包括：染色体嵌合、X 染色体失活偏移、合子后突变、亲代印迹效应等。

受精卵分裂早期，仅有少许细胞分化的内细胞团发育为胎儿，而大部分细胞分化为胎盘等附属物。当受精卵分裂时，即可能发生胎盘分化的分配不均，在后期发育中也受胎盘血管生长及血流影响调控而导致胎盘共享不均。胎盘在这些环境影响下，表观遗传学发生改变而导致双胎胎盘表型不一致，从而引起双胎胎盘功能的不一致及一些复杂双胎等并发症，最终发生胎儿表型不一致。

目前关于表观遗传研究较多的是 DNA 甲基化。研究指出，异常 DNA 甲基化会导致胎盘功能异常，印记基因，如胰岛素样生长因子 2（insulin-like growth factor，IGF2）的印记丢失或异常甲基化导致 IGF2 表达下调，从而导致胎儿生长受限。有研究发现，sIUGR 双胎中较小胎儿胎盘与较大胎儿胎盘相比，全基因组及某些启动子的甲基化水平明显降低，但相关蛋白的表达并无显著差异。这可能与 mRNA 转录后调控及胎盘不匀质性有关，甲基化与基因表达的关系有待进一步研究。但 sIUGR 较小胎儿胎盘比较大胎儿胎盘更低的甲基化水平是在早期 DNA 甲基化程序中形成，还是由后期环境因素导致的，尚需进一步研究。

### （二）预测

研究显示，孕 11～14 周，胎儿头臀长差异可以预测 MCDA 双胎后期发展为 sIUGR，头臀长相差 7% 或更多，预测胎儿生长受限的敏感性为 92%，特异性为 76%。有研究表明，MCDA 双胎中与正常脐带插入点组相比，帆状胎盘与胎儿生长受限发生率密切相关，仍需要前瞻性研究评估这种指标的潜在价值和预测准确性。孕中期 21～24 周，如果胎儿体质量无明显差异，以后发展为 sIUGR 可能性很小，这个发现可以指导中晚期胎儿监测频率。胎儿体质量差距是预测胎儿不良结局的另一指标，国际妇产科超声学会建议体质量相差 20%，预示胎儿不良结局，不同孕周可能有所不同。

### （三）抗凝

某些学者提出双胎妊娠作为子痫前期以及胎儿生长受限等病理妊娠的高风险因素都需要使用低剂量阿司匹林，而单一低剂量阿司匹林是否足以应对所有病理妊娠？是否"过度"干预？此外，对于某些潜在的母体-胎盘-胎儿因素，需要认真分析，给予选择性的个体化处理，必要时加用低分子肝素。有指征和选择性的抗凝治疗和营养治疗，可以改善部分因胎盘和脐带因素引起的双胎妊娠发育不一致的结局。

## 七、病例分享

### （一）子痫前期重度，选择性胎儿生长受限

孕妇张某，女，23 岁。

【主诉】因"孕33周$^{+3}$，血压升高1天"于2017年9月1日入院。

【病史特点】平素月经规律，末次月经2017年1月10日，预产期2017年1月17日。停经30天$^+$查尿β-HCG阳性，孕早期开始有恶心呕吐等早孕反应，持续至今。孕4月余感胎动至今。孕33周$^{+3}$产检血压升高139/99 mmHg，尿蛋白3+，双下肢水肿（+），孕妇无头昏眼花等不适，未给予药物治疗，遂收入院。

【既往史】否认特殊疾病史。

【生育史】$G_1P_0A_0$。

【家族史】否认家族遗传病史，自然受孕，否认双胎家族史。

【辅助检查】2017年9月1日超声提示双活胎，A胎儿头位，BPD 7.7 cm，AFV 5.0 cm，S/D 2.42，胎儿估计重2 040 g，胎儿孕周相当于32.6周；大脑中动脉流速值增高；B胎儿臀位，BPD 7.7 cm，AFV 5.4 cm，胎儿估计重1 412 g，相当于29.4周，大脑中动脉RI值增高，单脐动脉。

【入院诊断】

1. 子痫前期重度。

2. 选择性胎儿生长受限。

3. 双胎（单绒双羊）。

4. 孕1产0孕33周$^{+3}$待产。

5. 单脐动脉。

【诊疗经过】入院血压波动在（141～170）/（96～111）mmHg，考虑子痫前期重度，行子宫下段剖宫产术，分娩两活男婴，A新生儿重2 050 g，Apgar评分9分/min，10分/5 min，B新生儿重1 400 g，Apgar评分9分/min，10分/5 min，B新生儿单脐动脉，羊水清亮，手术顺利。

【术中诊断】

1. 子痫前期重度。

2. 选择性胎儿生长受限。

3. 早产。

4. 小于胎龄儿（B新生儿）。

5. 双胎（单绒双羊）。

6. 孕1产1孕33周$^{+3}$手术产一活男婴LOT。

7. 孕1产2孕33周$^{+3}$手术产一活男婴LSA。

8. 单脐动脉（B新生儿）

【产后随访】产妇恢复良好，应用尼卡地平片降压，术后血压（124～

148）/（73～95）mmHg，复查尿蛋白＋。随访两新生儿目前情况稳定。

【经验分享】此例孕妇有子痫前期重度，超声提示两胎儿均有血流学改变，及时终止妊娠为宜。小胎儿为单脐动脉，且孕妇子痫前期，胎盘血管痉挛，血流供应差，可能与其生长受限相关。脱离不良宫内环境后，新生儿生长良好。

## （二）选择性胎儿生长受限

孕妇刘某，女，24岁。

【主诉】因"孕36周$^{+5}$，双胎，入院待产"于2019年5月20日入院。

【病史特点】平素月经规律，末次月经2018年9月6日，预产期2019年6月13日。停经30天$^+$查尿β-HCG阳性，孕早期开始有恶心呕吐早孕反应，后逐渐缓解，孕5月余感胎动至今。2019年4月15日孕妇感不规则下腹坠胀，查宫颈长约1.7 cm，呈漏斗状，入院予地塞米松促胎肺成熟，硫酸镁胎儿脑保护，低分子肝素改善胎盘循环，好转出院，继续应用低分子肝素3周。现36周$^{+5}$，无产兆，收入院。

【既往史】否认特殊疾病史。

【生育史】$G_1P_0A_0$。

【家族史】否认家族遗传病史，自然受孕，否认双胎家族史。

【辅助检查】2019年5月20日超声提示双活胎，A胎儿头位，BPD 8.2 cm，AFV 3.1 cm，S/D 3.34，胎儿估计体重1 982 g，B胎儿头位，BPD 8.3 cm，AFV 4.6 cm，胎儿估计重2 498 g，S/D 2.46。

【入院诊断】

1. 双胎（单绒双羊）。

2. 选择性胎儿生长受限。

3. 孕1产0孕36周$^{+5}$待产。

【诊疗经过】入院完善相关检查，未见明显异常，次日行子宫下段剖宫产术，分娩两活男婴，A新生儿重1 550 g，Apgar评分9分/min，10分/5 min，脐带绕颈二周，B新生儿重2 650 g，Apgar评分9分/min，10分/5 min，羊水清亮，手术顺利。

【术中诊断】

1. 双胎（单绒双羊）。

2. 早产。

3. 选择性胎儿生长受限。

4. 小于胎龄儿（A新生儿）。

5. 孕1产1孕36周$^{+6}$手术产一活男婴LOT。

6. 孕 1 产 2 孕 36 周$^{+6}$手术产一活男婴 ROT。

**【产后随访】**产妇恢复良好，随访两胎儿目前情况稳定。

**【经验分享】**此例孕妇在密切监测下妊娠至近足月，母儿结局良好。应用了低分子肝素改善胎盘微循环，效果不错。

## （三）选择性胎儿生长受限（B 胎儿）?

孕妇何某，女，26 岁。

**【主诉】**因"孕 36 周，双胎，入院待产"于 2019 年 10 月 4 日入院。

**【病史特点】**平素月经规律，末次月经 2019 年 1 月 25 日，预产期 2019 年 11 月 1 日。自然受孕，停经 40 天$^{+}$查尿 β-HCG 阳性，孕早期无恶心呕吐早孕反应，孕 5 月余感胎动至今。孕期定期产检，早期提示单绒双羊双胎，余检查未见明显异常。现 36 周，无产兆，收入院。

**【既往史】**否认特殊疾病史。

**【生育史】**$G_1P_0A_0$。

**【家族史】**否认家族遗传病史，否认双胎家族史。

**【辅助检查】**2019 年 10 月 4 日超声提示双活胎。A 胎儿头位，BPD 8.7 cm，AFV 5.7 cm，S/D 1.9，胎儿估计重 2 480 g；B 胎儿臀位，BPD 7.9 cm，AFV 5.9 cm，胎儿估计重 2 026 g，S/D 2.2；两胎儿体重相差 18.3%。

**【入院诊断】**

1. 双胎（单绒双羊）。

2. 选择性胎儿生长受限（B 胎儿）。

3. 孕 1 产 0 孕 36 周待产。

**【诊疗经过】**入院完善相关检查，未见明显异常，次日行子宫下段剖宫产术，分娩两活女婴，A 新生儿重 2 150 g，Apgar 评分 9 分/min，10 分/5 min，B 新生儿重 1 700 g，Apgar 评分 9 分/min，10 分/5 min，羊水均清，手术顺利。新生儿见图 4-11。

**【术中诊断】**

1. 双胎。

2. 早产。

3. 早产小于胎龄儿（B 新生儿）。

4. 孕 1 产 1 孕 36 周$^{+1}$手术产一活女婴 LOT。

5. 孕 1 产 2 孕 36 周$^{+1}$手术产一活女婴 LSA。

**【产后随访】**产妇恢复良好，随访两胎儿目前情况稳定。

**【经验分享】**此例孕妇未发现妊娠合并及并发症，胎盘检查无明显分配不

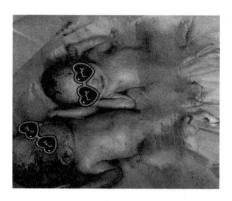

图 4-11　sIUGR 新生儿

均，可能与胎盘血管吻合支有关。此例采取期待观察，严密监测，病情未出现恶化，期待至 36 周分娩，母儿结局良好。

### （四）选择性胎儿生长受限、妊娠期糖尿病

孕妇吴某，女，29 岁。

【主诉】因"孕 33 周$^{+6}$，双胎，发现血糖升高 10 天"于 2015 年 7 月 16 日入院。

【现病史】平素月经规律，末次月经 2014 年 11 月 14 日，预产期 2015 年 8 月 23 日。自然受孕，停经 30 天$^+$查尿 β-HCG 阳性，孕早期有明显恶心呕吐早孕反应，对症处理后逐渐缓解，孕 4 月余感胎动至今。2015 年 7 月 5 日行 OGTT 3.76/12.3/7.8 mmol/L，诊断妊娠期糖尿病，未控制血糖，未监测血糖，孕期多次超声提示一胎儿选择性生长受限。

【既往史】否认特殊疾病史。

【生育史】$G_2P_0A_1$，生化妊娠 1 次。

【家族史】否认家族遗传病史，否认双胎家族史。

【辅助检查】2015 年 7 月 15 日超声提示双活胎，A 胎儿头位，BPD 8.8，AFV 4.8 cm，S/D 2.4，胎儿估计体重 2 401 g，B 胎儿头位，BPD 7.9 cm，AFV 4.5 cm，胎儿估计体重 1 357 g，脐动脉未见舒张期血流信号，胎儿大脑中动脉流速值增高。

【入院诊断】

1. 选择性胎儿生长受限（B 胎儿）。

2. 妊娠期糖尿病。

3. 双胎（单绒双羊）。

4. 孕 2 产 0 孕 33 周$^{+6}$待产。

【诊疗经过】入院完善相关检查，予地塞米松促胎肺成熟，硫酸镁胎儿脑神经保护治疗，检测血糖 0 点达 11.2 mmol/L，2015 年 7 月 18 日行胎心监护Ⅲ类图形，考虑胎儿窘迫，急诊行子宫下段剖宫产术，分娩两活男婴，A 新生儿重 2 150 g，Apgar 评分 8 分/min，9 分/5 min，B 新生儿重 1 100 g，Apgar 评分 8 分/min，9 分/5 min，羊水均清，手术顺利。

【术中诊断】

1. 胎儿窘迫。

2. 选择性胎儿生长受限。

3. 小于胎龄儿（B 新生儿）。

4. 双胎（单绒双羊）。

5. 妊娠期糖尿病。

6. 孕 2 产 1 孕 34 周[+1]手术产一活男婴 LOT。

7. 孕 2 产 2 孕 34 周[+1]手术产一活男婴 LOT。

【产后随访】产妇恢复良好，产后复查血糖正常范围。随访两胎儿目前情况稳定。

【经验分享】此例孕妇严密监测，病情出现变化，血糖控制不佳，胎心监护提示胎儿窘迫，及时手术终止妊娠，避免了不良妊娠结局。

## 八、护理心得

1. 指导按期产检，发现选择性胎儿生长受限开始，每 1～2 周进行 1 次超声检查。指导孕妇于有资质的医疗机构根据妊娠合并症及并发症情况，胎心监护反应情况等制定个体化诊疗方案。

2. 使用药物预防早产、促胎肺成熟的，告知药物的作用及注意事项，密切观察药物反应。硫酸镁使用过程中注意观察孕妇呼吸、尿量、膝反射。

3. 对于严重的 sIUGR 可采用选择性减胎术，减去生长受限胎儿，充分告知孕妇及家属选择性减胎术风险及并发症，做好选择性减胎术围手术期护理。

4. 责任护士入院时即进行各项风险评估，包括疼痛、生活自理能力、压疮、跌倒坠床、烫伤、呕吐物吸入窒息、静脉血栓等，告知风险及防范措施，住院期间根据患者病情或用药变化再次进行评估。

5. 对妊娠期高血压孕妇，监测血压，告知其疾病相关知识及母儿危害，必要时遵医嘱用药，并严密观察药物的反应。

6. 向妊娠期糖尿病孕妇讲解相关知识及对母儿的危害，告知饮食和运动、必要时药物治疗控制血糖，提高依从性，取得积极配合。

7. 术后严密观察生命体征、子宫收缩和阴道出血情况。

8. 新生儿护理。

（1）新生儿娩出前，做好急救和复苏的准备；娩出后密切观察，注意保暖，防止低血糖、低钙和酸中毒的发生。

（2）告知家属新生儿呕吐物吸入窒息的防范措施，教会家属呕吐物吸入窒息的紧急处理方法。

（3）指导母乳喂养的方法，对新生儿实施早接触、早吸吮、早开奶。

（4）母婴分离者，教会产妇挤奶技巧及乳汁储存的方法。

## 九、温馨小提示

1. 单绒双羊双胎选择性胎儿生长受限孕期如何管理？

（1）病情沟通要点：选择性胎儿生长受限双胎在妊娠期随时可能发生胎儿死亡，一胎儿死亡会严重影响另一胎儿，导致胎儿死亡率及并发症发生率较高。产前检查需要充分告知孕妇存在发生不可预测的胎儿死亡风险。

（2）超声检查时间间隔：对于胎儿头臀长差异较大的，需警惕双胎发育不一致，选择性胎儿生长受限可能，适当缩短检查时间。发现选择性胎儿生长受限开始，每1～2周进行1次超声检查。由有经验的超声医师进行检查，评估内容包括双胎的生长发育、羊水分布和胎儿脐动脉血流，胎儿大脑中动脉血流和静脉导管血流等。综合评估母体及胎儿的风险，结合患者的意愿、文化背景及经济条件制定个体化诊疗方案。

（3）在适当的孕周也可以通过胎心电子监护发现胎儿窘迫的早期征象。

2. 如何确定终止妊娠时机及方式？

根据分型不同，孕妇妊娠合并症及并发症情况，胎心监护反应情况等不同制定个体化诊疗方案。Ⅰ型多具有较好的妊娠结局，可在严密监护下期待治疗，如脐血流未发生缺失或倒置，一般期待至34～36周。Ⅱ型：如妊娠早期即诊断为Ⅱ型，孕妇及家属须充分告知关于胎儿的可能预后，在充分咨询的基础上根据病情严重程度，家属意愿，及医院条件等决定治疗方案。治疗包括期待治疗和宫内治疗，选择性减胎，胎盘血管吻合支的激光电凝术等。目前对 sIUGR 宫内治疗多倾向于减胎。减胎治疗后可按单胎妊娠处理。Ⅲ型：大多数病例在孕32～34周之前仍保持稳定，但仍存胎儿突然胎死宫内风险及存活胎儿脑损伤风险。Ⅱ型及Ⅲ型的疾病进展有较大的不可预测性，一般建议不超过32周计划分娩。

## 十、小贴士

1. 发生一胎儿生长受限我该怎么办？

（1）需按时规范产检，定期超声检查，评估胎儿的生长发育和多普勒血流，在适当的孕周也可以通过胎心电子监护发现胎儿窘迫的早期征象，有早产可能时及时促胎肺成熟。

（2）有妊娠合并症及并发症时，应积极控制并发症，如高血压积极控制血压，糖尿病控制饮食，必要时应用降糖药。

（3）注意胎动，如异常及时就诊。

2. 如何降低我和孩子的分娩风险？

孕妇双胎妊娠风险高，易发生各种合并症及并发症，要定期产检，积极控制合并症及并发症。胎儿极可能会早产，会有发生相关近远期并发症的可能。如近期并发症有新生儿窒息、颅内出血、呼吸窘迫综合征、肺炎、肺出血、心衰等。远期并发症包括失明、脑瘫、缺血缺氧性脑病、神经智力及体格发育异常等。因此建议在具备一定孕产妇及早产儿诊治能力的医疗中心分娩，能明显改善早产儿预后，降低近远期并发症发生率。

（王　玲　孙国强）

（护理部分：顾　夏　汪红艳　林　莹）

# 第五节　单绒毛膜性双胎中一胎死亡

## 一、概述

双胎之一胎死宫内是双胎严重但少见的并发症之一，可以发生在任何孕周。双胎之一发生死亡后可能对母儿造成潜在的影响，如何进行有效的孕期母儿监测和如何干预才能最大程度的改善母儿预后是目前关注的重点。

## 二、诊断

1. sIUFD临床表现主要有自感一侧胎动消失，可能伴有阴道血性分泌物、腹痛等，胎心监测仅闻及一侧胎心。

2. 确诊主要依靠超声诊断，早孕期超声检查提示 2 个孕囊，后期超声复查仅见一个胎儿，则可诊断为双胎之一消失综合征。前期超声检查提示宫内为双活胎，12～14 周后超声检查提示一胎胎心搏动消失，则可诊断 sIUFD。

3. 因胎儿死亡时间及病因不同，胎儿影像学特征存在差异，如近期死亡，胎儿形态可无明显变化；如死亡时间较久，或胎儿畸形等并发症等引起死亡，则可能出现胎儿形态改变（如胎儿水肿、颅脑变形，脊柱肋骨变形等），如死亡时间更长，则可能出现纸样胎儿。随着超声影像学的进步，sIUFD 的诊断比较容易，重点在于产前绒毛膜性鉴别和病因学诊断。

## 三、特点

导致双胎妊娠 sIUFD 的原因较多，主要分为胎儿因素、胎盘因素、脐带因素及母体因素。

1. 胎儿因素。胎儿结构先天性异常是 sIUFD 发生的主要因素，如双胎之一先天性心脏病及其他脏器发育异常。

2. 脐带因素。包括脐带扭转、脐带帆状附着、脐带缠绕、脐带打结等。

3. 胎盘因素。胎盘异常是复杂性单绒毛膜双胎的病理学基础，胎盘表面大量的吻合血管引起胎-胎间血流动力学失衡，同时胎盘份额分配不均、脐带异常插入等因素可引起 MCDA 一系列特有并发症，如 TTTS、sIUGR、TAPS、TRAPs 等，从而导致 sIUFD 发生率增加。双胎输血综合征是 MCDA 发生 sIUFD 的最常见原因，发生率为 $10\%\sim15\%$。

4. 母体因素。孕妇患有合并症或并发症，如妊娠期高血压、糖尿病、妊娠期肝内胆汁淤积症，急性脂肪肝等，或患有慢性疾病，如心脏病、免疫性疾病等，均可增加 sIUFD 的发生率。

5. 其他不明原因。单胎妊娠发生死胎后，有将近 1/4 原因不明。双胎妊娠并发症较单胎妊娠明显增加，且胎儿间互相影响，因此明确死因更为困难。据文献报道，未明确死因的 sIUFD 所占比例约 55%。

## 四、并发症

### (一) 对母体的影响

早孕期 sIUFD 对母体影响不大，部分孕妇可能出现阴道流血、下腹胀痛等先兆流产表现。妊娠中晚期 sIUFD 可能对孕妇凝血功能造成影响，有报道 sIUFD 存留母体时间超过 $4\sim5$ 周，可导致促凝血物质释放至母体循环，1/3 孕妇可能出现 DIC 倾向，但报道的文献较少。双胎发生一胎死亡后，胎盘血管闭塞以及胎盘表面大量纤维素沉积，可以阻止凝血活酶向母体及存活胎儿释放。所以可能对母体的凝血功能影响不大。还有研究显示，血小板计数可作为 sIUFD 中存活儿预后的一个预测指标，其增加可能与存活儿预后不良有关。所以仍然建议检查孕妇血小板数。

### (二) 对另一存活儿的影响

1. 早孕期发生 sIUFD 对存活儿是否发生不良影响目前尚存在争议，多数研究认为影响不大；中晚孕期发生 sIUFD 对存活儿有实质性不良影响。早产是较为常见的并发症，早产会导致极早产儿出现一系列后遗症，包括新生儿死亡、肺发育不良和坏死性小肠结肠炎。报道单绒双胎 sIUFD 早产发生率为 68%，包括医源性早产和自发性早产。

2. 存活儿的预后与 sIUFD 发生孕周有关。20~24 周发生 sIUFD，若两个胎儿为不同性别，早产儿存活率约 12%，若两个胎儿为相同性别，早产儿存活率约 8%；37 周后发生的 sIUFD，若两个胎儿为不同性别，存活儿上升至 98%，若两个胎儿为相同性别，存活儿上升至 85%。

3. 单绒毛膜双胎发生 sIUFD 的风险更高，主要因为胎盘血流动力学改变引起。最近研究报道，双胎妊娠 sIUFD 后，存活儿的死亡率在单绒毛膜双胎中约 12%。sIUFD 对存活儿远期影响主要为脑瘫、语言发育障碍及其他神经系统异常。

## 五、处理

### (一) 母体监测

双胎妊娠发生 sIUFD 后，应注意观察孕妇皮肤、黏膜有无瘀斑、瘀点及牙龈出血等，定期监测孕妇的凝血功能，包括血小板计数、凝血四项、D-二聚体及纤维蛋白降解产物。32 周前 14~20 天 1 次，32 周后 10 天 1 次，以便及早发现凝血功能异常。有研究显示，血小板计数可作为 sIUFD 中存活儿预后的一个预测指标，其增加可能与存活儿预后不良有关。

### (二) 存活儿宫内监测

双胎发生 sIUFD 后对存活儿作全面的超声检查有助于发现胎儿异常，推荐每 2 周通过超声评估胎儿生长情况及羊水量。同时应用多普勒技术，尤其是测量胎儿大脑中动脉收缩期峰值速率对评估胎儿贫血及确定宫内输血对存活儿是否有益具有重要作用。胎儿磁共振成像研究指出，磁共振成像检查对胎儿大脑组织缺血及皮质改变的发现优于超声检查。多数研究认为 sIUFD 发生后 3~4 周行 MRI 检查是合适的。

### (三) 分娩时机及分娩方式

sIUFD 发生在早孕期，一般建议在严密监测下至足月分娩，与单胎妊娠差别不大。若 sIUFD 发生在中、晚孕期，对存活胎是否进行期待治疗，需综合考虑绒毛膜性、孕周、存活胎儿是否健康及胎儿肺成熟度等，并和孕妇沟通继续妊娠可能存在的风险和立即终止妊娠新生儿存在的早产风险。尚缺乏足够的数据支持最佳分娩孕周。

有学者指出，当 32 周后发生 sIUFD，建议尽快终止妊娠，及时剖宫产可以预防急性 TTTS 发生。但也有学者认为，神经系统损伤是在一胎死亡时存活胎儿瞬间急性失血所导致，因此即使立即分娩也不能改变存活儿的神经系统损伤，反而增加早产风险。如果预期在孕 32 周之前分娩，建议使用硫酸镁保护胎儿脑神经。如果预期在孕 34 周之前分娩，建议使用糖皮质激素促胎肺成熟。

阴道分娩不是 sIUFD 分娩禁忌，可根据产科因素选择分娩方式，对于有阴道试产条件者，可考虑阴道试产，鉴于早产发生率较高，产程中应严密监测并做好新生儿复苏准备，新生儿抢救条件不足时，提倡宫内转运，新生儿出生后应制定远期随访计划。

## 六、研究进展

导致双胎之一死胎的原因较多，主要为胎儿及母体因素。胎儿结构先天性异常是 sIUFD 发生的主要因素，染色体异常可能引起死胎，但对于不明原因的 sIUFD 是否常规行羊膜腔穿刺术进行胎儿染色体核型检查目前仍有争议。

早孕期 sIUFD 对母体影响不大，但孕晚期发生 sIUFD 给医生带来了最困难的选择，选择早产或是保守治疗，意味着要面临早产的潜在风险或是期待过程中存活儿的病情进展甚至死亡。

最常见的并发症是早产，当死去一胎为先露胎儿时，早产风险会更高，相较存活胎儿为先露胎儿，分娩孕周平均提前 5 周。单绒毛膜双胎和双绒毛膜双胎存活儿早产率没有明显差异，早产在这些情况下的机制不是绒毛或血管吻合所固有的，而是与双胎本身有关。研究发现单绒毛膜双胎发生 sIUFD 后，存活胎儿死亡的风险为 15%，明显高于双绒毛膜双胎的 3%。单绒毛膜双胎中存活儿发生新生儿期（出生后 28 天内）死亡率约 30%，而双绒毛膜双胎为 20%。如果是 28 周前发生 sIUFD，死亡率更高。存活胎儿神经系统发育异常的风险为 26%，也明显高于双绒毛膜双胎的 2%。孕 34 周前发生 sIUFD，单绒毛膜双胎存活胎儿神经系统发育异常的风险是双绒毛膜双胎的 5 倍，而孕 34 周后两者则无明显差异。

sIUFD 发生的孕周也是影响存活胎儿预后的关键因素，孕中晚期发生 sIUFD 对存活胎儿的影响相较孕早期更大，尤其是神经系统损伤。研究显示孕 28 周后存活胎儿发现脑部损伤比例为 20%，远高于孕 28 周前的 3.6%。28 周前双胎妊娠发生 sIUFD 的存活胎脑损伤主要是脑白质多囊性改变及基质和实质发生出血性改变；28 周后，脑损伤除上述改变外，脑灰质也受影响。存活的双胎脑损伤多为缺血性损伤，一般不影响脑干和小脑。局灶性脑损伤在 TTTS 患者中更为常见，TTTS 可作为脑损伤的独立危险因素。大脑成像和神经发育疾病是未来研究的一个重要领域，磁共振成像检查对胎儿大脑组织缺血及皮质改变的发现优于超声检查。

sIUFD 是双胎严重的并发症之一，存活胎儿的围生儿结局及远期预后一直是 sIUFD 研究的重点和热点。根据绒毛膜性、sIUFD 发生孕周及病因的不同，存活胎儿的预后也不同，针对不同类型的 sIUFD，制定个体化的处理方案尤为重要。

## 七、病例分享

### （一）双胎之一死胎

孕妇芦某，女，33 岁。

【主诉】因"孕 34 周$^{+1}$，双胎之一死胎，入院待产"于 2019 年 9 月 19 日入院。

【病史特点】平素月经规律，末次月经 2019 年 1 月 23 日，预产期 2019 年 10 月 30 日。自然受孕，否认双胎家族史。停经 30 天查尿 β-HCG 阳性，孕早期无恶心、呕吐等早孕反应，孕 5 月余感胎动至今。孕早期超声提示单绒双羊双胎，2019 年 7 月 2 日超声提示 A 胎儿相当于 22.6 周，B 胎儿约 18.2 周，羊水过少，静脉导管 PI 值高，2019 年 8 月 20 日示 B 胎儿贴壁儿，死胎。2019 年 9 月 5 日超声示双胎，A 胎儿约 32.3 周，三尖瓣少许反流，B 胎儿纸样儿，MRI 提示存活胎儿颅脑平扫加 DWI 未见明显异常。现孕 34 周$^{+1}$，无腹痛，无阴道出血，无阴道流液等，收入院。

【既往史】否认特殊疾病史，否认双胎家族史。

【生育史】$G_1P_0A_0$。

【家族史】否认家族遗传病史。

【辅助检查】

1. 2019 年 9 月 5 日超声示双胎，A 胎儿约 32.3 周，三尖瓣少许反流，B 胎儿纸样儿。

2. 2019 年 9 月 5 日 MRI 提示存活胎儿颅脑平扫加 DWI 未见明显异常。

【入院诊断】

1. 双胎之一死胎（单绒双羊）。

2. 孕 1 产 0 孕 34 周$^{+1}$待产。

3. 妊娠合并子宫肌瘤。

4. 脐带缠绕。

【诊疗经过】因"双胎"次日行子宫下段剖宫产术，分娩一活女婴，重 2 375 g，Apgar 评分 10 分/min，10 分/5 min，另一成形死胎，贴附于胎盘上，组织腐败，性别不清，羊水清，手术顺利。子宫右侧壁见约 2 cm×2 cm×2 cm

浆膜下肌瘤，行肌瘤剔除术，术后病理检查为子宫平滑肌瘤。

**【术中诊断】**

1. 双胎之一死胎（单绒双羊）。

2. 孕1产1孕34周$^{+2}$手术产一活女婴LOT。

3. 孕1产2孕34周$^{+2}$手术产一死婴。

4. 妊娠合并子宫肌瘤。

5. 脐带缠绕。

**【产后随访】** 产妇恢复良好，随访存活儿目前情况稳定。

**【经验分享】** 此病例双胎之一死胎发生在18周左右，由于死胎时间长，死胎逐渐成纸样儿。孕妇凝血功能未见异常。孕妇有阴道试产条件，先露为存活儿，且头位，可考虑阴道试产，但因孕妇及家属对胎儿期望值高，遂行剖宫产术。术后随访良好。

### （二）双胎之一死胎

陈某，女，34岁。

**【主诉】** 因"孕32周$^{+6}$，发现双胎之一死胎1天"于2019年3月24日入院。

**【病史特点】** 平素月经规律，末次月经2018年8月6日，预产期2019年5月13日。自然受孕，否认双胎家族史。停经40天查尿β-HCG阳性，孕早期有轻微恶心呕吐等早孕反应，后逐渐缓解，孕4月余感胎动至今。孕早期超声提示单绒双羊双胎，2019年3月23日当地医院超声提示A胎儿相当于33.5周，B胎儿死胎，羊水过多。2019年3月24日超声示双胎，A胎儿存活，约33.1周，胎儿大脑中动脉流速值增高，羊水过多，估计重2 179 g，B胎儿死胎，位于A胎儿上方，横位，相当于29.2周，羊水过少，估计重约1 397 g，双胎输血综合征待排。现孕32周$^{+6}$，无腹痛，无阴道出血，无阴道流液等，收入院。

**【既往史】** 否认特殊疾病史。

**【生育史】** G$_2$P$_1$A$_0$，2009年"社会因素"剖宫产一男婴，现体健。

**【家族史】** 否认家族遗传病史，否认双胎家族史。

**【辅助检查】** 2019年3月24日超声示双胎，A胎儿存活，约33.1周，胎儿大脑中动脉流速值增高，羊水过多，估计重2 179 g，B胎儿死胎，位于A胎儿上方，横位，相当于29.2周，羊水过少，估计重约1 397 g，双胎输血综合征待排。

**【入院诊断】**

1. 双胎之一死胎。

2. 孕2产1孕32周$^{+6}$待产。

3. 前次剖宫产。

4. 羊水过多（存活儿）。

5. 双胎输血综合征。

**【诊疗经过】** 因"双胎输血综合征？"行子宫下段剖宫产术，分娩一活男婴，重 2 400 g，Apgar 评分 9 分/min，10 分/5 min，分娩另一死男婴，重 1 400 g，羊水色淡黄，胎盘人工娩出，浅表粗糙，手术顺利，出血约 300 mL。

**【术中诊断】**

1. 双胎之一死胎。

2. 孕 2 产 2 孕 32 周$^{+6}$ 手术产一活男婴 LOP。

3. 孕 2 产 3 孕 32 周$^{+6}$ 手术产一死男婴 LOP。

4. 再次剖宫产。

5. 胎盘粘连。

**【产后随访】** 产妇恢复良好，存活儿可见全身出血点，超声提示双肾巨输尿管伴肾积水，MRI 提示双侧脑白质散在灶状损伤，随访存活儿目前情况稳定。

**【经验分享】** 此病例双胎之一死胎发生在 32 周左右，孕妇凝血功能未见异常。因高度怀疑 TTTS，且一胎死胎，为抢救另一胎儿，遂行剖宫产术。TTTS 是 sIUFD 的原因之一，当早孕期判断为单绒毛膜双胎时，应高度警惕 TTTS，早发现早治疗，加强监护，以避免死胎发生。

## （三）双胎之一死胎

李某，女，32 岁。

**【主诉】** 因"孕 34 周$^{+3}$，自觉左侧胎儿无胎动 1 天"于 2018 年 10 月 25 日入院。

**【病史特点】** 平素月经规律，末次月经 2018 年 2 月 26 日，预产期 2018 年 12 月 3 日。自然受孕，否认双胎家族史。停经 50 天查尿 β-HCG 阳性，孕早期有轻微恶心呕吐等早孕反应，后逐渐缓解，孕 4 月余感胎动至今。孕早期超声提示单绒双羊，2018 年 10 月 25 日自觉一胎儿无胎动，超声提示一胎儿死胎，腹腔积液，心包少量积液。现孕 34 周$^{+3}$，无腹痛，无阴道出血，无阴道流液等，因"孕 34 周$^{+3}$，自觉左侧胎儿无胎动 1 天"收入院。

**【既往史】** 否认特殊疾病史。

**【生育史】** $G_3P_1A_1$，自然流产 1 次，2011 年"过期妊娠"剖宫产一男婴，现体健。

**【家族史】** 否认家族遗传病史，否认双胎家族史。

**【辅助检查】** 2018 年 10 月 25 日超声示双胎，A 胎儿存活，BPD 8.0 cm，AFV5 cm，估计体重 2 079 g，脐动脉 S/D 2.1；B 胎儿 BPD 7.6 cm，AFV 6 cm，估计体重 1 801 g，胎儿颈部见串珠样压迹，测得微弱心搏（表 4-14）。

表 4-14　孕期胎儿超声

| 日期 | 孕周（周） | 绒毛膜性 | 胎位 | | 胎儿体重（g） | | BPD（cm） | | S/D 值 | | 羊水深度（cm） | |
|---|---|---|---|---|---|---|---|---|---|---|---|---|
| | | | A | B | A | B | A | B | A | B | A | B |
| 2018 年 10 月 25 日 | 34 周$^{+3}$ | MCDA | 头 | 横 | 2079 | 1801 | 8.0 | 7.6 | 2.1 | — | 5 | 6 |

【入院诊断】

1. 双胎之一死胎。

2. 孕 3 产 1 孕 34 周$^{+3}$待产。

3. 前次剖宫产。

【诊疗经过】因"双胎"行子宫下段剖宫产术，分娩一活女婴，重 2 000 g，Apgar 评分 8 分/min，9 分/5 min，分娩另一死女婴，重 1 600 g，全身皮肤蜕皮，脐带绕颈 6 周，羊水棕黄，手术顺利，出血约 300 mL。

【产后诊断】

1. 双胎之一死胎。

2. 孕 3 产 2 孕 34 周$^{+3}$手术产一活女婴 LOT。

3. 孕 3 产 3 孕 34 周$^{+3}$手术产一死女婴 LSA。

4. 再次剖宫产。

5. 早产。

6. 脐带缠绕（B 死婴）。

【产后随访】产妇恢复良好，随访存活儿目前情况稳定。

【经验分享】此病例双胎之一死胎发生在 34 周，术中可见胎儿脱皮等情况，估计死亡孕龄更早。死胎原因考虑为脐带缠绕。孕周已超过 34 周，经综合考虑建议终止妊娠，遂行剖宫产术。

## 八、护理心得

1. 孕早期 B 超诊断为单绒双胎后，指导增加产前检查次数，每 2 周超声监测胎儿生长发育，从而早期发现单绒双胎特有并发症的发生，加强监护，尽早发现胎儿窘迫的征象，以避免死胎发生。

2. 告知孕妇及家属单绒双胎 sIFUD 的主要危险是胎儿死亡和继发于急性 TTTS 的缺血性脑病，存活胎儿的死亡和缺血性脑损害发生在另一胎儿死亡的同时或死亡后不久。选择优生引产需要面对的风险同样需要引起重视。让孕妇及家属在充分获得专业信息后，帮助他们做出适合自己的妊娠决定。

3. 责任护士入院时即进行各项风险评估，包括疼痛、生活自理能力、压疮、跌倒坠床、烫伤、呕吐物吸入窒息、静脉血栓等，告知风险及防范措施，住院期间根据患者病情或用药变化再次进行评估。

4. 依据孕产妇的病情和风险评估结果制定护理计划，有效的开展健康教育、康复指导和心理护理。

5. 术后严密观察生命体征、子宫收缩和阴道出血情况。

6. 新生儿护理。

（1）新生儿娩出前，做好急救和复苏的准备；娩出后密切观察，注意保暖，防止低血糖、低钙和酸中毒的发生。

（2）告知家属新生儿呕吐物吸入窒息的防范措施，教会家属呕吐物吸入窒息的紧急处理方法。

（3）对新生儿进行全面检查以排除任何神经、肾脏、循环的缺陷。告知家属对新生儿进行长期随访，观察神经发育情况。

（4）指导母乳喂养的方法，对新生儿实施早接触、早吸吮、早开奶。

（5）母婴分离者，教会产妇挤奶技巧及乳汁储存的方法。

## 九、温馨小提示

1. 双胎之一死胎的诊断思路（图 4-12）。

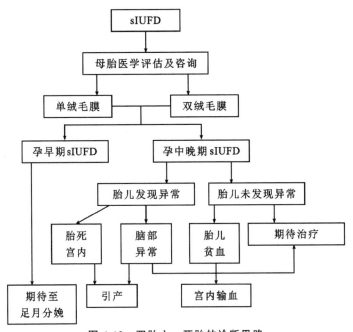

**图 4-12　双胎之一死胎的诊断思路**

2. 病情告知注意事项。

充分告知孕妇及家属发生 sIUFD 后选择继续妊娠所需要面对的母胎风险，存活胎儿的可能预后，以及选择优生引产需要面对的风险。让孕妇及家属在充分获得专业信息后，做出适合他们自己的妊娠决定。

## 十、小贴士

1. 为什么会发生一胎儿死亡？

上述已写到导致 sIUFD 的原因较多，主要为胎儿及母体因素。胎儿结构先天性异常是 sIUFD 发生的主要因素。早孕期双胎之一停止发育，其发生率高达 $10.4\%\sim29\%$。$12\sim14$ 周后发生的 sIUFD，其发生率为 $0.5\%\sim6.8\%$。

2. 发生双胎之一死胎该怎么办？

需按时规范产检，定期超声检查，评估胎儿的生长发育和多普勒血流，在适当的孕周也可以通过胎心电子监护发现胎儿窘迫的早期征象，及时促胎肺成熟。若 sIUFD 发生在早孕期，一般建议在严密监测下至足月分娩。若 sIUFD 发生在中、晚孕期，对存活胎是否进行期待治疗，需综合考虑绒毛膜性、孕周、存活胎儿是否健康及胎儿肺成熟度等，并和孕妇沟通继续妊娠可能存在的风险和立即终止妊娠新生儿存在的早产儿风险。

（王　玲）

（护理部分：顾　夏　汪红艳　林　莹）

# 第六节　单绒毛膜性双胎中一胎畸形

## 一、概述

双胎妊娠胎儿先天性畸形风险不同于单胎妊娠，双卵双胎胎儿畸形发生率约等同于单胎妊娠，单卵双胎中胎儿畸形发生率为单胎的 $2\sim3$ 倍。大约 $85\%$ 双胎妊娠畸形仅累及一个胎儿。

## 二、诊断

双胎结构畸形的排查需使用规范的超声筛查技术。早孕期（$11\sim13$ 周$^{+6}$）行胎儿 NT 检查时，可以对一些严重的胎儿结构异常进行早期筛查，如无脑儿、颈部水囊瘤、严重心脏畸形等。对于双胎结构畸形的筛查，除了关注早孕期超声指标外，$18\sim24$ 周的双胎大结构筛查必不可少。中国双胎妊娠指南提出，由于双胎妊娠发生母胎并发症概率增大，超声检查难度比单胎高，推荐有经验的超声医生进行检查，并可根据孕周分次进行结构筛查。因为宫腔饱满、胎儿拥挤、肢体分辨及心脏各标准切面观等显示困难，存在较单胎更高的漏诊误诊率。单绒毛膜双胎要求在妊娠 16～18 周进行一次超声检查，这是早期发现复杂性双胎的第二个时机，亦是最重要的时间窗。超声检查应关注双胎羊水量是否出现差异，若出现胎膜皱褶则是双胎间羊水量不均衡的表现，可能为 TTTS 的早期征象。

## 三、特点

1. 发生率高。有报道，双胎妊娠中畸形的发生率约为 6.3%，比单胎妊娠明显增高，其中严重畸形的发生率为 4.8%。各种主要的先天畸形在双胎妊娠中的发生率都高于单胎。

2. 畸形胎儿的分布特点。多项报道双胎畸形中以心血管畸形（约占所有结构畸形的 27.1%）最常见，其次为神经系统畸形，再次为骨骼肢体畸形。因此，在结构畸形筛查中，对胎儿心血管系统应予特别关注。

## 四、并发症

双胎合并一胎畸形如何确保正常胎儿生长及降低流产、早产、胎膜早破及其他并发症发生率十分重要。单绒双胎两胎儿间存在血流交通，一旦发生畸胎死亡，正常胎儿可能因血流动力学改变而出现死亡或神经系统并发症，因此，在双胎合并一胎畸形病例中确定最佳治疗策略极其重要。在单绒双胎病例中因情况复杂无法确定期待治疗、选择性终止（selective termination，ST）妊娠的优劣。研究显示，对双胎一胎无脑畸形病例行 ST 或期待治疗，发现 ST 在单绒毛膜双胎中分娩孕周无差异；提出 ST 并不减少围生儿死亡率，但实施 ST 可延长妊娠时限、增加出生质量。结合自身临床实践，我们认为双胎合并一胎畸形病例，如评估该畸形胎儿在进一步的妊娠中会发生羊水过多等而导致本次妊娠发生流产、早产、胎膜早破、正常胎儿死亡等风险时应及时实施 ST。

## 五、处理

单绒双胎的孕期监护及管理困难，需要母胎医学医生及有经验的超声医生密切合作，发现异常建议及早转诊至区域性胎儿医学中心。处理主要有：

1. 期待治疗。不终止畸形胎儿生命，接纳分娩时畸形胎儿、正常胎儿同时出生。

2. 终止双胎妊娠同时放弃正常及畸形胎儿，借助医源性方法引产分娩而不继续妊娠。

选择这两种方案者在孕期加强母胎监测以有利于正常胎儿生长发育。一般而言，终止妊娠在避免畸形胎儿出生的同时，亦牺牲了正常胎儿；而期待治疗则在分娩正常胎儿同时，不可避免地伴随畸形胎儿的出生。期待治疗可避免减胎的伦理问题以及减胎术后流产、胎膜早破、感染等并发症发生。

3. 选择性终止妊娠旨在减灭畸形胎儿，保留正常胎儿，在某些情况下可能是更合理的选择。减胎方法的选择取决于双胎绒毛膜性。单绒毛膜双胎由于存在双胎间胎盘血管吻合，需采用胎盘血管术激光凝固、脐带双极电凝术、射频消融术、脐带血管结扎术等特殊的血管阻断方法进行选择性减胎。单绒毛膜双胎 ST 时应完全阻断畸形胎儿脐血流使其死亡。

已报道方法有畸形胎儿脐带栓塞、脐带结扎、激光凝固术、双极电凝、射频消融等。以硬化剂栓塞畸形胎儿脐带血管可能发生不全阻塞及硬化剂移入正常胎儿体内，目前已不使用；脐带结扎术后胎膜早破发生率高达 30%，致使流产、早产率增加而影响正常胎儿的生存质量，目前已不是主要手术方式。其余技术的使用要依据当地医疗机构所拥有的经验及技巧而定。多数学者使用双极电凝阻断畸形胎儿脐带血流以完成 ST，激光治疗亦为一种选择，成功率均可达70%~80%，均可致与操作相关的胎膜早破以及早产。实施 ST 应由技术娴熟的胎儿医学专业医生进行。术后应监测母体凝血功能，防止发生 DIC。继续妊娠过程中加强母胎监测，以期取得好的围产结局。处理流程如图 4-13。

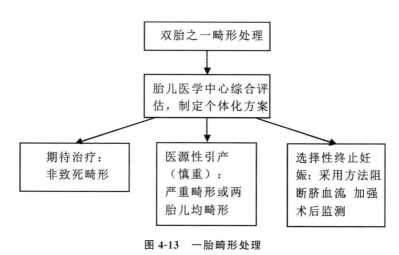

**图 4-13　一胎畸形处理**

## 六、研究进展

单绒双胎较双绒双胎妊娠复杂，ST 往往在孕 18 周后实施。也有学者建议，单绒双胎合并一胎孤立性畸形，并对健康胎儿无即刻威胁，如法律、伦理允许，ST 可延迟至 26 孕周后实施，以避免未足月胎膜早破及极早期早产的发生。文献报道激光治疗孕周为 12～21 周，术后两周内孕 24 周前妊娠丢失率为 12.5%、早产率为 12.5%；射频消融治疗孕周为 13～27 周，妊娠丢失率为 7.7%、早产率 26.9%；双极电凝术治疗孕周为 17～32 周，妊娠丢失率为 9.1%、早产率 36.4%。一项 11 例单绒双胎减胎治疗报道中，自然受孕 10 例，试管婴儿 1 例，减胎时孕周自 16 周至 27 周[+5]，均为妊娠中期选择性减胎，减胎时平均孕周为 20.95±4.12 周，采用射频消融减胎术。11 例单绒组中 2 例流产，流产率 18.18%，2 例早产，早产率 18.18%，9 例妊娠成功胎儿分娩孕周为 37.94 周。

单卵双胎通常被认为遗传上完全相同，假设单卵双胎拥有几乎 100% 相同的基因，但越来越多的小分子研究证据挑战了这个假设。基因型/表观遗传不一致是由核型差异、小规模突变、女性的 X 偏失活和差异基因印记引起的。CMA 已广泛应用于临床，用于发育迟缓、智力残疾、多发性先天性疾病和自闭症谱系障碍等患者的评估。建议更广泛地对胎儿进行 CMA 检测可以提高临床相关染色体异常的检出率。拷贝数变异导致基因组片段缺失和重复。一项基因研究中，对 119 个 MCDA 双胎成功进行了胎儿核型分析，9 例患者出现异常，其中 1 例为 18—三体，7 例 X 染色体异常，一对双胞胎有 47，XXY，还有一对是 45，X [7] /46，XY [43]。

## 七、病例分享

### （一）双胎之一胎儿畸形（B 胎儿十二指肠梗阻？闭锁？）

孕妇程某，女，29 岁。

【主诉】因"孕 32 周，阴道少量出血 3 小时"于 2018 年 10 月 10 日入院。

【病史特点】平素月经规律，末次月经 2018 年 2 月 28 日，预产期 2018 年 12 月 5 日。自然受孕，停经 35 天查尿 β-HCG 阳性，孕早期开始有恶心呕吐早孕反应，后逐渐缓解，孕 5 月余感胎动至今。2018 年 10 月 6 日超声提示一胎儿上腹双泡征，提示十二指肠梗阻？闭锁？现孕 32 周，无明显诱因阴道少量出血，伴不规则腹痛，无阴道流液等，自觉胎动正常，收入院。

【既往史】否认特殊疾病史。2016 年因"左侧输卵管妊娠"行腹腔镜下切开取胚术。

【生育史】$G_2P_0A_1$，宫外孕 1 次。

【家族史】否认家族遗传病史，否认双胎家族史。

【辅助检查】2018 年 10 月 6 日超声提示双活胎，A 胎儿头位，BPD 7.3 cm，AFV 5.5 cm，S/D 4.0，胎儿估计重 1 184 g；B 胎儿头位，BPD 7.1 cm，AFV 9.3 cm，胎儿估计体重 1 193 g，S/D 5.0，上腹双泡征，提示十二指肠梗阻？闭锁？

**【入院诊断】**

1. 先兆早产。

2. 双胎（单绒双羊）。

3. 胎儿生长受限。

4. 双胎之一胎儿畸形（B胎儿十二指肠梗阻？闭锁？）。

5. 孕2产0孕32周待产。

6. 羊水过多（B胎儿）。

**【诊疗经过】** 因"早产临产"行子宫下段剖宫产术，分娩两活女婴，A新生儿重1 120 g，Apgar评分8分/min，10分/5 min，羊水色棕黄，B新生儿重1 290 g，Apgar评分9分/min，10分/5 min，羊水清，手术顺利。

**【产后诊断】**

1. 双胎（单绒双羊）。

2. 早产。

3. 小于胎龄儿（A、B新生儿）。

4. 双胎之一胎儿畸形（A新生儿十二指肠闭锁）。

5. 孕2产1孕32周手术产一活女婴LOT。

6. 孕2产2孕32周手术产一活女婴LSA。

**【产后随访】** 产妇恢复良好，随访A新生儿目前情况稳定，B新生儿家属放弃治疗。

**【经验分享】** 双胎之一畸形的预后与胎儿畸形的种类有关，此例为消化道畸形，可手术矫正，遗憾的是因早产，家庭经济条件原因放弃治疗。

## （二）双胎之一胎儿畸形（腹裂）

马某，女，27岁。

**【主诉】** 因"孕37周$^{+2}$，血压升高1天"于2018年12月12日入院。

**【病史特点】** 平素月经规律，末次月经2018年3月26日，预产期2018年12月31日。自然受孕，停经30天$^+$查尿β-HCG阳性，孕早期无恶心、呕吐等早孕反应，孕4月余感胎动至今。仅产检3次。现孕37周$^{+2}$，产检发现血压升高，最高达166/84 mmHg，无头昏眼花等不适，未药物治疗。B超提示一胎儿腹裂畸形。现无腹痛，无阴道出血，无阴道流液等，自觉胎动正常，收入院。

**【既往史】** 否认特殊疾病史。2013年因"社会因素"剖宫产一子，健存。

**【生育史】** $G_4P_1A_2$，剖宫产1次，人流2次。

**【家族史】** 否认家族遗传病史，否认双胎家族史。

**【辅助检查】** 2018年12月12日超声提示双活胎，A胎儿头位，BPD 9.2 cm，AFV 6.5 cm，S/D 2.72，胎儿估计体重2 465 g，腹壁不完整，可见4.1 cm连续性中断，中断处可见肠管向外膨出，漂浮于羊水中；B胎儿臀位，BPD 8.9 cm，AFV 5.7 cm，胎儿估计重 2 998 g，S/D 1.96。

**【入院诊断】**

1. 双胎（单绒双羊）。

2. 妊娠合并子宫瘢痕（前次剖宫产）。

3. 妊娠期高血压。

4. 双胎之一胎儿畸形（腹裂）。

5. 孕 4 产 1 孕 37 周$^{+2}$ 待产。

**【诊疗经过】** 因 "双胎、妊娠合并子宫瘢痕" 行子宫下段剖宫产术，分娩两活男婴，A 新生儿重 2 400 g，Apgar 评分 9 分/min，10 分/5 min，羊水色棕黄，腹裂畸形，B 新生儿重 3 000 g，Apgar 评分 9 分/min，10 分/5 min，羊水清，手术顺利。

**【产后诊断】**

1. 双胎。

2. 妊娠合并子宫瘢痕（再次剖宫产）。

3. 妊娠期高血压。

4. 双胎之一畸形（A 新生儿腹裂）。

5. 孕 4 产 2 孕 37 周$^{+2}$ 手术产一活男婴 LOT。

6. 孕 4 产 3 孕 37 周$^{+2}$ 手术产一活男婴 LSA。

**【产后随访】** 产妇恢复良好，随访 B 新生儿目前情况稳定，A 新生儿行腹壁缺损修补术＋肠粘连松解术＋阑尾切除术＋脐成形术，术后随访可。

**【经验分享】** 此例在严密监测下妊娠至 37 周，减少了早产的相关并发症，一胎儿为腹裂畸形，可手术矫正，预后较好。

### （三）双胎之一胎儿畸形（B 胎儿先天性心脏病）

甘某，女，17 岁。

**【主诉】** 因 "孕 39 周，发现胎儿异常 6 月" 于 2019 年 4 月 5 日入院。

**【病史特点】** 平素月经规律，末次月经 2018 年 7 月 5 日，预产期 2019 年 4 月 12 日。自然受孕，停经 35 天查尿 β-HCG 阳性，孕早期无恶心、呕吐等早孕反应，孕 4 月余感胎动至今。2018 年 10 月超声提示双胎发育不一致，一胎儿无羊水，2018 年 12 月 18 日超声提示 A 胎儿羊水过多，B 胎儿单脐动脉，羊水过少，双肺发育不良，室间隔缺损，主动脉骑跨，肺动脉狭窄，行羊水穿刺检查，A 胎儿染色体及基因微缺失，B 胎儿未见明显异常。现孕 39 周，现无腹痛，无阴道出血，无阴道流液等，自觉胎动正常，收入院。

**【既往史】** 否认特殊疾病史。

【生育史】$G_1P_0A_0$。

【家族史】否认家族遗传病史，否认双胎家族史。

【辅助检查】2019 年 4 月 4 日超声提示双活胎，A 胎儿臀位，BPD 8.1 cm，AFV 5.1 cm，S/D 2.29，胎儿估计体重 1 979 g；B 胎儿横位，BPD 8.3 cm，AFV 4.4 cm，胎儿估计体重 662 g，S/D 7.53，单脐动脉，双肺发育不良，胃泡未显示，室间隔缺损，主动脉骑跨，肺动脉狭窄。

【入院诊断】

1. 双胎。

2. 胎儿生长受限（A、B 胎儿）。

3. 双胎之一胎儿畸形（B 胎儿先天性心脏病）。

4. 孕 1 产 0 孕 39 周待产。

【诊疗经过】因双胎行子宫下段剖宫产术，分娩两活女婴，A 新生儿重 1 825 g，Apgar 评分 9 分/min，10 分/5 min，B 新生儿重 600 g，Apgar 评分 4 分/min，0 分/5 min，羊水均清，手术顺利。

【产后诊断】

1. 双胎（单绒双羊）。

2. 小于胎龄儿（A、B 新生儿）。

3. 双胎之一畸形（B 新生儿唇腭裂，双肺发育不良，先天性心脏病，四肢发育不完全）。

4. 单脐动脉（B 新生儿）。

5. 孕 1 产 1 孕 39 周手术产一活女婴 LSA。

6. 孕 1 产 2 孕 39 周手术产一活女婴 LOT。

7. 脐带过短（B 新生儿）。

【产后随访】产妇恢复良好，随访 A 新生儿目前情况稳定，B 新生儿家属放弃抢救。

【经验分享】此例孕妇仅 17 岁，未定期产检，妊娠至 39 周，一般建议无并发症及并发症的单绒双羊双胎可以在严密监测下至孕 37 周分娩。一胎儿为单脐动脉，伴多发畸形，预后差。

### （四）双胎之一胎儿畸形（一胎儿先天性心脏病）

陈某，女，25 岁。

【主诉】因"孕 37 周，双胎，下腹坠胀 1 周"于 2019 年 6 月 7 日入院。

【病史特点】平素月经规律，末次月经 2018 年 9 月 21 日，预产期 2019 年 6 月 28 日。自然受孕，停经 $30^+$ 天查尿 β-HCG 阳性，孕早期有恶心呕吐等早孕反应，后逐渐缓解，孕 4 月余感胎动至今。2019 年 4 月超声提示一胎儿单脐动脉，心房增大，右房隔膜光带，是否为三房心？肺动脉狭窄，三尖瓣重度反流。2019 年 4 月 25 日查空腹血糖 5.61 mmol/L，考虑妊娠期糖尿病，未进一步监测及治疗。2019 年 5 月至 2019 年 6 月当地医院查尿蛋白 3＋，血压正常，无自觉症状。现孕 37 周，近 1 周偶感下腹坠胀，无阴道出血，无阴道流液等，自觉胎动正常，收入院。

【既往史】否认特殊疾病史。

【生育史】$G_1P_0A_0$。

【家族史】否认家族遗传病史，否认双胎家族史。

【辅助检查】2019 年 6 月 6 日医院超声提示双活胎，A 胎儿头位，BPD 8.9 cm，AFV 6.1 cm，S/D 2.7，胎儿估计体重 2 419 g，B 胎儿头位，BPD 8.9 cm，AFV 6.8 cm，胎儿估计体重 3 522 g，S/D 2.0，单脐动脉，心房增大，右房隔膜光带，肺动脉狭窄，三尖瓣重度反流。

【入院诊断】

1. 双胎（单绒双羊）。

2. 子痫前期。

3. 妊娠期糖尿病。

4. 双胎之一胎儿畸形（B 胎儿先天性心脏病）。

5. 单脐动脉。

6. 孕 1 产 0 孕 37 周待产。

【诊疗经过】因"双胎、子痫前期"行子宫下段剖宫产术，分娩两活男婴，A 新生儿重 2 555 g，Apgar 评分 9 分/min，10 分/5 min，B 新生儿重 3 290 g，Apgar 评分 8 分/min，8 分/5 min，羊水均清，手术顺利。

【产后诊断】

1. 双胎（单绒双羊）。

2. 子痫前期。

3. 妊娠期糖尿病。

4. 双胎之一畸形（B 新生儿先天性心脏病）。

5. 单脐动脉（B 新生儿）。

6. 孕 1 产 1 孕 37 周手术产一活男婴 LOA。

7. 孕 1 产 2 孕 37 周手术产一活男婴 ROA。

8. 脐带过短（B 新生儿）。

【产后随访】产妇恢复良好，A 新生儿随访正常，B 新生儿超声提示肺动脉闭锁，右心室增厚，右心扩大，三尖瓣中－重度反流，转心外科治疗。

【经验分享】此例孕妇未定期产检，有妊娠期高血压疾病，妊娠期糖尿病，未进行检查和治疗，若监测及治疗效果不佳，建议及时终止妊娠。一胎儿为单脐动脉，伴发畸形，此例先天性心脏病复杂，虽经手术治疗，效果仍欠佳。

## 八、护理心得

1. B超诊断为双胎一胎畸形，指导孕妇及家属充分咨询优生遗传科、新生儿科、小儿外科、影像及其他相关专业的多学科团队，选择个性化治疗方案，充分告知畸形胎儿出生后治疗及可能预后、双胎妊娠风险。

2. 经多学科会诊后如采取选择性减胎术，告知孕妇进行操作的合理孕周及操作可能导致流产、胎膜早破等结局，对此家庭进行精神支持和心理咨询，做好围手术期护理。

3. 如期待治疗，指导孕妇增加产检次数，按期产检，注意观察有无发生合并症以及并发症，及时给予对症护理。定期B超检查，监测胎心、自测胎动，胎动异常随时就诊。

4. 责任护士入院时即进行各项风险评估，包括疼痛、生活自理能力、压疮、跌倒坠床、烫伤、呕吐物吸入窒息、静脉血栓等，告知风险及防范措施，住院期间根据患者病情或用药变化再次进行评估。

5. 依据孕产妇的病情和风险评估结果制定护理计划，有效的开展健康教育、康复指导和心理护理。

6. 对有高血压疾病家族史的孕妇，监测血压，告知其妊娠期高血压疾病相关症状。注意观察血压变化、有无阴道流血及腹痛情况。

7. 向妊娠期糖尿病孕妇讲解相关知识及对母儿的危害，告知饮食和运动、必要时药物治疗对控制血糖的重要性，提高依从性，取得积极配合。

8. 术后严密观察生命体征、子宫收缩和阴道出血情况。

9. 新生儿护理

（1）新生儿娩出前，做好急救和复苏的准备；娩出后密切观察，注意保暖，防止低血糖、低钙和酸中毒的发生。

（2）告知家属新生儿呕吐物吸入窒息的防范措施，教会家属呕吐物吸入窒息的紧急处理方法。

（3）对新生儿进行全面检查以排除任何神经、肾脏、循环的缺陷。告知家属对新生儿进行长期随访，观察神经发育情况。

（4）指导母乳喂养的方法，对新生儿实施早接触、早吸吮、早开奶。

（5）母婴分离者，教会产妇挤奶技巧及乳汁储存的方法。

## 九、温馨小提示

**1. 病情沟通要点有哪些？**

双胎之一畸形的预后与胎儿畸形的种类有关，应充分咨询优生遗传科、新生儿新、小儿外科、影像及其他相关专业的多学科团队，再做评估，选择个性化治疗方案。若期待治疗，充分告知双胎早产的风险仍高于正常双胎，并且围生期死亡风险升高，单绒双胎在期待过程中随时可能发生不可预测的胎死宫内。

**2. 双胎之一畸形如何筛查？**

双胎之一发现染色体非整倍体筛查高风险或结构畸形后往往需要产前诊断，有创性产前诊断技术（包括绒毛活检及羊膜腔穿刺）难度及风险较大，有时还涉及后续监测或减胎等处理，建议将此类病人转诊至有宫内干预能力的胎儿医学中心。2006 年加拿大的一项回顾性研究提示羊膜腔穿刺导致 24 周前双胎胎儿流产率为 1.6%。另有研究报道，绒毛活检术导致 22 周前双胎胎儿丢失率为 3.1%。有创的产前诊断技术存在流产、胎膜早破及宫内感染等风险。近年来，无创产前 DNA 检测越来越多的应用于临床，对于单胎 21-三体综合征、18-三体综合征、13-三体综合征的筛查假阴性率低于 1‰，对单纯高龄或血清学筛查高风险的孕妇，尤其是辅助生殖技术后妊娠者是合适的选择。但对于双胎妊娠，由于母血中胎儿游离 DNA 的数量并不与胎儿数目平行，目前可应用于本次妊娠中未发生胚胎停育及减胎的双绒双胎，对于单绒双胎应用时要注意较高的假阳性率和假阴性率。

## 十、小贴士

**1. 为什么会发生胎儿畸形？**

双胎合并畸形的原因复杂，可能与高龄妊娠、绒毛膜性质及受孕方式等因素有一定的联系。高龄妊娠增加了双胎发生率的同时，亦提高了染色体异常的风险，从而可能增加了畸形的发生率。

**2. 确诊双胎之一合并畸形后该怎么办？**

确诊双胎之一合并结构畸形或染色体异常后，由胎儿医学、优生遗传科、新生儿科、小儿外科、影像及其他相关专业组成的多学科团队充分评估该妊娠结局，与夫妇双方进行细致沟通。充分告知终止妊娠，期待治疗，行 ST 的利弊，以及进行操作的合理孕周及操作可能导致流产、胎膜早破等结局，继发母体凝血功能改变，以及母体心理指导等。最终处理方式在法律、伦理允许范围内取决于患者选择。

（王　玲）

（护理部分：顾　夏　汪红艳　林　莹）

# 第七节　双胎反向动脉灌注序列征

## 一、概述

双胎无心反向动脉灌注序列征（TRAPS）是单绒双胎并发症中罕见且最严重的一种，其主要表现为一胎发育不全或完全不发育（无心畸胎儿），依靠另一发育相对较为正常胎儿（泵血儿）通过胎盘动脉吻合供血。无心畸胎死亡率100%，结构相对正常的泵血儿病死率约为50%。若 TRAPS 没有得到及时有效治疗，则会引起发育相对正常的胎儿出现羊水过多、充血性心衰，严重时胎死宫内。研究报道实施宫内治疗后的泵血胎生存率一般为80%左右。此外，TRAPS 并不只在双胎中发生，也可发生于3胎及以上多胎妊娠中的任意两单绒毛膜胎儿之间。

## 二、诊断

1. 超声检查。最早可在11周通过超声确诊。超声检查发现单绒双胎妊娠中一胎儿形态、结构发育相对正常，另一胎儿无明显心脏结构及胎心搏动（少数有心脏痕迹，可见微弱搏动）且合并多发结构畸形应高度怀疑可能为 TRAPS。部分病例可在胎盘表面探及两脐动脉血流交通现象，这是诊断 TRAPS 最直接的依据。泵血胎可有高心输出量心衰的征象：羊水过多、心脏扩大、心包和胸腔积液、腹水和三尖瓣关闭不全。

2. 磁共振检查。MRI 可更好的显示胎儿心脏和大脑结构，能够发现胎儿潜在的脑缺血，但是无法观察胎儿的动态过程。因此，MRI 和超声诊断技术结合，能更加全面客观地反映 TRAPS 的结构、功能的改变过程，对胎儿宫内治疗提供证据支持。

3. 分型。无心畸胎主要分为4种类型（表4-15）。

表 4-15 无心畸胎的分类

| 类型 | 发生率 | 特征 |
|------|--------|------|
| 无头无心型 | 最常见, 发生率 60%~70% | 1. 胎儿胸部以上均未发育<br>2. 无头、无胸、无肺、无心脏<br>3. 腹腔内可有发育不完全的各种脏器<br>4. 有发育不全的下肢 |
| 有头无心型 | 5% | 仅见胎头发育, 与胎盘相连, 亦可由颈部与脐带相连 |
| 无定形无心型 | 25% | 1. 胎儿上部身体结构难辨, 仅有一团无规则形态的团块, 内部无内脏器官结构声像特征, 部分无心畸胎儿可显示某些内脏器官, 如肝脏、肠道回声等<br>2. 脐带附着在团块皮肤表面部位 |
| 部分头无心型 | 少见 | 1. 有部分颅骨, 面部发育不完全, 可出现无眼、小眼、独眼畸形等<br>2. 可以有躯干肢体的发育, 常有严重的水肿及水囊瘤形成<br>3. 无心脏可见 |

4. 临床分期。根据无心胎与泵血儿的腹围比值和泵血儿受累症状进行分期（表 4-16）。

表 4-16 TRAPS 的临床分期

| 分期 | 无心胎与泵血儿腹围比 | 泵血儿受累症状 |
|------|---------------------|----------------|
| Ⅰa 期 | <50% | 无 |
| Ⅰb 期 | <50% | 有 |
| Ⅱa 期 | >50% | 无 |
| Ⅱb 期 | >50% | 有 |

注：泵血儿受累症状定义为二维超声下的物理指标（中一重度的羊水过多，心脏扩张或心包积液）或异常的多普勒信号（三尖瓣反流、静脉导管血流反向、脐静脉搏动、大脑中动脉血流峰值增加）。

5. 遗传学筛查。泵血儿染色体异常的发生率为 9%~10%，对于继续保留胎儿的孕妇，需进行侵入性产前诊断了解有无胎儿（尤其是泵血儿）染色体异常。

## 三、特点

1. 仅见于单绒毛膜双胎。

2. 是一个相对正常的泵血胎作为供体，向另一个无心畸形胎儿提供血运支持。泵血胎解剖结构相对正常，另一胎无明显心脏结构和/或心脏活动。

## 四、并发症

1. 泵血儿可出现充血性心衰（表现为水肿、心脏扩大、胸腔积液等）、早产等并发症，不予治疗的情况下，其围生儿死亡率约为50%。高死亡率的主要原因是心衰、早产及早产后遗症的发生。

2. 同时为单羊膜囊双胎时，有脐带缠绕的风险。

## 五、处 理

1. 处理流程（图 4-14）。

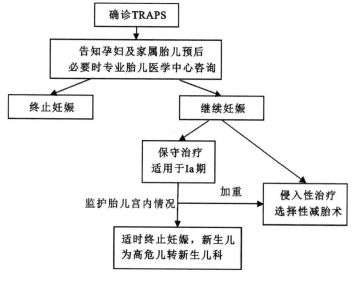

**图 4-14 TRAPS 的处理流程**

2. 妊娠期处理及监护要点。

（1）对泵血胎进行一周 1 次的超声监测，观察有无胎儿水肿的征象，以及脐动脉、脐静脉和静脉导管的多普勒检查结果有无异常。如果有水肿前表现，即单一体腔积液（腹水、胸水），则超声监测增至一周 2 次。

（2）鉴于早产风险增加，一般要对所有患者在妊娠 23～34 周给予促胎肺成熟治疗。

（3）关注母体宫高、腹围、体重的增长曲线，如出现增长迅速，注意泵血儿是否出现心衰或羊水量增多。

（4）宫内干预术后的监测主要目的是观察治疗效果和预防术后并发症的

发生。

1）术后 24 h 超声复查确定手术治疗效果：①病情是否复发或进展；②胎儿存活情况；③共存胎儿多普勒血流情况；④宫颈长度及形态。

2）术后每周复查超声了解胎儿生长发育、羊水情况、胎儿多普勒血流情况、胎儿心脏功能、宫颈长度及减灭胎儿的体积与位置等。

3）定期检查孕妇凝血功能、感染指标。注意腹痛、阴道流血及阴道分泌物。

（5）分娩后处理：检查胎盘、脐带及减灭胎儿的情况。

（6）分娩时机及方式：对这一类型的双胎，建议在妊娠 34～36 周时分娩。在这一区间内的具体分娩时间取决于患者的临床情况和有无提示泵血胎损伤的征象，如果有，应提前分娩。剖宫产指征包括先露异常、泵血胎的胎心率异常或生物物理评分低、单羊膜囊双胎或其他阴道分娩禁忌证等。

## 六、研究进展

1. 胎儿宫内治疗的指征和手术时机。

公认的手段为选择性减胎术，终止无心胎儿血供及生长，让供血胎儿继续妊娠。目前使用较多的手术指征为：

（1）无胎体重大于 50%供血胎儿体重；

（2）泵血儿出现超声多普勒血流改变；

（3）泵血儿出现心衰表现等。

宫内治疗的手术时机目前存在较大争议。国际妇产科超声学会指南指出：最佳手术时机为孕 16 周。如超声诊断 TRAPS 后，16 周前即开始进行预防性的胎儿宫内治疗，尤其是超声引导下激光消融技术，泵血儿生存率较高，约 80%，且有较好的妊娠结局，新生儿出现低出生体重和早产等风险较低。

2. 选择性减胎的手术方式。

减胎术的手术方式包括：胎儿镜下脐带电凝或者结扎减胎术、射频消融选择性减胎术、微波选择性减胎术等等。各种减胎术的目的都是阻断泵血儿对于无心胎的血供，并且各自存在优缺点。目前认为射频消融选择性减胎术是现阶段较为理想的治疗方案之一。

虽然侵入治疗可改善胎儿预后，但是仍存在潜在风险，如胎膜早破、存活胎儿胎死宫内等，应对每个病例制定周密的个体化治疗方案。

3. 宫内治疗后的结局。

目前有关结局的资料报道仅限于短期结局。研究报道的实施宫内凝固/消融术后的泵血胎生存率一般为 80%～90%。由于需要高度专科化的培训和设备，现在只有少数医院开展了 TRAPS 的宫内治疗操作。激光治疗和射频消融术都是安全有效的操作；两者之间的选择取决于术者经验、胎龄和个人意愿。母体并发症少见，包括出血、需要中转剖腹手术完成操作、热烧伤、绒毛膜羊膜炎导致母体脓毒症，以及弥漫性血管内凝血等。

## 七、病例分享

### （一）无干预的 TRAPS 分娩

孕妇杨某，女，34 岁。

【主诉】因"孕 30 周$^{+5}$，阴道流液 1 小时"于 2018 年 1 月 15 日入院。

【病史特点】平素月经规则，末次月经 2017 年 6 月 12 日，预产期 2018 年 3 月 19 日。自然受孕，否认双胎家族史。停经 35 天查尿 β-HCG 阳性，提示妊娠，孕早期无恶心、呕吐等早孕反应，孕 4 月余感胎动。孕期未定期产检。孕期 B 超提示"单绒单羊双胎，双胎反向动脉灌注序列征，一胎儿全身水肿，无头无心，腹壁缺损，脐带短，单脐动脉"。定期复查超声，存活胎儿大脑中动脉最高流速 27.4～50.4 cm/s，逐渐升高。存活胎儿心胸比 0.47～0.52。孕期无头昏、乏力、无心慌、胸闷、无下腹胀痛、皮肤瘙痒等不适。2018 年 1 月 15 日 3 时无明显诱因出现阴道流液，色清，无下腹胀痛，无阴道流血，遂来入院。孕期以来，精神、饮食、睡眠可，大小便无异常，体重随孕周逐渐增加。

【既往史】体健，否认特殊病史。

【生育史】$G_3P_1A_1$，2007 年顺产一活女婴，体健。后人工流产 1 次，时间不详。

【家族史】否认双胎家族史，此孕自然受孕。

【辅助检查】

1. 2018 年 1 月 8 日，孕 29 周$^{+5}$，医院 B 超提示双胎（单绒单羊可能，双胎反向动脉灌注序列征），羊水多。两胎儿间未见羊膜光带分隔。两胎儿共用一个胎盘位于后壁，厚约 3.8 cm、胎盘下缘距离宫颈内口 >7 cm。羊水深度 7.5 cm，羊水指数 22.4 cm，内可见浮游光点回声。两胎儿脐带相距近。脐动脉反向灌注朝向胎儿体内。A 胎儿大脑中动脉最高流速 50.4 cm/s。偶可见心律不齐。胎儿双肾集合系统分离 0.3 cm，肠管回声增强，范围约 4.6 cm×3.7 cm× 3.0 cm。胎儿心胸比值 0.48。B 胎儿全身皮肤水肿，厚约 1.6 cm，无头无心，可见发育不良的脊柱及双上肢、双下肢，股骨长约 4.6 cm。胎儿腹部可见回声连续性中断，中断处可见 6.7 cm×3.4 cm 的肿块向外膨出，内可见部分肠管、似肝脏及胃泡回声，该肿块周边可见脐血管包绕。

2. 2017 年 10 月 17 日羊水穿刺提示胎儿染色体未见异常。

**【入院诊断】**

1. 胎膜早破。

2. 双胎妊娠（单绒单羊）。

3. 双胎反向动脉灌注序列征。

4. 孕 3 产 1 孕 30 周$^{+5}$待产。

**【诊疗经过】** 入院后完善相关检查，胎先露臀位，胎膜已破告知，继续待产容易发生宫内感染、脐带脱垂、胎儿窘迫甚至胎死宫内。孕妇及家属签字坚决要求期待治疗，拒绝剖宫产，遂给予地塞米松促胎肺成熟、硫酸镁脑保护抑制宫缩、抗生素预防感染治疗。2018 年 1 月 17 日因"早产临产"行剖宫产术，2018 年 1 月 17 日 16 时 28 分以 LSA 位娩出一活男婴，Apgar 评分 8 分/min，9 分/5 min，体重 1 450 g，身长 39 cm，转新生儿科治疗。2018 年 1 月 17 日 16 时 31 分娩出一下肢样胎块（图 4-15），重约 200 g，无头及完整躯干，系无心畸胎。手术经过顺利，出血约 300 mL，探查双侧附件无明显异常。术后给予预防感染，营养支持治疗。

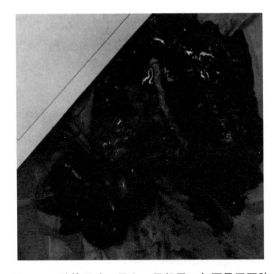

**图 4-15　胎块无头、无心、无躯干，仅可见双下肢**

**【术中诊断】**

1. 双胎反向动脉灌注序列征。

2. 孕 3 产 2 孕 31 周手术产一活男婴 LSA。

3. 孕 3 产 3 孕 31 周手术产一死无心畸胎。

4. 早产。

5. 胎膜早破。

**【术后随访】** 术后第 6 天，产妇一般情况好，办理出院。新生儿因"早产"继续新生儿科治疗。

### （二）TRAPS 孕中期宫内减胎治疗后妊娠至足月分娩

孕妇汪某，女，32 岁。

**【主诉】** 因"孕 38 周，TRAPS 减胎术后，发现血糖升高 2 月余"于 2018 年 7 月 30 日入院。

**【病史特点】** 平素月经规则，周期 40 天，末次月经 2017 年 11 月 6 日，预产期 2018 年 8 月 13 日。自然受孕，否认双胎家族史。停经 30 余天查尿 β-HCG 阳性，提示妊娠，孕早期有轻微恶心，呕吐等早孕反应，后逐渐缓解，孕 4 月余感胎动。孕早期超声提示双活胚（单绒双羊）。2018 年 2 月 28 日孕 12 周$^{+6}$超声提示：双胎妊娠，单胎存活，A 胎儿相当于 15 周，B 胎儿相当于 14 周，为无心胎（躯干水肿，FL 1.3 cm）。2018 年 3 月 8 日复查超声提示 B 胎儿无心胎（FL 1.6 cm），考虑 TRAPS。2018 年 3 月 27 日孕 21 周行 B 胎儿选择性减胎术，手术顺利，其后定期产检。2018 年 5 月 11 日查 OGTT4.14、8.74、8.73 mmol/L，提示妊娠期糖尿病，予以饮食运动控制，监测血糖：空腹血糖 4.8 mmol/L 左右，餐后血糖 6.8～9.9 mmol/L。控制不佳。孕期无头昏、乏力、无心慌、胸闷、无下腹胀痛、皮肤瘙痒等不适。孕 38 周，无产兆，要求入院剖宫产。孕期以来，精神、饮食、睡眠可，大小便无异常，体重随孕周逐渐增加。

**【既往史】** 否认特殊病史。2013 年 11 月因"妊娠期糖尿病"行剖宫产术。

**【生育史】** $G_3P_1A_1$，2013 年剖宫产一活女婴，体健。2016 年人工流产 1 次。

**【家族史】** 否认双胎家族史，此孕自然受孕。

**【辅助检查】** 2018 年 7 月 20 日 B 超提示双胎（B 胎儿死胎，A 胎儿存活），A 胎儿三尖瓣反流（胎儿三尖瓣回声稍强，三尖瓣口右房侧见收缩期反流信号，最高流速 2.9 m/s），A 胎儿头位，BPD 9.1 cm，AFV 4.9 cm，脐动脉 S/D 2.54，估计体重 2 742 g。

2018 年 7 月 27 日超声提示子宫下段肌层厚度 0.08、0.10、0.15 cm。

**【入院诊断】**

1. 妊娠合并子宫瘢痕（前次剖宫产）。

2. TRAPS 减胎术后。

3. 妊娠期糖尿病。

4. 孕 3 产 1 孕 38 周头位待产。

【诊疗经过】入院后完善相关检查，因"前次剖宫产"于 2018 年 7 月 31 日在腰硬联合麻醉下行子宫下段剖宫产术，2018 年 7 月 31 日 12 时 46 分以 LOT 位娩出一活男婴，Apgar 评分 10 分/min，10 分/5 min，体重 2 950 g，身长 49 cm，羊水色清。另可见一约 6 cm 机化胎儿躯干及四肢包裹于另一羊膜囊内，系无心畸胎。手术经过顺利，出血约 300 mL，探查双侧附件无明显异常。术后给予预防感染，营养支持治疗。胎盘及无心胎儿见图 4-16、图 4-17。

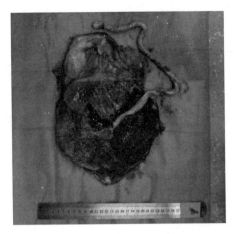

图 4-16 无心胎儿包裹在羊膜囊内

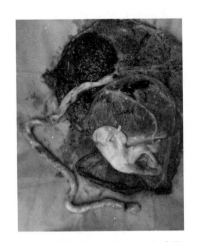

图 4-17 打开羊膜囊，可见一水肿的无心胎儿，头部无五官，似可见双眼遗迹；双上肢短小，双下肢发育成型，性别不详

【产后诊断】

1. 妊娠合并子宫瘢痕（再次剖宫产）。

2. TRAPS 减胎术后。

3. 妊娠期糖尿病。

4. 孕 3 产 2 孕 38 周[+1] 手术产一活男婴 LOT。

【术后随访】术后第 4 天，母儿一般情况好，办理出院。目前母婴一般情况好，未见近远期并发症。

## 八、总结与推荐

1. 双胎反向动脉灌注序列征（TRAPS）是单绒双胎妊娠的罕见特有并发症，表现为其中一胎无心或心脏无功能（无心胎），由另一胎（泵血胎）经胎盘动脉吻合供血。

2. 如果单绒毛膜双胎妊娠中一胎的解剖结构正常而另一胎无明显心脏结构和/或心脏活动，则应怀疑 TRAPS。如果观察到无心胎的脐动脉内搏动性血流是流向胎儿的，则可确诊。

3. 泵血胎可能有高心输出量心衰的征象：羊水过多、心脏扩大、心包和胸腔积液、腹水和三尖瓣关闭不全。

4. 一经诊断 TRAPS，如选择继续妊娠，建议尽早至可开展胎儿宫内治疗的专业医疗中心咨询。

5. 若 TRAPS 病例选择继续妊娠而无预后不良的因素，建议对泵血胎进行一周 1 次的超声监测，以观察有无胎儿水肿发生。

6. 在妊娠 23～34 周给予促胎肺成熟，并在妊娠 34～36 周时分娩。剖宫产指征与产科常规剖宫产指征一致。

7. 保留/放弃胎儿取决于孕妇及家属对胎儿的期望值和不良预后的接受程度。

## 九、护理心得

1. 一经诊断 TRAPS，如选择继续妊娠，建议尽早至可开展胎儿宫内治疗的专业医疗中心咨询，告知孕妇及家属手术治疗的有关风险及继续妊娠的预期死亡率和患病率，帮助尽早做出治疗决定。

2. 指导增加产检的次数，孕中期之后每 2 周进行 1 次产检，密切关注母体合并症、并发症与胎儿宫内安危，并同时关注母体宫高、腹围、体重的增长曲线。

3. 对选择性减胎的，术前做好充分的告知，术后每周 1 次超声检查，观察治疗效果，胎儿存活情况，定期检查孕妇凝血功能、感染指标。指导孕妇注意腹痛、阴道流血及阴道分泌物。

4. 使用药物预防早产、促胎肺成熟的，告知药物的作用及注意事项，密切观察药物反应，硫酸镁使用过程中注意观察孕妇呼吸、尿量、膝反射。

5. 责任护士入院时即进行各项风险评估，包括疼痛、生活自理能力、压疮、跌倒坠床、烫伤、呕吐物吸入窒息、静脉血栓等，告知风险及防范措施，住院期间根据患者病情或用药变化再次进行评估。

6. 依据孕产妇的病情和风险评估结果制定护理计划，有效的开展健康教育、康复指导和心理护理。

7. 向妊娠期糖尿病孕妇讲解相关知识及对母儿的危害，告知饮食和运动、必要时药物治疗对控制血糖的重要性，提高依从性，取得积极配合。

8. 术后严密观察生命体征、子宫收缩和阴道出血情况。

9. 新生儿护理。

(1) 新生儿娩出前,做好急救和复苏的准备;娩出后密切观察,注意保暖,防止低血糖、低钙和酸中毒的发生。

(2) 告知家属新生儿呕吐物吸入窒息的防范措施,教会家属呕吐物吸入窒息的紧急处理方法。

(3) 指导母乳喂养的方法,对新生儿实施早接触、早吸吮、早开奶。

(4) 母婴分离者,教会产妇挤奶技巧及乳汁储存的方法。

## 十、温馨小提示

1. 发现 TRAPS 该如何处理?

需向孕妇及家属告知无心胎儿宫内生长特点及对有心胎儿的影响,排除有心胎儿结构及染色体异常,尊重患者意愿,有以下处理方式:

(1) 引产终止妊娠:依据孕周、宫颈成熟度、既往孕产史、并发症等综合考虑后选择最优引产方式。引产过程中可能出现引产失败,需综合多种引产方式引产;产后出血甚至难治性产后出血需切除子宫永久性丧失生育能力;再孕时仍发生畸形可能。

(2) 保守治疗:密切随访、顺其自然。风险小,但对改善围生儿结局效果有限。

(3) 侵入性治疗:即胎儿宫内治疗,终止无心胎儿血供及生长,让供血胎儿继续妊娠。需至开展此项业务的专业医院进行治疗,可能改善存活胎儿(泵血儿)的预后。在临床治疗中,应与患者及家属进行充分沟通,详细告知相应病情风险,尊重其意愿,选择最佳治疗方案。术后需在产前超声诊断及早产儿救治条件的医疗中心进行定期复查及分娩。

2. 如何早期发现和超声监测?

因 TRAPS 只发生在单绒双胎中,因此孕早期判断绒毛膜性非常重要。产前超声应对泵血儿进行系统筛查,对胎儿生长发育情况及心功能状态进行评估。当发现泵血儿心脏增大、腹腔积液、胸腔积液、心包腔积液、肝脏肿大等常提示泵血儿已发生心功能衰竭,预后不良。胎儿超声心动图及 MRI 是评估泵血儿心脑功能不全的重要方法。

3. 病情交代有何注意事项?

(1) 门诊知情同意书。

现已确诊 TRAPS,此种并发症在单绒双胎中罕见,发生率极低,为双胎之一发育相对正常的胎儿(泵血儿)通过胎盘动脉吻合向另一发育不完全的胎儿(无心畸胎)供血,未经干预的情况下,泵血儿死亡率约为 50%,无心畸胎儿死亡率100%。胎儿宫内治疗可能改善泵血儿的结局。

建议：①优生遗传科咨询，继续妊娠者需行侵入性产前诊断；②开展胎儿宫内治疗的综合性胎儿医学中心咨询，必要时进行侵入性治疗改善泵血儿妊娠结局。

（2）住院知情同意书。

引产前交待：引产具有高风险，可能发生产后出血若经保守治疗无效，需行介入治疗甚至切除子宫丧失生育能力，严重时危及生命。再孕有再发畸形可能。

保留胎儿继续妊娠分娩前交待：除本书前面讲述单绒双胎相关风险外，TRAPS中泵血儿如存活，新生儿低出生体重风险相对较高，远期个体健康发育风险及社会经济成本可能增加，远期预后有待观察。

4. 发现TRAPS，转诊机制是怎样的？

不具备宫内治疗能力的机构一旦筛查出TRAPS的病例，应当尽快转诊至上级能够进行宫内手术治疗的医疗机构进一步诊断和评估，以免延误手术治疗时间。分娩需到具备新生儿救治能力的医疗机构。基层医疗单位应当积极投身于发展TRAPS及其他复杂性双胎疾病筛查能力的建设，做好筛查、早期指导告知和转诊的工作。

# 十一、小贴士

1. 为什么会怀TRAPS双胎？

TRAPS是一种罕见病，在单绒毛膜双胎中发生率为1%，在妊娠中的发生率约1/35 000。关于TRAPS的发病机制，目前有两种可能的假说，一种认为TRAPS的胎儿在胚胎形成早期，胎盘血管形成异常，形成"动脉-动脉"血管交通支，大量的低氧合血液从泵血儿流至受血儿，仅能维持受血儿局部组织（下半身）的形成与发展，从而使受血儿发育成为无心胎。另一种假说认为，双胎之一原发心脏形成异常，即无心胎，而为了保证其继续发育和发展，胎盘继发地形成了"动脉-动脉"血管交通支，以维持无心胎的血液供应。

2. 下一步该怎么办？

无心畸胎死亡率100%，结构相对正常的泵血儿病死率可达50%。若TRAPS没有及时得到有效治疗，则会引起发育相对正常的胎儿出现羊水过多、充血性心衰，严重时会造成发育相对正常胎儿出现宫内死亡的情况。如对此孕胎儿期望值不高，无法接受胎死宫内及侵入性治疗预后的不确定性，可考虑终止妊娠，如选择继续妊娠，建议至开展胎儿宫内治疗的专业医疗中心咨询及监护。

3. 如果选择不要这个孩子，那下一次怀孕该怎么办？

目前尚未发现 TRAPS 与再次妊娠有相关性。但仍建议再次妊娠前至优生遗传科进行遗传学咨询和必要的孕前检查。

（蒋婷婷）

（护理部分：顾　夏　汪红艳　林　莹）

# 第八节　双胎贫血-红细胞增多序列征（TAPS）

## 一、概述

双胎贫血-红细胞增多序列征首次于 2006 年被提出，是一种不典型的慢性双胎输血综合征，特征为双胎间血红蛋白差异较大，由红细胞通过几处极小（直径<1 mm）胎盘血管吻合支缓慢输血所致，可导致一胎贫血而另一胎红细胞增多。TAPS 并不表现为羊水过多-过少序列征。3%～5% 的单绒双胎妊娠自发发生 TAPS，另外有 2%～16% 的 TAPS 可能继发于 TTTS 胎儿镜激光治疗术后，可能与术后微小吻合支导致慢性 TTTS 的形成有关。

当胎儿发生贫血时，胎儿血管内红细胞减少血液黏度降低，血流速度加快；且由于胎儿贫血缺氧而导致胎儿机体表现出对大脑的保护效应，引起大脑血管扩张，脑血流速度加快，故 B 超监测贫血胎儿的大脑中动脉收缩期峰值流速（middle cerebral artery-peak systolic velocity，MCA-PSV）会升高，反之，受血胎儿体内红细胞增多引起血液瘀滞，血流速度减慢，可相应地表现出 MCA-PSV 降低。当供血儿 MCA-PSV>1.5 倍中位数（MoM），受血儿 MCA-PSV<1 倍 MoM 时提示 TAPS。

## 二、诊断

1. 产前诊断。当一胎的 MCA-PSV 大于 1.5 MoM，而另一胎的 MCA-PSV 低于 1 MoM 时，可诊断 TAPS。胎盘回声不等是支持 TAPS 诊断的一种常见但不具有特异性的发现。贫血的供血儿胎盘区域增厚且呈强回声，多血的受血儿胎盘区域则外观正常，且两个区域之间的边界清晰。红细胞增多症胎儿的肝脏可能呈现"星空"表现，这是由于肝实质回声减弱和门微静脉壁的亮度提高。

2. 产后诊断。胎盘母体面出现显著色差提示 TAPS 诊断：供血儿一侧发白或呈粉色，受血儿一侧色深。而 TTTS 的胎盘母体面不存在这种颜色差异。产后诊断的依据是双胎间血红蛋白差异≥8 g/L，且双胎的网织红细胞比>1.7

（供血儿的网织红细胞计数/受血儿的网织红细胞计数），胎盘灌注检查可显示少数极小（<1 mm）的 A-V 吻合且有单向血流。

3. 分期。产前及产后 TAPS 分期（表 4-17）。

**表 4-17　产前及产后 TAPS 分期**

| 期别 | 产前分期 | 产后分期（双胎之间血红蛋白差异） |
|---|---|---|
| Ⅰ期 | 输血胎 MCA-PSV>1.5 MoM 和受血胎 MCA-PSV<1.0 MoM，无其他胎儿并发症 | >8.0 g/L |
| Ⅱ期 | 输血胎 MCA-PSV>1.7 MoM 和受血胎 MCA-PSV<0.8 MoM，无其他胎儿并发症 | >11.0 g/L |
| Ⅲ期 | 第Ⅰ、Ⅱ期基础上出现供血儿心血管并发症或血流动力学异常，即脐动脉舒张末期血流消失或反向、脐静脉搏动频谱、静脉导管 α 波反向 | >14.0 g/L |
| Ⅳ期 | 供血儿胎儿水肿 | >17.0 g/L |
| Ⅴ期 | 一胎儿或双胎儿死亡 | >20.0 g/L |

## 三、特点

是单绒双胎的并发症；表现为一胎贫血，一胎红细胞增多；羊水量正常。

## 四、并发症

轻者一胎贫血，一胎红细胞增多。贫血胎儿可能存在心脏扩大、三尖瓣关闭不全和腹水。受血儿因长期血液瘀滞继发心衰。严重时一胎或双胎宫内死亡。

## 五、预后

1. TAPS 双胎妊娠的结局是有所差异的。严重 TAPS 可能会导致双胎宫内死亡，轻度 TAPS 的双胎仍可能健康诞生。

2. TAPS 导致的新生儿并发症较多，神经系统损害为严重并发症之一。受血儿红细胞增多、血液黏稠、血流速率减慢，可导致大脑缺氧、胎儿及胎盘发生血栓；供血儿贫血，影响大脑血氧供应，从而导致缺血缺氧性脑病。

## 六、处理

处理流程见图 4-18。

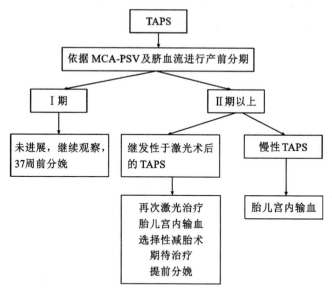

**图 4-18　TAPS 处理流程**

## 七、研究进展

TAPS 发病率低，发现晚，病例稀少，但随着国内外研究的深入，TAPS的诊断标准也在不断修正及更新。一些研究者使用受血儿 MCA-PSV<0.8 MoM作为 TAPS 诊断标准。2019 年 Tollenaar 等提出 ΔMCA-PSV>0.5 MoM，即双胎MCA-PSV 的差值作为 TAPS 的产前诊断标准，与目前的诊断标准相比，预测灵敏度及阴性预测值都有提高，但需要更多的数据支持。

## 八、经验分享

1. 对于罕见疾病 TAPS，关键在于产前及孕期的规范管理，早期正确诊断，使患者能得到及时治疗，从而改善新生儿预后。

2. 重视单绒毛膜双胎妊娠的产前超声监测，充分意识到 MCA-PSV 的变化对该疾病的监测和诊断具有重要意义。

## 九、护理心得

1. 按高危妊娠专案管理，实施系统规范管理、预约、跟踪服务，尽量由有经验的医生（如母胎医学专家）来进行围生期的监护。早期正确诊断，使患者能得到及时地治疗，从而改善新生儿预后。

2. 指导按期产前检查，适时增加产检次数，监测宫高、腹围、体重变化；

观察有无并发症发生，及时给予对症护理。加强胎儿监护，监测胎心、胎动，注意观察有无宫缩。

3. 责任护士入院时即进行各项风险评估，包括疼痛、生活自理能力、压疮、跌倒坠床、烫伤、呕吐物吸入窒息、静脉血栓等，告知风险及防范措施，住院期间根据患者病情或用药变化再次进行评估。

4. 依据孕产妇的病情和风险评估结果制定护理计划，有效的开展健康教育、康复指导和心理护理。

5. 对选择性减胎的，术前做好充分告知，术后每周1次超声检查，观察治疗效果及胎儿存活情况，定期检查孕妇凝血功能、感染指标。指导孕妇注意腹痛、阴道流血及阴道分泌物。

6. 告知孕产妇TAPS双胎妊娠的结局是有所差异的。严重TAPS可能会导致双胎宫内死亡。轻度TAPS的双胎仍可能健康诞生，TAPS导致的新生儿并发症较多，需做好心理护理。

7. 术后严密观察生命体征、子宫收缩和阴道出血情况。

8. 新生儿护理

（1）新生儿娩出前，做好急救和复苏的准备。

（2）严密观察新生儿有无并发症的发生，尤其是神经系统，告知家属2岁时行脑MRI检查。

（3）告知家属新生儿呕吐物吸入窒息的防范措施，教会家属呕吐物吸入窒息的紧急处理方法。

（4）指导母乳喂养的方法，对新生儿实施早接触、早吸吮、早开奶。

（5）母婴分离者，教会产妇挤奶技巧及乳汁储存的方法。

## 十、温馨小提示

1. 如何早期发现并诊断TAPS？

因TAPS少见，且轻者仅表现为MCV－PSV的变化，如不引起重视，易漏诊，故在单绒毛膜双胎妊娠中，需对胎儿行连续超声监测以筛查TTTS和TAPS以及sIUGR，因为这些疾病在单绒双胎妊娠中的总发病率为15％～20％，具有较高的并发症发生率和死亡率，并且能够通过干预降低这些并发症的发生率和死亡率。这三种疾病的临床表现有重叠，因此辨别它们之间的差异将有助于鉴别诊断。建议将所有单绒双胎妊娠转诊至母胎医学专家，以便会诊和/或进行联合管理。

2. 如何防止产后对TAPS的漏诊？

对于单绒双胎，一新生儿严重贫血而另一新生儿皮肤潮红，同时伴有血红蛋白及网织红细胞计数相差大者应考虑到 TAPS 这种罕见疾病的存在。

3. 病情交代有何注意事项？

（1）门诊病情告知。单绒双胎较双绒双胎并发症多且复杂，TAPS 为其中之一，轻者一胎贫血，一胎红细胞增多。严重时一胎或双胎宫内死亡。

（2）住院病情告知。除本书前面讲述常规双胎风险之外，TAPS 导致的新生儿并发症较多，神经系统损害为严重并发症之一。供血胎儿由于严重贫血而表现为皮肤颜色苍白，但是由于其失血过程缓慢，故失血性休克的表现往往并不明显；受血胎儿则由于红细胞增多而表现为皮肤颜色潮红；而且严重者可因血液的黏滞而导致胎儿屏气、呼吸困难、青紫发作甚至血栓形成、远端肢体坏疽等严重并发症发生。

## 十一、小贴士

1. 为什么会怀上 TAPS 双胎？

TAPS 是一种不典型的慢性双胎输血综合征，由红细胞通过几处极小（直径＜1 mm）胎盘血管吻合支缓慢输血所致，从而导致一胎贫血而另一胎红细胞增多。

2. 下一步该怎么办？

依据两胎儿 MCV－PSV 和评估各胎儿是否合并其他并发症进行分期，Ⅰ期可在严密观察下继续妊娠，Ⅱ期以上可考虑进行胎儿宫内治疗，建议至开展此项业务的专业胎儿医疗中心进行监护和治疗，改善胎儿预后。

（蒋婷婷）

（护理部分：顾　夏　汪红艳　林　莹）

# 第九节　联体双胎

## 一、发生率

联体双胎是一种罕见的单羊膜囊双胎类型，估计在全球的发生率为 1.5/10 万例分娩。女性联体双胎比男性联体双胎更多。

## 二、类型

联体双胎的融合发生在相同的身体部位之间。根据融合部位，联体双胎分为头部联胎、胸部联胎、脐部联胎、坐骨联胎、寄生式联胎、颅部联胎、脊柱联胎和臀部联胎。

### 三、产前诊断

在单羊膜囊双胎妊娠早期，当胚胎/胎儿两极密切相关并且彼此相对的位置没有改变时，应怀疑联体双胎。

联体双胎不具有完全特异性的其他表现包括：并列胚胎伴中线单个心脏活动，NT 增厚或囊性水瘤，无法分开的胎儿部分，双胎没有单独活动的迹象，肢体少于预期，单个脐带有 3 条以上血管，相互面对的胎儿颈椎过度伸展，双胎头部或臀部始终处于同一水平。

在妊娠后半期，详细的解剖检查可帮助确定连接处的位置和范围。羊水过多是妊娠后期联体双胎的并发症，发生率高达 50％。

MRI 检查也可能帮助明确解剖结构和预先制定手术计划。

### 四、预后

联体双胎必定有先天性异常，即使进行了手术分离，这些异常通常也会影响一胎或双胎的存活，因此联体双胎的预后很差。

### 五、管理

联体双胎的管理主要基于病例报告、小型病例系列研究及专家意见。尚无充分文献指导具体的分娩时间；但由于死产风险较高，羊水过多和早产相关的并发症风险也较高，可选择在使用产前皮质类固醇后于 35 周分娩。由于联体双胎并不能单独活动，所以脐带缠绕并非主要问题。最佳子宫切开方式的选择取决于患者个体因素，包括孕周、附着类型和新生儿预后。腹部和子宫切口应足够大，以便于无创地娩出联体双胎；因此通常需要经典式子宫切开术。

已有产前未确诊的联体双胎成功经阴道分娩的报道，但阴道分娩发生难产及母体和/或胎儿损伤的风险很高，包括子宫破裂和胎儿死亡。由于中期妊娠时联体双胎的体积远小于足月时，所以可在此时尝试阴道分娩；无宫外存活能力的双胎终止妊娠也可选择阴道分娩。

（蒋婷婷）

# 第五章　双胎宫内治疗

随着产前超声影像学、分子遗传学、介入性产前诊断技术的快速发展，胎儿疾病在产前得以筛查与诊断，多数产前明确诊断的胎儿疾病，可以在出生后得以救治，但少数严重的胎儿疾病由于宫内病情恶化迅速，预后差，需要通过宫内的干预阻止疾病进一步恶化，为出生后治疗赢得机会，提高生存质量。目前我国已开展的胎儿宫内手术包括宫内输血治疗严重胎儿贫血、胎儿镜下胎盘血管电凝术治疗双胎输血综合征、选择性减胎技术（包括氯化钾心脏内注射、超声引导下的双极电凝术、胎儿镜下的脐带电凝术、射频消融技术等）、胎儿体腔积液导管引流术、胎儿先天性心脏病的宫内介入手术、胎儿镜下严重先天性膈疝介入手术、子宫外产时处理，也有报道成功开展了开放性的胎儿外科手术。

## 一、胎儿宫内治疗的范围与分类

胎儿宫内干预按照干预的路径大致分为以下几类：

1. 超声引导下的穿刺针手术（例如，胎儿血液采样、宫内输血、分流、球囊瓣膜成形术、射频消融、间充质干细胞移植术等）。

2. 胎儿镜手术（胎盘激光消融治疗双胎输血综合征、脐带闭塞、气管球囊闭塞、羊膜束带松解、激光消融治疗下尿路梗阻、脊髓脊膜膨出修补术等）。

3. 进行开放式胎儿手术（修复脊髓脊膜膨出或切除肺部肿块或畸胎瘤等）。

4. 子宫外产时处理新生儿气道畸形。

## 二、复杂性双胎的宫内治疗

### （一）胎盘血管电凝术

胎儿镜激光治疗技术是双胎输血综合征的首选治疗方式。

1. 手术适应证。

（1）Quintero 分期 Ⅱ～Ⅳ 期。

（2）Quintero 分期 Ⅰ 期，孕妇腹胀症状进行性加重以及羊水异常有加重趋势者，需要严密观察，酌情处理，可以参考胎儿心功能 CHOP 评分等的 TTTS 补充评估系统进行手术指征判断。

2. 禁忌证。

（1）孕妇存在各系统特别是泌尿生殖系统的急性感染。

（2）先兆流产者应慎行胎儿镜手术。

3. 术前准备。

（1）向孕妇及家属解释手术方法和过程、手术的必要性及其风险以及可能的并发症，并签署知情同意书。

（2）进行血尿常规、肝肾功能、心电图、凝血功能、阴道清洁度和细菌学检查，排除急性炎症特别是泌尿生殖道急性炎症。

（3）确认手术方式和方法，前壁胎盘建议使用弧形胎儿镜或 30°胎儿镜等。

（4）可考虑术前预防性使用抗生素。

（5）必要时术前预防性使用宫缩抑制剂。

（6）测量宫颈长度。

4. 麻醉方式。

（1）局麻：利多卡因局部浸润麻醉。

（2）椎管内麻醉：此麻醉方法适用于手术时间较长的病例。

（3）镇静：必要时可使用镇静剂。

5. 设备及器械。

（1）胎儿镜影像系统。

（2）穿刺套管。

（3）胎儿镜系统。

（4）激光生成装置。

（5）羊水灌注系统。

（6）彩色超声诊断仪。

6. 选择穿刺位置。

（1）确定胎盘位置，穿刺点应在条件允许情况下远离胎盘及子宫下段。

（2）确定胎儿脐带胎盘插入位置，穿刺位置尽量暴露两个脐带插入点及之间区域。

（3）确定供血胎儿位置，穿刺位置尽量暴露供血胎儿长轴。

（4）超声实时引导，尽可能避开胎盘及孕妇腹壁血管。

7. 操作方法。

（1）麻醉完成后，再选定穿刺部位做皮肤切口。

（2）超声引导下在皮肤切口处置入穿刺套管。

（3）必要时羊水取样进行产前诊断。

（4）置入胎儿镜进入受血胎儿羊膜腔。

（5）胎儿镜下寻找两胎儿间的隔膜、双胎脐带胎盘插入部位、供血胎儿以及血管交通支。尽量对所有通过两胎儿之间隔膜的血管进行全程循迹观察，尽量找到其起源的脐带插入点。确定是否与对侧脐带插入点发出的血管存在交通。注意是否存在胎膜部位的血管交通支。

（6）激光导丝通过胎儿镜鞘进入羊膜腔，寻找目标血管并进行激光凝固。

8. 胎儿镜激光治疗技术方法选择。

（1）非选择性血管交通支凝固术（NS-LCPV）：技术要点为使用激光凝固全部通过两胎儿之间隔膜的血管。

（2）选择性血管交通凝固术（SLCPV）：技术要点为对经胎儿镜确定为双胎之间血管交通支的血管，根据其类型有序、依次进行激光凝固。首先是动脉-静脉交通支（供血儿动脉至受血儿静脉），然后是静脉-动脉交通支（供血儿静脉至受血儿动脉），最后是动脉-动脉交通支和静脉-静脉交通支。

（3）Solomon 技术：在选择性血管交通支凝固术之上发展而来，在选择性血管凝固的基础上，对凝固点之间的胎盘区域进行连续线状激光凝固，并连接各个凝固点。

手术过程中羊膜腔内出血可能导致视野模糊，从而无法完成手术。在这种情况下，进行羊膜腔灌注，可以很有效地清理术野。

9. 术后处理。

（1）监测孕妇生命体征。

（2）注意宫缩情况。

（3）注意早产、胎膜早破、胎盘早剥、羊水渗漏等并发症。

（4）注意穿刺点有无出血、渗出、化脓等。

（5）嘱孕妇注意卧床休息和外阴清洁，禁止性生活。

（6）注意腹痛、阴道出血或异常分泌物、发热等，及时随诊。

10. 术后监测。

（1）术后 24 h 超声复查确定手术治疗效果：①TTTS 病情是否恢复或进展。②胎儿多普勒血流。③胎儿是否存活；④宫颈长度及形态。

（2）术后每周复查超声了解胎儿生长发育、羊水情况、胎儿各种血流多普勒情况、胎儿心脏功能、宫颈长度、是否存在 TAPS 和 TTTS 复发等。

（3）定期检查凝血功能及血常规，注意腹痛、阴道流血及阴道分泌物。

（4）普通产科检查。

（5）分娩后处理：检查胎盘、脐带（如果有一胎胎死宫内需要检查死胎），确认胎盘绒毛膜性质与手术效果，条件允许需要行胎盘血管灌注进一步确认手术效果。

（6）随访新生儿。

11. 术后常见并发症的预防及处理。

（1）出血。手术操作时在超声引导下尽量避开血管。术后近期出血可能是由于穿刺造成的血管损伤，若盆腹腔出血较多，观察血红蛋白下降明显，应立即行腹腔镜甚至开腹止血。

（2）感染。手术通过腹部进入宫腔，可能出现术后感染，感染可致胎膜早破及流产。在术中应严格注意无菌操作，合理应用抗生素预防感染。术前应充分准备及消毒，保持穿刺点及外阴、阴道清洁，特别对术前有阴道出血者应提前应用抗生素预防感染，术后出现阴道出血者需加强管理，一旦出现发热症状，合理应用抗生素。

（3）胎膜早破。是胎儿镜宫内治疗的主要并发症。

（4）流产和早产。随着胎儿镜治疗操作技术的成熟，总的流产率趋于稳定，若出现流产、早产迹象应卧床休息、保胎、对症治疗，提高胎儿存活率。

（5）一胎胎死宫内后凝血功能障碍。凝血功能异常可发生在一胎胎死宫内后，尤其是未行血管凝固的胎儿或有血管交通支残留的胎儿，死亡胎儿释放大量凝血活性物质，可发生胎儿血管栓塞综合征引起血栓形成及 DIC，需定期复查凝血功能及血常规，早期发现和预防 DIC。

（6）双胎间隔膜破裂。如果供血胎的羊水量迅速恢复正常（术后 24 小时内），则应怀疑假羊膜束带综合征（pseudoamniotic band syndrome，PABS），并发症包括脐带缠绕和肢体缩窄缺陷。受血胎也可因胎儿镜插入部位的羊膜破裂而发生 PABS，发生率为 1%～2%。PABS 可导致缩窄缺陷，这些缺陷仅限于肢体远端，不会导致患肢截短或功能受限，无须产前干预。

（7）TAPS。TTTS 激光凝固术后 TAPS 的发生率为 2%～13%，最晚可在术后 6 周发生。属于轻型 TTTS。激光凝固术后 TAPS 的治疗可选择再次激光治疗、宫内胎儿输血，选择性减胎、期待治疗和提前分娩。最佳治疗方案尚不明确，应视个体情况而定，取决于胎龄和 TAPS 的进展速度。如果在术后不久双胎的大脑中动脉流速就有明显差异，可实施选择性减胎或尝试再次激光凝固术。

### （二）胎儿宫内输血

宫内输血是指由于各种原因导致胎儿贫血，直接给胎儿输注红细胞的一种临床技术，可以提高严重贫血胎儿的生存率。宫内输血指征即胎儿贫血，由于孕周不同，胎儿血红蛋白的正常值亦不同，所以临床多应用胎儿血红细胞比容＜0.30 作为宫内输血的指征。

1. 血液来源。

（1）母体供血。

（2）母亲的兄弟姐妹供血。

（3）匿名供血。

2. 母体准备。初次宫内输血前 48 小时，给予≥26 周孕妇产前皮质类固醇，以防需要紧急分娩。操作前禁食 6～8 小时，必要时可给予预防性抗生素及镇静。

3. 输血途径。宫内输血的途径包括脐静脉、腹腔内、脐动脉和心脏，经过多年的实践，脐静脉被认为是宫内输血的最佳途径。

4. 并发症。发生率约为 1.2%，包括一过性胎儿心动过缓、足月前胎膜早破、感染、紧急剖宫产、胎儿丢失等。

5. 多次宫内输血的评估。对于发生贫血孕周小、程度严重的胎儿，孕期往往一次输血不能解决所有问题。目前，国内外对于首次宫内输血的指征基本统一，但再次输血的评价指标尚无统一标准。MCA-PSV、胎儿血红蛋白下降速度可以用来预测再次输血的时机。胎儿宫内输血 2 次后，再输血的时机应个体化，根据病因、胎儿状态及输血后的血红细胞比容等选择合适时机。

6. 预后。宫内输血后的总生存率为 90%，但可因医疗中心经验和是否有胎儿水肿而异。首次输血时有水肿的胎儿其生存率低于没有水肿的胎儿。

### （三）选择性减胎术

减胎术可以延长孕周，降低早产及围生儿的发病率与死亡率。根据减胎目的不同分为两类：

（1）多胎妊娠减胎术。减少胎儿数目以降低多胎妊娠给母胎带来的风险；

（2）选择性减胎。是指已明确诊断其中一个胎儿异常，减胎目的是避免异常胎儿的出生或者避免异常胎儿对正常（或相对正常）胎儿在宫内产生不良影响。

多绒毛膜多胎的常规减胎技术是注射氯化钾。常见的手术并发症为流产、早产、氯化钾误入母体血循环等。

单绒双胎的常见减胎指征为双胎之一结构异常、严重的选择性生长受限、双胎反向动脉灌注序列征等。由于单绒双胎一胎如果突然死亡，且胎盘吻合血管的存在，另一胎儿会发生急性宫内输血造成该胎儿同时死亡或遗留神经系统并发症，减胎需要采取一些特殊的技术。目前使用的减胎方法包括：开放式手术（子宫切开术）、胎儿镜和超声引导下穿刺术。无论采用何种途径，最常用的方法都是脐带闭塞，包括双极电凝、激光凝固、光凝、射频消融或缝扎。

射频消融（rsdiofrequency ablation，RFA）是首选常用的脐带闭塞技术。减胎术后随访与双绒毛膜多胎相同。研究表明，射频消融、双极脐带电凝、脐带激光光凝和脐带结扎后的胎儿生存率分别为 86%、82%、72% 和 70%。

1. 手术指征。

（1）Ⅲ期或Ⅳ期 TTTS。

（2）Ⅱ型或Ⅲ型 sIUGR。

（3）TRAPS 经评估后，提示供血胎儿发生水肿的风险较大。

（4）单绒毛膜双胎妊娠发现双胎之一严重结构异常或染色体异常。

（5）三胎妊娠，包括单绒三羊三胎，或双绒三羊三胎要求减去其中单绒毛膜双胎之一者。

2. 术前评估。详细评估胎儿的结构、生长发育指标、羊水量、多普勒血流情况、胎盘位置、脐带插入点的位置及孕妇的子宫颈长度等，并评估有无行 RFA 减胎的手术指征。术前充分告知孕妇及其家属单绒毛膜多胎妊娠并发症的不良结局，比较期待治疗和减胎治疗的预后，详细告知 RFA 减胎的过程、手术风险、手术并发症等，签署知情同意书。

3. 术前准备。术前再次行超声检查评估胎位、胎盘位置、脐带插入点位置及孕妇的子宫颈长度，评估适宜的进针位置。根据孕妇的情况，取平卧位或半卧位，常规消毒铺巾，评估拟减胎儿的位置，确定进针路径。在拟穿刺部位局部浸润麻醉至筋膜层，在超声引导下，穿刺进入到目标胎儿脐血管的腹内段，超声多普勒血流显示穿刺针尖在脐血管附近，张开爪形固定器确定消融范围，连接射频治疗仪，接通电源，开始射频消融。消融过程采取功率模式，起始功率均为 20 W，每分钟调整功率逐步上升，直至温度上升至 100～110 ℃自动停止。1 个射频加热循环结束后，采用多普勒血流超声检测拟减胎儿的血流信号及心率，如发现多普勒信号仍较活跃，则开始第 2 个射频加热循环的消融，当超声显示被减胎儿体内及脐带无多普勒血流信号时，结束手术，记录射频循环次数。

4. 术后处理。孕妇术后使用宫缩抑制剂预防早产。术后第 1 天复查超声评估存活胎儿的情况及羊水量，并再次评估被减胎儿的血流及羊水量。评估子宫颈的长度。术后 2 周开始，每周定期复诊监测保留胎儿的生长发育情况、大脑中动脉血流、脐血流及羊水量。

5. 手术风险及并发症。

（1）出血。弥散性血管内凝血、感染、胎膜早破、腹壁血肿、胎盘早剥、胎盘血管出血；麻醉药物过敏。

（2）羊水渗漏、羊水栓塞。

（3）术后胎儿流产、胎儿死亡。

（4）减胎手术失败、存活胎儿死亡率及并发症发生率升高；酌情再次其他方法减胎。

（5）术后发生羊膜束带综合征、导致胎儿残疾。

（6）胎儿、胎盘热损伤。

（7）因死亡胎儿引起的存活胎儿低血压、低血氧，导致存活胎儿神经系统损害。

（8）不能排除存活胎儿存在结构畸形可能。

（9）手术后，由于被保留胎儿自身血流动力学改变，发生贫血、心力衰竭等并发症。

## 三、病例分享

### （一）胎儿镜下胎盘血管电凝术治疗双胎输血综合征

孕妇桂某，女，25岁。

**【主诉】** 因"孕31周$^{+3}$，下腹胀痛4小时余"于2013年1月30日入院。

**【病史特点】** 平素月经规则，末次月经2012年6月23日，预产期2013年3月30日。自然受孕，否认双胎家族史。停经30天查尿β-HCG阳性，提示妊娠，孕早期无恶心、呕吐等早孕反应，孕4月余感胎动。孕期未定期产检。孕2月B超提示双胎妊娠，孕21周B超考虑双胎输血综合征（Ⅳ期）。行胎儿镜下胎盘血管电凝术及羊水减量术，随后定期监测B超3次，提示两胎儿体重渐增，体重相差小于20%，羊水量均正常，两胎儿三尖瓣均有不同程度反流。孕期无头昏、乏力、无心慌、胸闷、无下腹胀痛、皮肤瘙痒等不适。2013年1月30日3时左右开始出现不规则下腹胀痛，时间为10～20″/10′，无阴道流血流液，自觉胎动如常，遂入院。孕期以来，精神、饮食、睡眠可，大小便无异常，体重随孕周逐渐增加。

**【既往史】** 体健，否认特殊病史。

**【生育史】** $G_1P_0A_0$。

**【家族史】** 否认双胎家族史，此孕自然受孕。

**【辅助检查】**

1. 2013年1月28日，孕31周$^{+1}$，B超提示双胎（一头一臀），A胎儿BPD 8.0 cm，AFV 4.7 cm，脐动脉S/D 3.05，估计体重1 715 g，胎儿三尖瓣少许反流。B胎儿BPD 8.2 cm，AFV 6.1 cm，脐动脉S/D 2.57，估计体重1 548 g，胎儿三尖瓣反流。

2. 2013年1月30日，血常规提示血红蛋白84 g/L。

**【入院诊断】**

1. 先兆早产。

2. 双胎妊娠。

3. Laser治疗术后。

4. 双胎输血综合征胎盘血管电凝术后。

5. 妊娠合并轻度贫血。

**【诊疗经过】** 入院后完善相关检查，B超提示孕妇宫颈管长约2.6 cm。给予地塞米松促胎肺成熟、硫酸镁脑保护治疗。2013 年 1 月 31 日孕妇自觉左侧胎儿胎动明显减少，胎心监护Ⅲ类图形，因"胎儿窘迫"于 2013 年 1 月 31 日在腰硬联合麻醉下行子宫下段剖宫产术，2013 年 1 月 31 日 12 时 48 分以 LOA 位娩出一活男婴，Apgar 评分 9 分/min，10 分/5 min，体重 1 450 g，身长 42 cm，2013 年 1 月 31 日 12 时 49 分以 LScA 位娩出一活男婴，Apgar 评分 9 分/min，10 分/5 min，体重 1 580 g，身长 42 cm，羊水均为血性，两新生儿转新生儿科治疗。胎盘边缘有 7 cm×3 cm 凝血块压迹，提示胎盘早剥。术中出血约 200 mL，术后给予预防感染，营养支持治疗。

**【术中诊断】**

1. 双胎输血综合征胎盘血管电凝治疗术后。

2. 胎盘早剥。

3. 孕 1 产 1 孕 31 周$^{+4}$手术产一活男婴 LOA。

4. 孕 1 产 2 孕 31 周$^{+4}$手术产一活男婴 LScA。

5. 早产。

6. 妊娠合并轻度贫血。

7. 胎儿窘迫。

**【术后随访】**术后第 8 天，产妇一般情况好，办理出院。新生儿因"早产"新生儿科治疗。A 新生儿治疗 37 天，体重 2 240 g，B 新生儿治疗 37 天，体重 2 320 g，出院。随访至今无明显近远期并发症。

**（二）超声介导下射频消融减胎术治疗双胎选择性胎儿生长受限**

孕妇张某，女，26 岁。

**【主诉】**因"孕 22 周$^{+5}$，B 超提示双胎选择性胎儿生长受限 4 天"于 2019 年 9 月 22 日入院。

**【病史特点】**平素月经规则，末次月经 2018 年 4 月 14 日，预产期 2019 年 1 月 21 日。自然受孕，否认双胎家族史。停经 35 天查尿 β-HCG 阳性，提示妊娠，孕早期有轻微恶心，呕吐等早孕反应，孕 4 月余感胎动。孕期未定期产检。孕 3 月 B 超提示双胎妊娠（单绒双羊双胎），孕 22 周$^{+1}$B 超提示双活胎，A 胎儿 BPD 5.1 cm，AFV 8.1 cm，估计体重 423 g。B 胎儿 BPD 4.5 cm，AFV 3.7 cm，估计体重 230 g。两胎儿间可见羊膜光带分隔。A 胎儿相当于 21.2 周，B 胎儿相当于 18.4 周，体重相差 49%。A 胎儿心胸横径比 3.0/4.8，B 胎儿心胸横径比 1.8/3.2。B 胎儿脐动脉舒张期血流缺失，静脉导管 PI 值增高，大脑中动脉流速增高。孕期无头昏、乏力、无心慌、胸闷、无下腹胀痛、皮肤瘙痒等不适。孕妇要求行减胎术入院。孕期以来，精神、饮食、睡眠可，大小便无异常，体重随孕周逐渐增加。

【既往史】体健，否认特殊病史。

【生育史】$G_1P_0A_0$。

【家族史】否认双胎家族史，此孕自然受孕。

【辅助检查】

1. 2019 年 9 月 18 日，孕 22 周$^{+1}$，B 超提示双活胎，A 胎儿 BPD 5.1 cm，AFV 8.1 cm，估计体重 423 g。B 胎儿 BPD 4.5 cm，AFV 3.7 cm，估计体重 230 g。两胎儿间可见羊膜光带分隔。A 胎儿相当于 21.2 周，B 胎儿相当于 18.4 周，体重相差 49%。A 胎儿心胸横径比 3.0/4.8，B 胎儿心胸横径比 1.8/3.2。B 胎儿脐动脉舒张期血流缺失，静脉导管 PI 值增高，大脑中动脉流速增高。

2. 2019 年 7 月 8 日，孕 12 周$^{+1}$，外院 B 超提示单绒双羊双胎。

3. 2019 年 8 月 12 日，外院无创基因检测低风险。

【入院诊断】

1. 双胎妊娠（单绒双羊双胎）。

2. 孕 1 产 0 孕 22 周$^{+5}$待产。

3. 选择性胎儿生长受限 II 型。

【诊疗经过】入院后完善相关检查，告知孕妇及家属 sIUGR 的相关风险后，有如下两种方案可供选择：

1. 超声介导下射频消融选择性减胎术。可防止生长受限胎儿突然死亡对大胎儿造成神经系统损伤的风险，延长孕周。手术的主要风险包括胎膜早破、流产、感染、胎盘早剥、羊水渗漏、胎儿胎盘热损伤，手术后，由于被保留胎儿自身血流动力学改变，可能发生保留胎儿贫血、脑损伤、心衰甚至死亡等并发症，研究报道经该手术后保留胎儿的存活率 80%～85%。术后 24 小时复查超声，不排除拟减胎儿再次出现血流灌注，可于 24 小时后酌情再次用其他方法减胎，如双极电凝法、胎儿镜下脐带结扎法等。

2. 期待治疗。期待过程中小胎儿可能随时情况恶化或失代偿，大胎儿由于血管吻合会对小胎儿急性宫内输血而受损，引起神经系统损害，甚至双胎同时死亡。

孕妇及家属签字要求射频消融选择性减胎，完善术前准备，于 2019 年 9 月 23 日在超声介导下行射频消融减胎术，术前超声定位胎盘、拟减胎儿（B 胎儿）及保留胎儿（A 胎儿）位置，选择腹壁穿刺点，1% 利多卡因 100 mg 右下腹局部浸润麻醉，于超声引导下，将射频消融电极经皮穿刺进入拟减胎儿腹腔内，使穿刺针尖位置靠近拟减胎儿的脐带附着处，展开伞形针芯，超声再次确定穿刺针位置，以 30W 能量发射射频，达到设定温度 100℃左右，维持此温度，至射频消融阻抗达 50～60p，停止。超声监测 B 胎儿脐血流存，再次调整穿刺针位置，调整 40W 能量发射射频，再次进行 2 周期射频治疗，见 B 胎儿脐血流完全消失，心跳减慢至 60 次/min，心跳微弱。超声检查 A 胎儿胎心搏动良好，脐血流频谱正常。拔出穿刺针，超声监测胎盘基底部未见血流缺失，腹壁穿刺点覆盖无菌敷料。返回病房卧床休息，因孕妇有不规则宫缩，给予硫酸镁抑制宫缩。2019 年 9 月 23 日 21 时 20 分孕妇胎膜破裂，流产难免，孕妇强烈要求期待治疗。2019 年 9 月 26 日复查 B 超见存活胎儿羊水较前明显减少，似可见胎盘边缘剥离。再次向孕妇及家属交代期待治疗风险，孕妇放弃保胎，要求顺其自然，继续给予预防感染治疗。2019 年 9 月 28 日孕妇及家属要求引产，遂进入引产流程，给予口服米非司酮＋静滴催产素，于 2019 年 9 月 30 日分娩。

【术中诊断】

1. 射频消融减胎术后。

2. 晚期流产。

3. 选择性胎儿生长受限Ⅱ型。

4. 双胎妊娠。

【术后随访】产后第 3 天，产妇一般情况好，办理出院。

### （三）超声介导下射频消融减胎术治疗双胎之一严重畸形

孕妇李某，女，26 岁。

【主诉】因"孕 25 周$^{+6}$，B 超提示双胎之一畸形"于 2019 年 10 月 13 日入院。

【病史特点】平素月经规则，末次月经 2018 年 4 月 15 日，预产期 2019 年 1 月 22 日。自然受孕，否认双胎家族史。停经 35 天查尿 β-HCG 阳性，提示妊娠，孕早期有轻微恶心，呕吐等早孕反应，孕 4 月余感胎动。孕期未定期产检。孕期无头昏、乏力、无心慌、胸闷、无下腹胀痛、皮肤瘙痒等不适。2019 年 9 月 27 日孕 23 周$^{+4}$ B 超提示双胎，A 胎儿心脏未见明显异常，B 胎儿先天性心脏病：大室间隔缺损，肺动脉瓣重度狭窄或闭锁，肺动脉主干及分支细窄，动脉导管血流反向灌注，主动脉增宽、骑跨，考虑重度法洛氏四联症。2019 年 10 月 10 日胎儿 B 超提示，双活胎，B 胎儿法洛氏四联症。孕妇要求行减胎术入院。孕期以来，精神、饮食、睡眠可，大小便无异常，体重随孕周逐渐增加。

【既往史】体健，2014 年 6 月行剖宫产术（具体手术指征不详），2016 年 9 月因"子宫瘢痕"行剖宫产术，否认特殊病史。

【生育史】$G_4P_2A_1$，剖宫产 2 次，人流 1 次。

【家族史】否认双胎家族史，此孕自然受孕。

【辅助检查】

1. 2019 年 10 月 10 日孕 25 周$^{+3}$，B 超提示双活胎，A 胎儿 BPD 6.6 cm，AFV 5.6 cm，脐动脉 S/D 3.31，估计体重 783 g。B 胎儿 BPD 6.1 cm，AFV

4.9 cm，脐动脉 S/D 3.13，估计体重 607 g。B 胎儿先天性心脏病：室间隔缺损，主动脉骑跨，肺动脉瓣严重狭窄或闭锁。

2.2019 年 9 月 27 日孕 23 周$^{+4}$，B 超提示双胎，A 胎儿心脏未见明显异常，B 胎儿先天性心脏病：大室间隔缺损，肺动脉瓣重度狭窄或闭锁，肺动脉主干及分支细窄，动脉导管血流反向灌注，主动脉增宽、骑跨，考虑重度法洛氏四联征。

3.2019 年 7 月 30 日无创基因检测低风险。

【入院诊断】

1. 双胎妊娠（单绒双羊双胎）。
2. 孕 4 产 2 孕 25 周$^{+6}$待产。
3. 妊娠合并子宫瘢痕。
4. 双胎之一先天性心脏病（重度法洛四联征）。
5. 选择性胎儿生长受限。

【诊疗经过】入院后完善相关检查，告知孕妇及家属有如下两种方案可供选择：

1. 超声介导下射频消融选择性减胎术，可防止畸形胎儿、生长受限胎儿突然死亡对大胎儿造成神经系统损伤的风险，延长孕周。手术的主要风险包括胎膜早破、流产、感染、胎盘早剥、羊水渗漏、胎儿胎盘热损伤，手术后，由于被保留胎儿自身血流动力学改变，可能发生保留胎儿贫血、脑损伤、心衰甚至死亡等并发症，研究报道经该手术后保留胎儿的存活率在 80%～85%。术后 24 小时复查超声，不排除拟减胎儿复现血流灌注，可于 24 小时后酌情再次其他方法减胎，如双极电凝法、胎儿镜下脐带结扎法等。

2. 期待治疗，期待过程中畸形胎儿可能随时情况恶化或失代偿，正常胎儿由于血管吻合会对畸形胎儿急性宫内输血而受损，引起神经系统损害，甚至双胎同时死亡。

孕妇及家属签字要求射频消融选择性减胎，遂完善术前准备，于 2019 年 10 月 14 日在超声介导下行射频消融减胎术，术前超声定位胎盘、拟减胎儿（B 胎儿）及保留胎儿（A 胎儿）位置，选择腹壁穿刺点，1% 利多卡因 100 mg 右下腹局部浸润麻醉，于超声引导下，将射频消融电极经皮穿刺进入拟减胎儿腹腔内，使穿刺针尖位置靠近拟减胎儿的脐带腹内段处，展开伞形针芯，超声再次确定穿刺针位置，以 30～35W 能量发射射频，达到设定温度 104℃ 左右，维持此温度，至射频消融阻抗达 52p，停止射频治疗，见 B 胎儿脐血流完全消失，心跳减慢至 70 次/min，心跳微弱。超声检查 A 胎儿胎心搏动良好，脐血流频谱正常。拔出穿刺针，超声监测胎盘基底部未见血流缺失，腹壁穿刺点覆盖无菌辅料。返回病房卧床休息。给予硫酸镁抑制宫缩。术后每日复查胎儿 B 超、脐带血流、大脑中动脉流速、羊水等，提示保留胎儿大脑中动脉流速增高，提示胎儿贫血可能，孕妇自动出院至外院进一步诊治。

**【术中诊断】**

1. 射频消融减胎术后。

2. 双胎妊娠（单绒双羊双胎）。

3. 孕 4 产 2 孕 26 周$^{+3}$ 待产。

4. 妊娠合并子宫瘢痕。

5. 保留胎儿大脑中动脉流速增高。

**【术后随访】** 至外院未行特殊处理，严密监测，顺其自然至足月分娩，新生儿一般情况可。

**【经验分享】** 选择性减胎术是指在多胎妊娠中因已知或疑似异常而减少≥1个特定胎儿，包括超声检查或确诊性胎儿诊断试验发现的染色体、结构或基因异常。

可避免有严重残疾的后代活产和长期存活，也可减除有致死性异常的后代，有时减除异常胎儿可以优化正常胎儿的结局。

单绒双胎中，最常见的减胎方法是脐带闭塞，因为其能降低孪生胎儿的风险。

## 四、护理心得

1. 指导孕妇在有资质的综合型医院进行，多学科参与，充分告知家属胎儿宫内干预的利弊及对母胎带来的近期、远期风险。

2. 手术前做好皮肤准备及饮食指导，完善检验检查及陪检陪送。术后密切监测生命体征，胎心、胎动、宫缩及产兆情况。术后用药时，告知孕妇药物的作用及注意事项，密切观察药物反应。

3. 指导孕妇术后定期产检，每周复查超声及检验，注意腹痛、阴道流血及阴道分泌物，如有异常及时就诊。

4. 指导孕妇及家属新生儿娩出后定期随访。

（蒋婷婷 孙国强）

（护理部分：顾 夏 汪红艳 林 莹）

# 第六章　双胎自然分娩及催引产

流行病学资料显示，过去 20 年里，双胎妊娠孕 39 周以上的分娩率下降，孕 34～38 周$^{+6}$的分娩率明显上升，尤其是未临产剖宫产率的增加，医源性晚期早产和早期足月产增加。有研究发现，未临产剖宫产与后代免疫功能紊乱有直接关系。1‰～4‰过敏性鼻炎和哮喘与剖宫产分娩有关。较自然分娩相比，择期剖宫产儿发生双相型情感障碍（自闭症和精神分裂症）的风险高出 2.5 倍。与此同时，随着辅助生殖技术的成熟，二胎政策放开，高龄孕妇增加，双胎妊娠发生率明显增高。为避免不必要的晚期早产和早期足月产以及防止首次剖宫产，降低我国的剖宫产率，选择适宜的分娩时机和分娩方式尤为重要，双胎妊娠同样须慎重考虑以上两个问题。

随着辅助生殖技术的不断发展，双胎妊娠的比例逐年上升，如何为双胎妊娠孕妇选择合适的分娩方式，一直是产科医师关注的热点话题。目前国内部分地区或基层医院，双胎妊娠的剖宫产率甚至高达 95％，主要原因是双胎妊娠的孕妇对自然分娩的信心不足，产科医师不能在分娩前对双胎妊娠自然分娩做出客观的评价。2014 年美国妇产科医师协会和美国母胎医学会达成共识，双胎妊娠时，第一胎为头位者可考虑经阴道试产，2015 年中华医学会围产医学分会胎儿医学学组也制定了我国的"双胎妊娠临床处理指南"。指南认为，双胎妊娠行剖宫产术终止妊娠并不能改善母儿结局，有自然分娩条件者建议阴道试产。

## 第一节　双胎自然分娩

"十月怀胎，一朝分娩"，对于临近分娩的孕妇来说，分娩既是一种期盼，也是一种恐惧，她们必须面临一种抉择，要么自然分娩，要么剖宫产，那么究竟哪种分娩方式的选择更好？对于双胎孕妇而言，这种抉择更难！双胎是最常见的高危妊娠之一，双胎妊娠的分娩在产科一直最具挑战性，即便是对于专业的产科医师，其分娩方式也仍存在争议。阴道分娩属于自然分娩，对于母体有着产后迅速恢复，产后并发症发生概率低、母体创伤小等优点，同时，子宫收缩和产道的挤压使新生儿出生后肺泡更有弹性、肺泡扩张更好，更有利于胎儿出生后快速建立自主呼吸等。对于双胎妊娠而言，选择合适的分娩方式和分娩时机，有利于提高阴道分娩成功率，降低母婴并发症，提高新生儿存活率及近远期并发症，获得良好的妊娠结局。临床上，双胎的分娩时机与分娩方式取决于多种因素，包括绒毛膜性、胎儿宫内情况、两胎儿的胎先露，另外还包括胎儿体重、宫颈成熟度及是否存在母体并发症等综合考虑，并制定适宜的个体化分娩方案。在双胎阴道试产过程中，尤其要加强第二产程管理，同时应建立产房快速反应团队进行双胎阴道分娩管理，降低分娩风险。分析产前以下几点对于双胎自然分娩成功概率影响尤为重要。

## 一、阴道分娩前的评估

主要包括双胎绒毛膜性、双胎胎先露及双胎体重。

### （一）双胎绒毛膜性

无并发症双胎妊娠最佳分娩时机取决于绒毛膜性。在妊娠 6～14 周进行超声检查判断绒毛膜性为双绒双胎或是单绒双胎，后者又包括单绒双羊双胎和单绒单羊双胎。

2011 年，美国国家儿童保健和人类发育研究所与母胎医学学会联合首次提出，应根据绒毛膜性选择不同分娩时机，对于无并发症的双绒双羊双胎妊娠者，建于在 38～38 周$^{+6}$终止妊娠，无并发症单绒双胎在 34～37 周终止妊娠。2014 年，美国妇产科医师协会多胎妊娠临床指南对于双胎分娩时机也提出了相似建议，指南提出无并发症双绒双胎 38 周分娩，无并发症单绒双胎应于 34～37 周$^{+6}$分娩。对于单绒单羊双胎，孕期及围分娩期容易发生脐带缠绕而出现脐带因素的突发胎死宫内，故一般建议在 32～34 周选择剖宫产终止妊娠。

### （二）胎先露

双胎胎先露的组合可根据胎儿胎位分为三类：头、头；头、非头；非头、头或非头。头、头先露的双胎占 42%，对于第一胎，阴道分娩较剖宫产安全，而第二胎则无差异；头、非头先露的双胎占 38%，第一胎阴道分娩后，第二胎存在中转剖宫产风险；而非头先露，则建议剖宫产术。

1. 头、头先露双胎：无论孕周或胎儿估重情况，所有双胎双头位均适宜阴道分娩。第一胎娩出后，第二胎发生胎位改变的概率是 24%。所以分娩前应充分与孕妇及家属沟通并告知其阴道分娩相关风险，同时对第二个胎儿可能出现的胎位变化做好应对处理方案。

2. 头、非头先露双胎：当双胎第一胎儿阴道分娩后，第二胎儿为非头位时，继续阴道分娩有两个选择，一是臀位分娩，二是外倒转术。与臀位分娩相比，外倒转术的失败率及胎心异常、脐带脱垂和胎儿复合先露的发生率更高。

所以对于第二胎儿大小适宜且为非头位的双胎阴道分娩，首选臀位分娩。

3. 非头、头或非头先露双胎：第一胎儿若是臀位，可出现胎头仰伸，易导致臀位胎儿牵引术困难及颈椎损伤。所以对于第一胎非头先露的双胎，分娩方式建议择期剖宫产。

### （三）胎儿体重

双胎中第一胎儿可参照单胎阴道分娩判定标准，而对于头、非头位双胎的第二胎儿体重对分娩方式的影响，目前观点仍有争论。

## 二、阴道分娩中的处理

### （一）双胎阴道分娩需在有一定产科资质的二级或三级医院实施

1. 产房应具备床旁超声设备、监测两个胎儿的监护仪器、便携式超声仪、产钳及负压吸引器、以及相关的紧急剖宫产手术设备、新生儿复苏设备、预防及治疗产后出血的药物等，以便能随时快速应对产程中的各种突发情况及中转剖宫产手术。

2. 临床经验丰富的产科医师及助产士、24 小时驻守产房的麻醉医师、新生儿医师及能迅速实施急诊剖宫产手术的医疗团队；根据母体及胎儿情况制订相应的分娩计划，临产后需再次对每个胎儿的胎产式和胎先露做进一步评估，分娩时新生儿科医师在场。

### （二）产程管理

1. 第一产程的管理。

（1）双胎的第一产程处理可参照正常单胎分娩，但由于阴道试产出现宫缩乏力、脐带脱垂及产后出血的风险更大，因此，潜伏期的处理比单胎妊娠应该更积极。

（2）因双胎妊娠孕妇的心肺负荷较单胎妊娠大，产程中需注意孕妇心肺功能监测，同时注意孕妇能量及水分的补充。

（3）如果出现宫缩乏力、产程进展缓慢，可使用常规剂量缩宫素静滴加强宫缩；对于第一胎儿为头位，可先行人工破膜术，观察 30 min 后再行缩宫素静滴。这样既可了解羊水性状、评估胎儿宫内情况，同时由于破膜后子宫环境改变，子宫对缩宫素的敏感性增强，多数病例宫缩可自发加强，减少缩宫素用量，甚至不需使用。

（4）与单胎妊娠相比，由于子宫过度膨大，双胎妊娠分娩的第一产程要长。

（5）对第一胎儿为持续性枕横位或枕后位者，产力良好的情况下，宫口开大 6 cm 以上或活跃期停滞时，应徒手旋转胎头为枕前位娩出。双胎胎儿多偏小，且常为早产，胎头不宜承受过大过久的压力，可在宫缩时徒手扩张宫颈，促进宫口开全。

（6）若产程进展不佳或出现其他手术指征，宜中转为剖宫产术分娩。

（7）2014年美国妇产科医师协会多胎妊娠临床指南中推荐分娩中使用硬膜外麻醉进行镇痛。硬膜外麻醉可有效地控制疼痛，使孕妇更加配合，同时便于进行各种产科处理，也为紧急剖宫产术提供有效的麻醉。

2. 第二产程的管理。

（1）如果第一胎儿为头位，其分娩过程基本同单胎。单绒毛膜双胎因胎盘之间的交通血管可能导致急性的胎-胎输血，所以第一胎儿娩出后需尽快断脐，以防第二个胎儿失血。在双头位的双胎分娩过程中，第二胎儿容易出现胎位转变，因此前一胎娩出时需于孕妇腹部固定第二胎儿，使其尽可能保持纵产式。第二产程中需持续密切监测胎心及宫缩情况，第一胎儿娩出后需行阴道检查，了解胎先露位置高低、是否伴有脐带先露或其他复合先露情况，注意阴道出血量以早期识别胎盘早剥。

（2）双胎分娩中第二胎儿的结局与两胎间的分娩间隔时间无相关性。而与异常胎监图形有关，并且第二胎儿臀先露不是胎儿不良结局的高危因素。

1）第二胎儿先露为头位或单纯臀位，只要胎心监测良好，可以等待胎先露逐渐下降至入盆。

2）阴道检查排除脐带脱垂后可行人工破膜术。

3）宫缩乏力者，可静脉滴注缩宫素加强宫缩。

4）先露异常尤其是横位或复合先露，破水会增加脐带脱垂风险。对于胎先露高浮者，阴道检查触诊不清或胎心异常的情况，应紧急行床旁超声检查，明确胎先露、胎产式、胎心率，同时可排查明显胎盘早剥情况。

5）而对于胎先露横位者，可行外或内倒转为头位，必要时可转为臀位，如果尝试纠正横位困难应行剖宫产结束分娩。

6）第二产程中，第二胎儿如出现脐带脱垂、胎盘早剥及胎心异常的情况，应迅速判定分娩方式；如具备阴道助产条件，应马上行产钳助产或臀牵引术迅速分娩胎儿，如胎先露高浮，短时间内无法阴道分娩者，立即剖宫产。

7）臀先露行臀助产或臀牵引术时，如出现后出头困难，可使用后出头产钳行产钳助产。

（3）第二胎行剖宫产的手术指征包括以下几点。

1）第二胎娩出期待时间过长，宫颈回缩不易扩张，同时提示有胎儿窘迫者。

2）第二胎的胎膜自破并发生脐带脱垂时，应立即阴道检查，用手上推胎先露，避免脐带受压，如无法及时助产则需立即剖宫产。

3）子宫出现痉挛性缩窄环者。

4）胎位异常且不能矫正者，如不能矫正的横位或臀先露的胎头过度仰伸，羊水流尽，阴道分娩困难，为抢救第二胎应立即行剖宫产术。

5）宫缩乏力致产程延长，使用常规剂量催产素加强宫缩后效果不显著，宜改行剖宫产术。

（4）目前对于双胎两胎儿分娩的时间间隔存在争议。多数学者认为，理想情况下两胎儿娩出间隔应控制在 15 分钟以内，最好不要超过 30 分钟。

3. 第三产程的管理。

双胎两胎儿娩出后，立即于上腹部放置砂带或用腹带紧裹腹部，注意预防产后出血，仔细查看胎盘胎膜是否完整，并根据胎盘、胎膜的组成情况进一步判断绒毛膜性。

## 三、建立快速反应团队

双胎阴道试产过程中潜藏着很多不确定的危险因素，如胎盘早剥、脐带脱垂、产后出血、难产、羊水栓塞、胎儿窘迫、新生儿窒息等，往往瞬间发生，增加了孕产妇和围生儿死亡率。鉴于双胎分娩病情变化的突发性及紧迫性，在产房建立快速反应团队尤为重要。快速反应团队在 2014 年已经成为美国妇产科医师协会推荐的产科高危患者管理模式。双胎阴道试产过程中，任何在场人员发现早期预警参数，包括胎心异常、阴道流血多、阴道脐带脱出等紧急的突发情况，都应立即呼叫并启动产房快速反应团队，助产士立即呼叫产科一、二线医生，通知手术室做急诊术前准备和新生儿科医生到场做好新生儿窒息复苏准备。如短期内无法阴道分娩者，应在 5 分钟内实施剖宫产。

综上所述，双胎妊娠属于高危妊娠，应加强孕期监护，根据双胎妊娠的个体特点选择恰当的分娩时机和分娩方式，以提高阴道分娩成功率。阴道试产过程中，要加强产程管理及胎心监测，早期发现胎盘早剥、脐带脱垂等并发症，降低分娩风险，改善妊娠结局及母儿预后。

## 四、病例分享

孕妇宋某，女，27 岁。单绒毛膜双羊膜囊双胎阴道分娩。

【主诉】因"孕 35 周$^{+1}$，双胎妊娠，下腹胀痛 2 小时"于 2019 年 11 月 10 日入院。

【病史特点】平素月经规则，末次月经 2019 年 3 月 7 日，预产期 2019 年 12 月 14 日。自然受孕，2019 年 5 月 31 日 B 超提示双活胎（单绒双羊）。孕 30 周$^{+1}$因下腹发紧 1 天住院治疗，考虑先兆早产，予地塞米松促胎肺成熟，给予硫酸镁脑保护，好转出院。现孕 35 周$^{+1}$，无明显诱因出现规则下腹胀痛、伴阴道流水，自觉胎动正常，因"孕 35 周$^{+1}$，双胎妊娠，下腹胀痛 2 小时"入院。

孕期以来，精神、饮食、睡眠可，大小便无异常，体重随孕周逐渐增加。

【既往史】既往体健，否认特殊病史。

【生育史】$G_2P_1A_0$，2017 年 6 月顺产一活男婴，体重 3 850 g，现体健。

【家族史】否认双胎家属史，此孕自然受孕。

【产检】宫高 41 cm，腹围 107 cm，胎方位双头位，胎心率 145、148 次/min，宫缩规则，宫口开大 10 cm，先露头，先露＋2，胎膜已破，羊水清，骨盆无异常。

【辅助检查】2019 年 11 月 7 日 B 超提示双活胎，A 胎儿头位，BPD 8.9 cm、AFV 4.7 cm、脐动脉 S/D 2.69、胎儿估重 3 056 g；B 胎儿头位，BPD 8.8 cm、AFV 4.5 cm，脐动脉 S/D 2.79、胎儿估重 2 694 g。

【入院诊断】

1. 早产临产。

2. 双胎妊娠（单绒双羊）。

3. 孕 2 产 1 孕 35 周$^{+1}$临产（双头位）。

【诊疗经过】入院完善相关检查，孕妇于 2019 年 11 月 10 日 19 时 31 分以 LOA 顺产一活男婴，Apgar 评分 9 分/min，10 分/5 min，体重 2 580 g，身长 49 cm。A 胎儿娩出后见另一羊膜囊，探查胎儿手抱头，为复合先露，先露平棘，胎膜自破，羊水清，见脐带滑脱出阴道口，立即做好新生儿抢救准备，产钳助产 B 胎儿。2019 年 11 月 10 日 19 时 38 分以 LOP 手术产一活男婴，Apgar 评分 0 分/min，8 分/5 min（呼吸、肌张力各扣一分），9 分/10 min（肌张力扣 1 分），体重 2 770 g，身长 49 cm。无脐带缠绕。羊水色血性，胎盘自然娩出，完整，单绒双羊，B 新生儿因"新生儿窒息"即刻转入新生儿重症监护病房治疗。

【产后诊断】

1. 双胎（单绒双羊）。

2. 双胎之一脐带脱垂（B 新生儿）。

3. 急产。

4. 新生儿重度窒息（B 新生儿）。

5. 复合先露（B 新生儿）。

6. 早产。

7. 孕 2 产 2 孕 35 周$^{+1}$顺产一活男婴 LOA。

8. 孕 2 产 3 孕 35 周$^{+1}$手术产一活男婴 LOP。

【产后随访】产后第六天，产妇一般情况好，办理出院。分娩当天 B 新生儿因"新生儿窒息"转入新生儿科治疗，A 新生儿分娩后 2 天因"黄疸"转入新生儿科治疗，10 天后自新生儿科出院，出院诊断：①新生儿高胆红素血症；

②卵圆孔未闭；③早产适于胎龄儿。B 新生儿于新生儿科住院 12 天后自新生儿科出院，出院诊断：①新生儿重度窒息；②新生儿缺氧缺血性脑病（中度）；③窒息后多器官功能受损（心脏、肝脏）；④新生儿吸入综合征；⑤呼吸衰竭；⑥早产适于胎龄儿；⑦低钙血症。目前母婴一般情况好，未见远期并发症。

**【经验分享】**

1. 双胎阴道分娩的风险大，尤其是单绒双羊双胎，有产兆者建议提前入院待产以制定合理的分娩方式及产程观察，及时采用适宜的分娩方式。

2. 此病例孕早期超声提示为单绒双羊，双头位，孕妇未提前入院待产，经产妇，入院时宫口开全，胎膜已破，入院 1 分钟后第一胎儿娩出，随即第二胎儿胎膜自破，第二胎儿出现脐带脱垂、胎儿窘迫，快速反应团队迅速及时的实施产钳助产术，避免了不良妊娠结局发生。

## 五、护理心得

1. 指导孕妇孕晚期在医生指导下根据胎位、胎儿体重、孕妇综合情况等选择合适的分娩方式。

2. 如果计划阴道试产，指导在有一定产科资质的二级或三级医院进行评估，无论何种胎方位，充分告知第二胎发生胎位变化需阴道助产和中转剖宫产的风险，同时做好阴道助产和第二胎剖宫产的准备。

3. 产程中注意产妇保持良好体力，保证足够的摄入量及睡眠；严密观察胎心变化，注意宫缩及产程进展。

4. 胎盘娩出后，密切监测生命体征，观察阴道出血量、子宫高度、膀胱充盈情况，鼓励产妇排空膀胱，以便能反射性引起子宫收缩，减少出血量。

5. 新生儿护理。

（1）新生儿娩出前，做好急救和复苏的准备；娩出后密切观察，注意保暖，防止低血糖、低钙和酸中毒的发生。

（2）告知家属新生儿呕吐物吸入窒息的防范措施，教会家属呕吐物吸入窒息的紧急处理方法。

（3）指导母乳喂养的方法，对新生儿实施早接触、早吸吮、早开奶。

（4）母婴分离者，教会产妇挤奶技巧及乳汁储存的方法。

## 六、小贴士

双胎妊娠的孕妇想阴道试产，孕期需要做哪些准备？

1. 阴道分娩需有良好的体力，双胎孕妇需要做好严格的孕期营养和体重的管理，保证足够的营养摄入量及睡眠；无阴道分娩禁忌证的双胎孕妇，孕期适当运动，如孕期瑜伽等，可增加骨盆柔韧度及会阴部肌肉的弹性。

2. 阴道分娩需做好孕期的心理管理，调节自己保持好的心态，树立自然分娩的信心和决心，特别是孕晚期和临产后；

3. 选择双胎诊治经验丰富的医疗机构进行定期产检。建议该医疗机构在阴道分娩中有丰富的助产经验和及时快速的产科医疗团队，以及有高危新生儿救治的团队。

（张 莉 孙国强）

（护理部分：顾 夏 汪红艳 林 莹）

## 第二节 双胎催引产

双胎妊娠促宫颈管成熟及催产素静滴引产不是禁忌，但尚缺乏足够循证医学证据。美国 2020 年双胎指南同样提出双胎妊娠并不是使用促宫颈成熟措施的禁忌证，因为这些措施在双胎与单胎妊娠中同样安全。促宫颈成熟的方法同单胎妊娠。缩宫素引产或催产安全有效。缩宫素方案也同单胎妊娠。由于催引产后双胎妊娠在产程过程中的变数更大，且目前临床上双胎催引产相关数据相对较少，故双胎妊娠引产是否有比单胎妊娠引产更高的剖宫产风险，现有数据不一致。

产科医生需要与患者及家属充分沟通交流，告知双胎经阴道分娩可能发生以下异常情况：

1. 胎盘早剥。第一个胎儿娩出后，宫腔容积突然缩小，致使胎盘附着面也随之缩小，有可能发生胎盘早剥；合并羊水过多时，羊水排出后，宫腔容积缩小，也可能发生胎盘早剥。也可与合并妊娠期高血压疾病相关。

2. 胎位异常。胎头交锁、胎头碰撞造成难产甚至子宫破裂；因胎儿较小，常伴有胎位异常，当第一胎儿娩出后，第二胎儿活动范围大，容易转成肩先露，导致死亡等。

3. 滞产、难产。子宫收缩乏力、产程延长，胎儿窘迫，中转剖宫产的风险增加，产后出血以及产褥感染率增加。

4. 无论阴道试产或剖宫产，因宫缩乏力致产后出血风险增加，必要时需输血，若经保守治疗无效，需行介入治疗甚至切除子宫，危及生命，费用昂贵，并告知双胎妊娠可放宽手术指征。

充分交代病情并使其了解待产及产程过程中可能发生的风险及处理方案，权衡利弊，共同决定分娩方式及催产方式。

（张 莉 孙国强）

# 第七章　双胎延迟分娩

## 一、概述

双胎妊娠延迟分娩（delayed interval de－livery of the twin，DIDT）是指在胎儿和孕妇没有其他分娩指征时，对双胎妊娠中发生一胎流产或早产后的剩余胎儿进行保胎，以延长分娩间歇（≥24 小时）。延迟分娩在西方国家的发生率仅为 0.014%，占多胎妊娠的 1%。随着辅助生殖技术的广泛开展及促排卵药物的应用，多胎妊娠的发生及其相关产科并发症明显增加，处理得当可明显提高第二胎新生儿的存活率。

## 二、诊断

1. 双胎妊娠中一胎流产或早产超过 24 小时后第二胎儿娩出。
2. 无胎膜早破、绒毛膜羊膜炎、严重阴道流血、可疑胎盘早剥及并发症等。

## 三、特点

1. 双羊膜囊双胎。
2. 第一胎分娩后宫缩消退，宫口回缩。
3. 第二胎无胎儿窘迫、先天畸形等。

## 四、并发症

1. 常见的产时、产后并发症为绒毛膜羊膜炎，胎盘早剥、产后出血等。
2. 由于保胎过程中长期卧床，孕妇可能面临深静脉血栓的风险。

## 五、处理

1. 预防感染。严密消毒阴道、宫颈后，尽可能的高位结扎第一个胎儿的脐带。
2. 抑制宫缩。常用药物有 $\beta_2$ 受体激动剂、钙离子通道阻滞剂、硫酸镁、抗炎性药物和解痉剂，建议在第一个胎儿娩出后预防性使用。

　　3. 宫颈环扎术。

　　4. 促胎肺成熟。

## 六、病例分享

　　孕妇，女，36 岁。双绒双羊，试管婴儿，延迟分娩。

　　【主诉】因"孕 31 周，双胎之一死胎自然娩出 1 小时余"于 2015 年 10 月 9 日入院。

　　【病史特点】平素月经规律。孕妇因"多囊卵巢综合征"行体外受精－胚胎移植术，孕 11 周$^{+5}$B 超提示双胎妊娠（双绒双羊），孕 23 周$^{+3}$彩超提示双胎双头位，孕妇宫内左下方 A 胎儿死胎，羊水少，另一 B 胎儿头位，存活，两胎儿间可见分隔光带。孕 25 周 OGTT（＋）提示妊娠期糖尿病，予以饮食及运动控制，孕期血糖控制在正常范围内。孕期定期检测凝血功能、血常规等均在正常范围内，2015 年 10 月 6 日孕 30 周$^{+4}$彩超提示双胎，A 胎儿位于孕妇宫内左下方，头位，死胎，颅骨光环变形，胸、腹腔回声杂乱，未见明显胎动及胎心搏动。B 胎儿位于孕妇宫内右上方，头位，BPD 8.2 cm，AFV 6.4 cm，脐动脉 S/D 2.43、胎儿估计体重 1 995 g。2015 年 10 月 8 日孕 30 周$^{+6}$18 时左右出现阴道流液伴下腹胀痛，次日晨阴道有咖啡色黏性分泌物伴下腹坠胀感。2015 年 10 月 9 日 8 时 50 分有大便感上厕所时自阴道排出灰白色物体，遂急来医院。

　　【查体】体温 36.7℃，脉搏 88 次/min，呼吸 20 次/min，血压 140/92 mmHg，心肺听诊无明显异常，腹部隆起，全腹软，无压痛反跳痛，未扪及规律宫缩，肝脾无肿大，双肾区无叩击痛，双下肢无水肿。

　　【产检】宫高 30 cm，腹围 112 cm，胎方位 LOA，胎心率 140 次/min，未及明显宫缩，先露头，半定。阴道口外可见一直径约 4 mm 纤细脐带，长约 10 cm，远端与一灰白色纸样儿相连，约女拳大小（图 7-1）。内诊：宫颈管长约 1 cm，宫口松，可容一指，可触及羊膜囊。

　　【入院诊断】

　　1. 双胎妊娠（双绒双羊）。

　　2. 一胎胎死宫内并自然流产。

　　3. 妊娠期高血压。

　　4. 妊娠期糖尿病。

　　5. 孕 1 产 0 孕 31 周待产。

　　【诊疗经过】完善相关检查，入院后立即入产房消毒外阴及阴道，在宫颈外口水平用丝线高位结扎纸样儿的脐带，在结扎线下缘 1 cm 处将脐带剪断。孕妇第一胎儿娩出后下腹坠胀感逐渐缓解，亦再无阴道排液及流血。

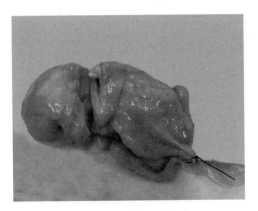

**图 7-1　娩出死胎**

与孕妇及家属充分沟通，交待双胎妊娠延迟分娩过程中可能发生严重母儿感染及早产儿近远期并发症等，孕妇及家属经慎重考虑后签字表示要求期待治疗，遂给予地米促肺成熟、抗生素预防感染、硫酸镁抑制宫缩等处理。经上述处理后血压波动于（121～140）/（75～92）mmHg。孕妇生命体征平稳，无宫缩。住院第 3 天，孕妇有不规则宫缩，宫口开大 2 cm，因"珍贵胎儿"行剖宫产术，新生儿 Apgar 评分 10 分/min，10 分/5 min，体重 2 050 g，身长 44 cm，胎盘自然娩出，两胎盘连接界线清楚，可见一正常胎盘，大小约 19 cm×17 cm×2 cm，另一灰白胎盘与其相邻，大小约 5 cm×5 cm，羊膜层次分辨不清。新生儿因"早产"转新生儿科进一步治疗。

【术中诊断】

1. 双胎妊娠（双绒双羊）。

2. 一胎胎死宫内并自然流产。

3. 妊娠期高血压。

4. 妊娠期糖尿病。

5. 孕 1 产 0 孕 31 周[+3]手术产一活女婴 LOT。

【术后随访】术后第 6 天，产妇一般情况好，办理出院。新生儿因"早产"继续新生儿科治疗。目前母婴一般情况好，未见远期并发症。

【经验分享】

1. 双胎妊娠中一胎胎死宫内滞留至孕晚期排出，并发生延迟分娩的病例极为罕见。双胎之一胎死宫内（sIUFD）是双胎妊娠严重并发症之一，sIUFD 对存活胎儿存在着潜在、深远的影响，如存活儿远期后遗症、存活儿死亡率增加等。双胎之一胎死宫内（sIUFD）是双胎妊娠较为复杂的并发症之一，sIUFD 胎儿死亡时间、处理方式及绒毛膜性都与存活胎儿的预后息息相关。

2. 若 sIUFD 发生在早期，双胎之一胚胎死亡后胎囊可完全吸收，存活胎儿不受影响，一般认为可在严密监测下妊娠至孕足月，与单胎妊娠分娩方式基本类似。孕中晚期，应行超声检查了解存活儿是否存在器官结构畸形。此外，由于来自死胎及其胎盘的凝血激酶进入母体后，可能对孕妇的凝血系统造成一定的影响，严重时可发生母体慢性弥漫性血管内凝血，故孕中晚期胎死宫内在很大程度上增加了存活儿的不良预后，如早产、新生儿体重不足、胎儿宫内感染等，甚至是另一存活胎儿死亡。

3. 此病例为试管婴儿，早期 B 超提示双绒双羊双胎妊娠，孕妇自孕中期（23 周$^{+3}$）发生 sIUFD 后定期监测凝血功能，血小板计数、D-二聚体及纤维蛋白降解产物均在正常范围，也未出现皮肤、黏膜的瘀斑、瘀点等。孕 31 周死胎在短时间内排出，随之下腹坠胀逐渐消失，后无阴道出血、流水，宫口渐闭合，无感染迹象，以上均为期待治疗提供可行性。

4. 孕妇生殖道对异物尤为敏感，生殖道内任何无存活的组织或异物均可诱发宫腔内感染。因此，当双胎之一胎先娩出后，虽高位结扎裸露在外的脐带，但第一胎的胎盘及部分脐带仍残存于宫腔内，凝血功能异常的可能仍然存在。故若期待治疗可行，预防感染必不可少。本病例中严格消毒阴道及外阴后，高位结扎裸露在外的脐带是预防感染必要措施之一。

5. 该病例能成功延迟分娩，一方面取决于该双胎的绒毛膜性为双绒双羊双胎，虽然一胎胎死宫内，但对存活儿影响相对较小；另一方面，死胎排出前孕妇凝血功能正常，宫颈容受性好，死胎娩出后宫口短时间内闭合，宫缩弱、无阴道出血；即刻严格消毒、结扎脐带，并及时给予了抗感染及硫酸镁抑制宫缩等综合治疗。

6. 临床处理上，既要防止死胎娩出后的残存物质对活胎及母体凝血功能的影响，又要兼顾第二胎的宫内状况以及潜在宫腔感染的问题，综合以上情况及死胎娩出时的临床表现选择合适的分娩时间及方式，以获得最佳的妊娠结局。

7. 此外，产科医生应尊重患者夫妻意愿，并结合具体情况，如妊娠胎龄、孕妇年龄、医院新生儿科救治水平、是否存在其他并发症及高危因素等，制定适当的个体化处理方案。

## 七、护理心得

1. 制定系统的产前检查计划，指导双胎孕妇可酌情增加产前检查次数，出现腹痛、阴道流血、流液等异常情况，及时就诊。

2. 双绒毛膜双胎一胎死胎应告知孕妇及家属其主要危险是流产和早产，指导其定期检测存活胎儿的发育和健康情况。

3. 责任护士入院时即进行各项风险评估，包括疼痛、生活自理能力、压疮、跌倒坠床、烫伤、呕吐物吸入窒息、静脉血栓等，告知风险及防范措施，住院期间根据病情或用药变化再次进行评估。

4. 依据孕产妇的病情和风险评估结果制定护理计划，有效的开展健康教育、康复指导和心理护理。

5. 使用药物抗感染及促胎肺成熟时，告知孕产妇药物的作用及注意事项，密切观察药物反应。

6. 向妊娠期糖尿病孕妇讲解相关知识及对母儿的危害，告知饮食和运动、必要时药物治疗对控制血糖的重要性，提高依从性，取得积极配合。

7. 对有高血压疾病家族史的孕妇，监测血压，告知其妊娠期高血压疾病相关症状。注意观察血压变化、有无阴道流血及腹痛情况。硫酸镁使用过程中注意观察呼吸、尿量、膝反射。

8. 双胎延迟分娩过程中，密切监测孕妇生命体征，观察有无宫缩、阴道流血流液及胎心、胎动情况。注意预防感染，护理操作中严格执行消毒隔离措施及无菌技术原则。

9. 产后严密观察生命体征、子宫收缩和阴道出血情况，指导产妇保持会阴部清洁，及时更换会阴垫，每日用温水清洗会阴。

10. 新生儿护理。

（1）新生儿娩出前，做好急救和复苏的准备；娩出后密切观察，注意保暖，防止低血糖、低钙和酸中毒的发生。

（2）告知家属新生儿呕吐物吸入窒息的防范措施，教会家属呕吐物吸入窒息的紧急处理方法。

（3）指导母乳喂养的方法，对新生儿实施早接触、早吸吮、早开奶。

（4）母婴分离者，教会产妇挤奶技巧及乳汁储存的方法。

（张　莉　孙国强）

（护理部分：顾　夏　汪红艳　林　莹）

# 第八章 双胎、多胎围生期并发症及处理

## 第一节 近三年转入 ICU 双胎/多胎并发症简要概述

有数据表明接近 2% 的孕产妇需要入住重症医学科（intensive care unit, ICU），平均每 1000 例孕妇分娩有 0.7～13.5 例需要入住 ICU，当需要危重症医疗时，母体死亡率很高，为 3.4%～14%。

湖北省妇幼保健院从 2017 年 3 月成人 ICU 建科到 2020 年 6 月每年收治孕产妇依次为 315 名、609 名、806 名和 372 名，平均占当年分娩量 2.34%，平均每 1000 例孕妇分娩有 12.4～31.8 例需要入住 ICU，截至目前，孕产妇零死亡。

2017 年 3 月至 2020 年 6 月每年双胎分娩人数依次为 600 名、553 名、613 名和 295 名，每年三胎分娩人数依次为 7 名、3 名、5 名和 3 名。双胎和三胎合计占当年分娩量的比例分别是 2.40%、2.02%、2.11% 和 2.55%。

在美国，ICU 收治的最常见适应证是产后出血和妊娠期高血压疾病（重度子痫前期或子痫）。母体死亡的首要原因是心血管疾病和心肌病，其次是出血、感染、静脉血栓栓塞性疾病以及羊水栓塞。在一项观察性研究中，多达 18% 的母体死亡被认为是可以避免的，包括产后出血、子痫前期、给药错误以及脓毒症。

截至目前，成人 ICU 收治的产科病种有：妊娠期高血压疾病（重度子痫前期、HELLP 综合征（hemolysis, elevated liver enzymes, and low platelets syndrome，HELLP Syndrome）、子痫、癫痫发作等）、产后出血（子宫动脉栓塞、腹主动脉球囊置入、子宫切除、膀胱修补、肠穿孔等）、妊娠合并心脏病（结构性心脏病、急性心力衰竭、围生期心肌病）、脓毒症（感染性休克、发热原因待查）、静脉血栓栓塞症（下肢深静脉血栓、肺栓塞、上矢状窦血栓）、妊娠合并胃肠功能障碍（麻痹性肠梗阻、爆发性结肠炎、消化道出血、消化道肿瘤、急性胰腺炎）、妊娠合并肝功能不全（妊娠期急性脂肪肝、妊娠期肝内胆汁淤积、妊娠剧吐、卵巢过度刺激综合征）、妊娠合并肾功能不全、妊娠合并血小板减少（特发性血小板减少性紫癜、白血病、弥散性血管内凝血）、急性呼吸衰竭（肺

水肿、哮喘发作、社区获得性肺炎、新型冠状病毒肺炎、甲流）、妊娠合并结缔组织病（系统性红斑狼疮、干燥综合征、类风湿性关节炎、抗磷脂抗体综合征）、妊娠期糖尿病合并酮症酸中毒、妊娠合并甲亢、可逆性后部脑病综合征、呼吸心跳骤停心肺复苏术后（羊水栓塞、麻醉意外、恶性心律失常）、心理健康问题等。

从 2017 年 3 月到 2020 年 6 月底转入 ICU 双胎 20 例，试管婴儿 9 例，年龄 26～41 岁，≥35 岁 4 例。孕周 28～31 周$^{+6}$2 例，32～36 周$^{+6}$10 例，≥37 周 8 例。TTTS 双胎之一死胎 1 人，双胎之一纸样胎儿死胎 1 人，新生儿轻度窒息 2 人，新生儿中度窒息 2 人，新生儿无窒息 34 人。合并症和（或）并发症（每人不止一种）含有贫血 7 例、妊娠期高血压疾病 6 例、产后出血 6 例、脓毒症 3 例、静脉血栓栓塞症 5 例、妊娠合并心功能不全 7 例、妊娠合并肾功能不全 2 例、急性呼吸衰竭 5 例、妊娠合并结缔组织病 1 例、妊娠合并胰腺炎 1 例、妊娠期糖尿病 6 例和胎盘早剥 2 例。孕产妇经过 ICU 救治全部病情稳定出院。

（甘　泉）

# 第二节　典型病例及经验分享

## 一、妊娠期急性胰腺炎

### （一）概述

妊娠期急性胰腺炎（acute pancreatitis in pregnancy，APIP）主要发生在妊娠中晚期阶段，发病率在 1/10 000～1/1 000。APIP 具有发病急、进展快、并发症多、病死率高等特点，一旦发病所致孕产妇病死率及围生儿病死率为 20%～50%。

### （二）病因及发病机制

APIP 的发病并非由某单一因素所致，而是与妊娠期高脂血症、胆源性因素、妊娠期体内激素水平及物质代谢变化等因素相关。

1. 高脂血症。由于女性在妊娠期摄入大量高脂、高热量致使血脂水平明显增高，正常情况下孕妇血液中三酰甘油含量不超过 3.3 mmol/L，若三酰甘油含量超过正常水平，则其可能会成为诱发 APIP 的高危因素。在孕晚期阶段，孕妇体内的胎盘生乳素分泌增多，增加脂肪分解，致使血清游离脂肪酸水平增高，进一步导致胰腺腺泡细胞发生脂肪浸润及胰腺血管发生脂肪颗粒凝集、栓塞，引起胰腺微循环障碍，激活胰蛋白酶原，从而导致急性胰腺炎的发生。据文献报道，高脂血症性急性胰腺炎（hyperlipidemic acute pancreatitis，HLAP）约占成人全部急性胰腺炎（acute pancreatitis，AP）的 10%，在妊娠妇女急性胰腺炎中甚至高达 50%。

2. 胆源性因素。女性在妊娠生理情况下，随着孕周的增加体内雌孕激素水平表达逐渐增高，雌激素作用于肝脏可导致胆汁酸、胆固醇分泌增加，胆盐分泌减少，从而导致胆汁中胆盐、胆固醇、卵磷脂等成分比例失调；同时由于胆盐肝肠循环的减少及大量雌激素作用，引起胆囊平滑肌松弛、蠕动减弱及胆管张力减低，导致胆囊的排空能力减弱；此外，在妊娠中晚期，增大的子宫逐渐对胆道系统产生压迫作用，致使胆道阻力增大，胆汁排出受阻。以上多种因素综合作用而导致胆汁中胆固醇浓度增高及胆汁在胆道系统内淤积，加速胆固醇析出形成结石。我国妊娠期胆石症的发病率为 2.5%～4.5%。胆石一旦形成，极易嵌顿于胆道末端，引起胆管与胰管共同开口梗阻，进而导致胆汁逆流并激活胰蛋白酶原，致使胰腺组织发生自身消化，导致 APIP 的发生。胆结石和/或胆泥是成人急性胰腺炎中最常见（占 40%～50%）的原因。

3. 暴饮暴食。机体在进食大量高脂肪、高蛋白性饮食时，可促使胰腺分泌大量消化酶，引起胰管内压力增高，进而导致胰管内胰液外溢，引起胰腺组织自身消化。同时，在孕晚期增大的子宫对胆胰管产生机械性压迫，进一步加重胰液排出受阻情况，引起 APIP 的发生。

4. 甲状旁腺机能亢进。体外实验发现，胰酶的分泌量可随钙离子浓度的增高而增加，提出了钙是胰腺外分泌最重要的刺激因素。妊娠期甲状旁腺细胞增生，甲状旁腺机能亢进，血钙增高，持续增高的血钙激活胰蛋白酶原，胰腺组织出现自身消化，从而发生胰腺炎。

5. 酒精和创伤。因为孕产妇人群的特殊性，此种原因较少发生。酒精在大多数国家是成人急性胰腺炎最常见的第二个原因（约占 20%），但在中国孕产妇人群的比例很低。

6. 其他因素。妊娠期高血压疾病时，由于全身小动脉长期处于痉挛状态，导致各器官供血不足，胰腺长期处于缺血状态，最终导致 APIP 的发生。部分学者认为，糖尿病也是诱发 APIP 的重要因素之一。某些药物及精神因素也可诱发 APIP。

### （三）临床表现

APIP 的临床症状多表现为腹痛、恶心、呕吐，其中 90% 的患者会出现上腹痛症状；疼痛多位于左上腹部，多伴有腰背部放射痛，餐后加重，弯腰时可缓解；随着病情的进展，肠系膜及腹膜受外溢的胰液侵及而发生局限性腹膜炎，并且呕吐后疼痛症状无缓解，严重时导致肠麻痹，患者出现持续性呕吐症状；病情进一步加重时，患者会出现发热、全身炎症反应综合征（systemic inflammatory response syndrome，SIRS）、休克、多器官功能衰竭（multiple organ dysfunction syndrome，MODS）等情况，危及患者生命安全。重症急性胰腺炎的患者由于胰酶或坏死组织液沿腹膜后间隙渗到腹壁下，致两侧腰部皮肤呈暗灰蓝色，称 Grey-Turner 征，或出现脐周围皮肤出现青紫，称 Cullen 征。

### （四）诊断

妊娠期出现符合下列三项中两项者即可做出 APIP 诊断：

1. 无明显诱因出现中上腹部疼痛不适，并伴有后背部放射痛。
2. 血生化检查提示血清淀粉酶和（或）脂肪酶水平≥3 倍正常值。
3. 腹部超声、CT、MRI 等检查提示呈急性胰腺炎影像学改变。

### （五）鉴别诊断

与产科相关急腹症相鉴别，如流产、早产、临产、胎盘早剥、子宫破裂、异位妊娠破裂等。此外，与急性阑尾炎、急性胆囊炎、胃十二指肠溃疡、肠穿孔、肠系膜血管栓塞等其他急腹症相鉴别。

### （六）治疗

APIP 的治疗原则有病因治疗、目标导向性液体复苏、维护重要器官功能、促进胃肠道功能恢复、镇痛及预防血栓、清除和减轻全身炎性反应综合征、有指征使用抗生素、个体化外科和产科干预措施等。

针对孕周不同，孕早中期患者应以治疗诱发急性胰腺炎的病因为主，其次考虑胎儿因素；而对于孕晚期患者，由于胎儿存活率比较高，在治疗过程中需兼顾胎儿因素，必要时及时终止妊娠，避免胎死宫内。因此，对 APIP 患者的治疗应根据其不同病因、病情严重程度及孕周来制定个体化治疗方案。

1. 病因治疗。

（1）急性高脂血症性胰腺炎的降脂治疗：在药物降脂方面，他汀类药物对胎儿具有致畸作用，临床上已明确禁止其应用于 APIP 的治疗中；对于严重高脂血症患者，可使用胰岛素和低分子肝素治疗；血浆置换疗法是目前最快且安全有效的降血脂方法。

（2）急性胆源性胰腺炎的微创治疗：请消化内外科医生会诊协助解除胆道结石梗阻，如逆行胰胆管造影（endoscopic retrograde cholangiopancreatography，ERCP）联合内镜下 Oddis 括约肌切开术（endoscopic sphincterotomy，EST），放置鼻胆管引流，或经超声/CT 引导下经肝胆囊穿刺造瘘术。

2. 液体复苏维持循环功能。胰腺炎症及其伴随的全身炎症反应导致液体向第三间隙渗出。在严重的情况下，导致低血容量，低灌注，最终器官衰竭，这是患者早期死亡的原因之一。但过度补液会在急性呼吸窘迫综合征的基础上出现高静水压性肺水肿，增加腹腔间隔室综合征的发生率，所以胰腺炎急性期的过多或过少的液体补充都是有害的，早期液体复苏有条件应进行血流动力学监测，并避免过度的液体复苏。早期液体复苏以晶体为主，如乳酸林格氏液，同时维持电解质平衡。

3. 氧疗维持呼吸功能。胰腺炎患者的主要呼吸问题是腹腔压力增加导致的限制性通气功能障碍，早期呼吸管理的重点是预防误吸。根据患者呼吸功能损伤情况选择不同的氧疗措施，如鼻导管吸氧、面罩吸氧、无创或有创机械通气。

4. 促进胃肠道功能恢复。

（1）禁食及胃肠减压。减少食物对胃肠道的刺激，可降低胃酸等消化液的分泌功能，从而进一步抑制胰腺组织的外分泌功能，减轻胰液对胰腺自身组织及周围组织的破坏，同时也可改善肠道胀气及肠麻痹症状。

（2）中药促进胃肠功能恢复。胰腺炎常伴急性胃肠损伤，通过腹内压监测评估胃肠功能障碍的严重程度，以指导治疗。可采用穴位刺激、中药内服、外敷等中医药治疗。

（3）抑制胰液分泌、抗胰酶活性。质子泵抑制剂或 $H_2$ 受体拮抗剂可通过抑制胃酸的分泌而减少促胰酶的分泌，进一步降低胰酶的分泌，同时也可预防应激性溃疡的发生。生长抑素类制剂可抑制胰腺的内、外分泌，从而改善胰腺的生理功能。

（4）营养支持治疗。由于 APIP 患者较常规胰腺炎患者有更高的营养支持需求，为满足孕妇及胎儿的营养需求，需在禁食的同时尽早给予完全肠外营养支持治疗。在条件允许时应尽早由完全肠外营养逐渐过渡为完全肠内营养治疗，以保障肠道黏膜的完整性，减轻胰腺负荷，避免发生肠内菌群移位，降低感染等并发症的发生率。

5. 镇痛及预防血栓。疼痛是急性胰腺炎的主要症状，应及时充分治疗。根据相关评分、器官功能导向和孕周选择合适的适当剂量的镇痛、镇静药物治疗。一般不推荐应用吗啡或胆碱能受体拮抗剂。可给予盐酸哌替啶肌内注射治疗。可根据有无抗凝禁忌证选择肝素或低分子肝素预防血栓。

6. 清除和减轻全身炎性反应综合征。

（1）重症急性胰腺炎（severe acute pancreatitis，SAP）早期血液中大量促炎细胞因子过度释放，促炎和抗炎细胞因子平衡破坏，导致炎性反应失控，造成全身炎性反应综合征。有效清除炎性介质是预防和治疗多器官功能衰竭的关键。在起病 48～72 小时内启动连续肾脏替代治疗（continuous renal replacement therapy，CRRT）可稳定内环境、清除炎性介质等。

（2）SAP 早期腹腔内有大量血性渗液，内含胰蛋白酶、促炎细胞因子、细菌和内毒素等，可引起腹膜水肿、腹腔间隔室综合征、SIRS 和器官功能衰竭。腹腔灌洗能减轻胰腺及全身的炎性反应。

（3）SAP 早期易继发细菌感染，应使用广谱、高效、易通过血胰屏障的抗生素。

7. 外科治疗。

（1）在胰腺炎早期，除胆源性胰腺炎伴胆道梗阻而采取外科手术治疗外，目前多采用多学科协作（multiple disciplinary teams，MDT）的救治模式，即使需要外科干预，也通常采用微创介入方法，如腹腔引流管等。SAP 并发腹腔间隔室综合征在保守或微创手段应用后效果不佳、经影像学证实胰腺组织出现融合性坏死、病情持续恶化、腹内压＞20 mmHg 同时存在器官功能障碍持续加重的情况下考虑开腹手术。

（2）在胰腺炎后期，如果存在感染性腹腔积液或感染性胰腺坏死，根据临床状况逐步实施经皮穿刺引流、可视化内镜辅助清创引流，直至最终手术清创引流，并根据临床表现和培养结果选择抗生素。

（3）在胰腺炎后期，还可以出现胰腺假性囊肿、肠瘘、腹腔大出血等危及生命的并发症，应选择有救治经验和条件的医院救治。

8. 产科治疗。由于 APIP 患者的特殊性，在治疗过程中需密切监测宫缩、胎心率及患者阴道分泌物情况，给予胎动计数、胎心监护及 B 超检查等检测胎儿宫内发育情况。对于有早产征象的患者，需要给予硫酸镁抑制宫缩以及地塞米松促进胎儿肺成熟。APIP 患者的早产率高达 30%～40%，且近 40%分娩于 35 周前。此外，妊娠中晚期增大的子宫会对腹腔内脏器产生机械性压迫作用，增加胆胰管梗阻程度，不利于病情的缓解。因此，在经保守治疗后而未能使病情得到有效缓解时，需考虑及时终止妊娠。

9. 妊娠期急性胰腺炎诊断和病因分析流程图如图 8-1 所示。妊娠期急性胰腺炎治疗简易流程图如图 8-2 所示。

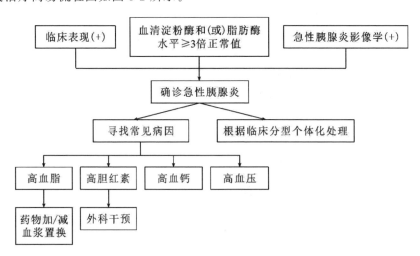

**图 8-1　妊娠期急性胰腺炎诊断和病因分析流程图**

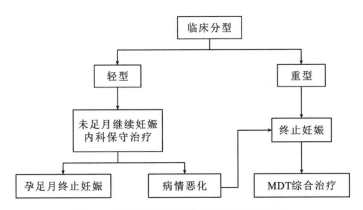

图 8-2　妊娠期急性胰腺炎治疗简易流程图

### (七) 病例分享

孕妇吴某，女，29 岁。

【**主诉**】因"孕 30 周$^{+1}$，双胎，上腹隐痛 8 天，加重 2 天"于 2020 年 3 月 14 日入院。

【**病史特点**】平素月经规则，末次月经 2019 年 8 月 16 日，预产期 2020 年 5 月 22 日。孕妇诉 2020 年 3 月 6 日无明显诱因出现上腹部隐痛不适，不伴恶心、呕吐等表现，孕妇于当地医院就诊，具体不详，自诉症状持续约 2 天后症状缓解，未予处理。现孕 30 周$^{+1}$，诉昨日 7 点左右无明显诱因出现上腹部疼痛加重，于当地医院就诊，查 B 超提胰腺体积增大，考虑炎性改变，查血淀粉酶 824.5 U/L，血脂肪酶 1 010.87 U/L，故转至湖北省妇幼保健院就诊，现诉上腹部隐痛不适，压痛明显，不伴恶心、呕吐、反酸、嗳气等不适，偶有宫缩，无阴道流血，无阴道流水，自觉胎动正常，今因"孕 30 周$^{+1}$，双胎，上腹隐痛 8 天，加重 2 天"入院。孕期体重随孕周逐渐增加。

【**既往史**】既往体健，否认乙肝病史，否认心肺肝肾病史，否认高血压、否认糖尿病史等，否认药物过敏史，否认外伤史。

【**生育史**】$G_5P_2A_2$。2013 年顺娩一女婴，体重 3 400 g，现体健。2015 年 7 月因"巨大胎儿"剖宫产一女婴，体重 3 800 g，现体健。

【**家族史**】否认双胎家族史，此孕自然受孕。

【**产检**】宫高 36 cm，腹围 114 cm，胎方位头位/头位，胎心率 134 次/min，宫缩无，先露头，先露浮，胎膜存，宫口未开。

【**辅助检查**】2020 年 3 月 14 日 B 超提示双活胎，双头位，BPD 7.9/8.0 cm、AFV 4.1/4.1 cm、脐动脉 S/D 2.45/2.65、胎儿估重 1 680 g、1 708 g；胰腺体积增大，考虑炎性改变；血淀粉酶 824.5 U/L，血脂肪酶 1 010.87 U/L。

**【入院诊断】**

1. 妊娠合并急性胰腺炎。

2. 双胎妊娠（双绒双羊，双头位）。

3. 妊娠合并瘢痕子宫（前次剖宫产）。

4. 孕 5 产 2 孕 30 周$^{+1}$待产。

**【诊疗经过】** 入院后针对孕妇告病重，完善相关检查，禁食水、补液、抑酶（奥曲肽）、抑酸（奥美拉唑）、低分子肝素预防血栓及对症处理；与家属病情沟通，如果急性胰腺炎加重需要终止妊娠。针对胎儿予以地塞米松促胎肺成熟、硫酸镁保护脑神经；监测胎心胎动、胎儿彩超、宫缩等情况。

入院第 1 天，孕 30 周$^{+1}$。孕妇查体：T 36.7℃、P 111 次/min、R 23 次/min、BP 104/68 mmHg、SpO$_2$ 98%（鼻导管给氧 1 L/min），双侧瞳孔等大等圆，对光反射可，颈软，双肺呼吸音清，未闻及明显干湿啰音，HR 111 次/min，律齐，各瓣膜区未及异常杂音，妊娠腹，无阴道流血、流液，四肢活动度可，双下肢无明显水肿，生理反射存在，病理反射未引出。血液分析示：超敏 C 反应蛋白 159.60 mg/L；中性粒细胞比率 81.3%；血小板总数 258×10$^9$/L；血红蛋白 117 g/L；白细胞计数 16.50×10$^9$/L；三酰甘油 3.27 mmol/L；血浆 D-二聚体测定 18.54 μg/mL；凝血酶原时间测定 12.8 秒；肝功能示：白蛋白 30.5 g/L；肾功能、心肌酶谱、电解质、心肌标志物未见明显异常；血淀粉酶示：淀粉酶572.3 U/L；尿液常规示：隐血±；胆红素 ＋；尿胆原 ＋；酮体±；白细胞＋。

胎儿彩超示：双活胎，A 胎儿位于下方，头位，孕周相当于 32.2 周，B 胎儿位于上方，横位，孕周相当于 31.5 周。

入院第 3 天，孕 30 周$^{+3}$，神志清楚，精神状态可，无发热，未诉腹部不适。查体：T 36.9℃、P 106 次/min、R 23 次/min、BP 99/66 mmHg、SpO$_2$ 98%（鼻导管给氧 1 L/min），双侧瞳孔等大等圆，对光反射可，颈软，双肺呼吸音清，未闻及明显干湿啰音，HR 106 次/min，律齐，各瓣膜区未及异常杂音，妊娠腹，无阴道流血、流液，四肢活动度可，双下肢无明显水肿，生理反射存在，病理反射未引出。血液分析示：超敏 C 反应蛋白169.31 mg/L；单核细胞绝对数 0.81×10$^9$/L；中性粒细胞绝对数 14.37×10$^9$/L；血红蛋白 99 g/L；白细胞计数 16.50×10$^9$/L。凝血功能＋D-二聚体示：血浆 D-二聚体测定7.96 μg/mL；活化部分凝血活酶时间测定 23.5 秒；凝血酶原时间测定 12.7秒；凝血酶时间测定 17.7 秒。血淀粉酶示：淀粉酶 168.1 U/L。激素疗程结束，今日停用。禁食水，予以补充静脉营养，继续予以抑酶（奥曲肽）、护胃（奥美拉唑）等对症治疗；继续予以低分子肝素（2 500 IU q12h）预防血栓形成；密切关注患者病情变化，必要时终止妊娠。

入院第 5 天，孕 30 周$^{+5}$，胸部 CT 平扫示：双肺斑片影及条索影，右下节段性肺不张，双侧少量胸腔积液。重度脂肪肝。胰腺平扫：①胰腺及胰周异常改变，符合急性胰腺炎；②所见胆囊增大、脂肪肝；双肾轻度积水。③双侧腰胁部皮下筋膜水肿；胰腺核磁平扫提示急性胰腺炎，腹痛较前缓解，淀粉酶已恢复正常。

入院第 8 天，孕 31 周$^{+1}$，开始经口流质饮食，无腹痛、腹胀，无恶心、呕吐等不适，大小便正常。

入院第 11 天，孕 31 周$^{+4}$胰腺平扫示：胰腺体积显示稍大，胰体部局部信号欠均，边缘稍模糊，周围见少许长 $T_2$ 信号，左侧肾前筋膜增后模糊、信号增高，胰管可见。所见胆囊体积增大，内信号欠均；肝脏在反相位上信号明显减低。肝右叶见小斑片状稍长 $T_2$ 信号影；双侧胸腔见少许积液影。与前次 CT 比较，胰腺病灶范围较前缩小（胰头部病灶吸收），周围积液部分吸收；腰胁部软组织异常信号未见显示。诊断结论：①符合胰腺炎改变，病灶部分吸收；②所见胆囊增大、脂肪肝；③肝右叶异常斑片影，建议复查。④所示双侧胸腔少许积液。

入院第 12 天，孕 31 周$^{+5}$，一般情况可，进流质饮食后无腹痛、腹胀，无恶心、呕吐等不适，大小便正常。办理出院继续期待妊娠。孕妇住院期间生命体征、腹部阳性体征、血淀粉酶、胎心率等情况如表 8-1 所示。

表 8-1　孕妇住院期间生命体征、腹部阳性体征、血淀粉酶、胎心率一览表

| 入院天数（天） | 孕周（周） | T（℃） | P（次/min） | R（次/min） | BP（mmHg） | SpO₂（%） | 上腹部隐痛 | 血淀粉酶（U/L） | 胎心率（次/min） |
|---|---|---|---|---|---|---|---|---|---|
| −8 | 28$^{+5}$ | — | — | — | — | — | + | — | |
| −2 | 29$^{+6}$ | — | — | — | — | — | ++ | 824.5 | |
| 1 | 30$^{+1}$ | 37.1 | 94 | 20 | 137/86 | 98% | + | — | 148/151 |
| 2 | 30$^{+2}$ | 36.7 | 111 | 23 | 104/68 | 98% | + | 572.3 | |
| 3 | 30$^{+3}$ | 36.9 | 106 | 23 | 99/66 | 98% | — | 168.1 | |
| 4 | 30$^{+4}$ | 36.8 | 108 | 22 | 105/65 | 98% | — | 100.9 | |
| 5 | 30$^{+5}$ | 36.4 | 102 | 20 | 117/85 | 99% | — | — | |
| 6 | 30$^{+6}$ | 36.2 | 100 | 20 | 109/72 | 98% | — | — | |
| 7 | 31 | 36.5 | 82 | 20 | 118/80 | 98% | — | — | |
| 8 | 31$^{+1}$ | 36.5 | 85 | 17 | 111/77 | 98% | — | — | |

| 入院天数（天） | 孕周（周） | T（℃） | P（次/min） | R（次/min） | BP（mmHg） | SpO₂（%） | 上腹部隐痛 | 血淀粉酶（U/L） | 胎心率（次/min） |
|---|---|---|---|---|---|---|---|---|---|
| 9 | 31$^{+2}$ | 36.2 | 89 | 20 | 118/77 | 98% | — | | |
| 10 | 31$^{+3}$ | 36.3 | 74 | 20 | 125/80 | 98% | — | 96 | |
| 12 | 31$^{+5}$ | 36.3 | 91 | 17 | 111/72 | 100% | — | — | 136/152 |

注：入院天数为-8表示入院8天前。

**【出院诊断】**

1. 妊娠合并急性胰腺炎（轻型）。

2. 肺炎，右下节段性肺不张，双侧胸腔积液。

3. 重度脂肪肝。

4. 双肾轻度积水。

5. 双胎妊娠（双绒双羊，双头位）。

6. 妊娠合并瘢痕子宫（前次剖宫产）。

7. 孕5产2孕30周$^{+5}$待产。

**【出院随访】** 妊娠至足月分娩，母婴一般情况好。

**【经验分享】**

1. 此病例为双胎妊娠合并急性胰腺炎外院治疗未好转，家属因无力承担早产费用，保胎心情急切来湖北省妇幼保健院就诊，经过医患间充分良好沟通，孕妇对保守治疗反应好，腹部症状消失，血淀粉酶持续下降至正常，胰腺影像学表现好转，保胎成功且避免了早产。

2. 妊娠期急性胰腺炎保守治疗失败腹部症状体征加重、血淀粉酶持续不降、胰腺影像学提示病情加重、保守治疗成功后胰腺炎再次发作等都应考虑终止妊娠，以免出现重症急性胰腺炎危及母儿生命。

3. 急性胰腺炎的诊治，尤其是SAP的救治充分体现多学科协作（MDT）的理念。脏器功能维护、液体复苏、内环境调整、血液净化治疗、脓毒症、营养支持等环节需要重症医学科的支持，胆管结石胆囊切除、腹腔高压、胰腺脓肿、胰腺假性囊肿等并发症需要外科医师的及时介入，妊娠期胰腺炎需要产科医师的指导等等。因此，AP的治疗需要掌握多学科的知识，建立MDT的会诊制度，成立MDT救治团队，才能提高妊娠期胰腺炎救治成功率。对于已经判断为SAP的患者，建议立即转入ICU治疗，对于不具备ICU条件的单位，建议尽快完成转院治疗，需要设立预警机制和通畅的SAP患者转运机制。在交通工具的选择上，需要选择有母胎监护设备和呼吸支持（如简易呼吸器）的车辆，一般路程时间 3 h 之内，时间过长则增加转运途中的风险。

### （八）护理心得

1. 一般护理

（1）评估：评估患者腹痛的部位、程度及伴随症状，腹胀、恶心、呕吐、血压、末梢循环情况。评估既往疾病史，是否有酗酒、暴饮暴食、手术、感染史等。

（2）休息：指导患者卧床休息，保持床单位清洁干燥，护理操作轻柔，保证患者休息。

（3）卧位：半坐卧位可缓解腹肌紧张，还可使膈肌下降，有利于呼吸，减少回心血量，减轻心脏负担。

（4）饮食：初期暂时禁食，禁食期间做好口腔护理，每日 2 次，预防口腔感染。待排气排便后，再遵循从流质过渡至半流质再到正常饮食逐渐过渡，进食清淡、易消化饮食，可选择粗粮，少食多餐，避免暴饮暴食，忌食辛辣刺激性食物。在进食期间，要注意观察患者有无恶心、呕吐、腹胀、大便的量及性状。

（5）营养支持：由于禁食禁饮、胃肠减压及产后高代谢状态，加之丢失大量消化液，需及时补充营养，使机体维持正氮平衡，以利于切口愈合及组织修复，可放置空肠营养管，给予经空肠营养管鼻饲，以减少胰液分泌，降低炎症反应，降低胰周感染率，肠内营养不耐受或热量不足时给予静脉营养支持。同时，每日监测腹内压，观察腹胀、腹痛、腹泻等症状。

（6）皮肤的护理：协助定期翻身，避免长时间卧床导致皮肤压疮。

2. 病情观察与护理。

（1）生命体征监护：给予心电监护，密切观察患者的心率、血压、呼吸频率、深度、血氧饱和度及尿量的变化。

（2）并发症的观察：妊娠合并急性胰腺炎较非妊娠合并急性胰腺炎病情重、并发症多，所以护士需要加强器官功能的观察，警惕休克、急性肾功能衰竭、急性呼吸窘迫综合征、应激性溃疡的发生；在进行早期液体复苏时，遵医嘱控制液体入量和输液速度，防止肺水肿的发生。

（3）腹痛、腹胀的观察：腹痛腹胀是胰腺炎的典型症状，应仔细观察腹痛、腹胀的部位、性质、程度，触摸腹部有无子宫收缩，要与宫缩和胰腺炎引起的腹痛相鉴别，查看有无阴道流血、流液的情况。

（4）密切监测出入量：严密监测出入量情况，以判断机体电解质丢失的情况。

（5）氧疗的护理：保持气道通畅，根据病情调整氧流量或浓度，在氧疗过程中，严密观察患者面部皮肤和黏膜情况，防止面部压伤和鼻黏膜出血等。观察患者有无氧疗并发症，面罩吸氧患者应保持呼吸道通畅，防止窒息。患者进食时，可以经鼻吸氧代替，或面罩吸氧和进食交替进行。

（6）发热的护理：患者虽无发热，但血象偏高，需密切观察体温变化，如体温过高，给予物理降温，保持患服干燥、清洁。

（7）保持尿管通畅，妥善固定，每小时放尿1次，观察尿量、颜色、性状。留置导尿管期间，保持会阴部清洁，行会阴擦洗、尿道口护理每日2次。

（8）定期复查电解质、血脂、血糖、血常规及肝肾功能等，以评价机体代谢状况。进行血糖测定，应用胰岛素，监测血糖变化。

（9）胎儿监护：妊娠合并急性胰腺炎直接威胁孕妇和胎儿的生命安全，所以，除了严密观察患者的病情之外，对腹中胎儿的监测尤为重要。认真听取患者的主诉，同时做好胎心监测和B超监测，并教会孕妇自数胎动，双胎需分开听取胎心音，每4小时1次。

（10）血浆置换的护理：做好管路及分离器的连接并预冲管路及血浆分离器，根据病情设置血浆置换参数，包括血流量、血浆分离速度及补入速度、血浆置换目标量等；设置各种报警范围。治疗刚开始时，速度宜慢，观察5分钟左右，无反应后再以正常速度运行，通常血流速度为 $80\sim150$ mL/min。治疗过程中密切观察患者生命体征，包括每 30 min 测血压、心率等。密切观察机器运行情况，包括全血流速、血浆流速、动脉压、静脉压、跨膜压变化等。置换达到目标量后回血，观察患者的生命体征，记录病情变化及血浆置换治疗参数和结果。

3. 用药护理。

（1）抗生素：在使用过程中，注意是否发生皮疹、瘙痒、药物热等过敏反应；注意观察是否有腹泻、恶心、呕吐、便秘等胃肠道症状。

（2）抑酶药：局部注射奥曲肽时会有疼痛或注射部位的针刺、麻刺或烧灼感，可伴有红肿，注射前让药液复温，达到室温后注射以减轻局部不适。由于奥曲肽对生长激素、胰高血糖素和胰岛素分泌的抑制作用，故可能造成血糖调节的紊乱，在注射奥曲肽期间，需要严密观察患者血糖的变化，并警惕低血糖的发生。

（3）抗凝剂：合理使用抗凝药物防止血栓形成。在用药期间，应密切观察有无出血倾向，如牙龈出血、注射部位出血、手术切口的血肿出血、消化道出血、手及皮肤发绀、瘀斑等，如有应及时汇报医生，并行凝血功能检查，以便及时做出对症处理。

（4）解痉药物：硫酸镁在使用过程中，应注意观察：膝反射是否存在；呼吸≥16 次/min；尿量每小时≥17 mL 或每 24 小时≥400 mL。备好 10% 葡萄糖酸钙 10 mL 作为硫酸镁中毒的拮抗剂。

4. 心理护理。

由于腹痛、腹胀及担心腹中胎儿安全，孕妇容易产生焦虑情绪，或感到烦躁不安，加之 ICU 内各种仪器的使用和报警声，容易加剧恐惧感，护士应耐心讲解各项治疗及护理措施的意义，鼓励孕妇说出心里的感受，减少对疾病的恐惧，增加孕妇对医护人员的信任度和治疗信心，以良好的心态配合治疗。

5. 宣教。

加强对孕妇的饮食宣教，指导养成良好的饮食习惯，合理补充营养，低脂、清淡饮食，每次少量多餐，循序渐进，切忌暴饮暴食。保证规律休息，避免劳累和情绪波动。

### (九) 温馨小提示

1. 如何早期识别妊娠期急性胰腺炎？

(1) 妊娠期糖尿病孕妇产检中增加血脂筛查。妊娠期糖尿病常伴有胰岛素抵抗，它可降低脂蛋白的活性，增加血中三酰甘油浓度，进而增加急性胰腺炎的发作风险。在家族性高三酰甘油血症孕妇，血清三酰甘油升高更明显。

(2) 产检抽血发现乳糜样血清需要进一步检查是否存在高脂血症胰腺炎。

(3) 如果遇到妊娠中晚期女性出现持续性中上腹胀痛，并伴有恶心、呕吐等症状时，应警惕 APIP 的发生，尽早行相关血生化及影像学检查明确诊断。

(4) 在妊娠中晚期，胃肠道、肠系膜等组织受到增大子宫的挤压而上移堆积至胰腺前，此时中腹部浅压痛、反跳痛及腹部包块等急性胰腺炎的典型临床体征并不明显，而仅表现为中上腹深压痛及腰背部酸胀感。

2. 仅血清淀粉酶和（或）脂肪酶升高能否诊断胰腺炎？

(1) 血清淀粉酶主要来源于胰腺和唾液腺，其他组织器官如胃、胆囊、肠道、卵巢及乳腺等也含有淀粉酶，在腮腺炎、胆石症、肠梗阻、消化道穿孔、急性腹膜炎和肠系膜血管栓塞等血淀粉酶亦可升高，但多不超过正常值的 2 倍。

(2) 血清脂肪酶主要来源于胰腺的分泌，其他器官包括食管、胃、十二指肠、空回肠、结肠、心脏、肝脏也可以分泌脂肪酶。无明确腹部症状和影像学表现的高胰酶血症不考虑为急性胰腺炎。孕产妇生理性胰酶升高多低于胰酶正常上限的 3 倍。

(3) 对于无胰腺炎相关症状的血清淀粉酶和（或）脂肪酶水平＜3 倍正常值的孕妇需要进一步结合临床和依靠影像学，不能靠单一指标增高诊断胰腺炎。

3. 血清淀粉酶和（或）脂肪酶正常能否排除胰腺炎？

在极重症急性胰腺炎、极轻症急性胰腺炎、慢性胰腺炎急性发作、急性胰腺炎恢复期或高脂血症性相关性胰腺炎等，血淀粉酶轻微升高或正常。重症急性胰腺炎时，大量的胰腺组织坏死，胰腺间质尤其是胰腺微循环受损严重，甚至微循环栓塞，导致释放出来的淀粉酶不能全部通过血循环到达外周组织，血淀粉酶升高不明显甚至正常。

对于存在诱因或胰腺炎相关症状且符合急性胰腺炎影像学改变，血清淀粉酶和（或）脂肪酶处于正常范围内时，不能排除急性胰腺炎的诊断，必要时需行腹腔穿刺测腹水淀粉酶水平，或动态复查以明确诊断。

4. 如何通过实验室和影像学结果鉴别急性胰腺炎的轻重？

若血淀粉酶水平超过 1 000 U/L，强烈提示急性胰腺炎。但是淀粉酶的高低和胰腺炎的严重程度不成正比。在疾病早期，血钙<1.87 mmol/L、血清 C 反应蛋白>150 mg/L、除钙素原（PCT）≥ 0.5 $\mu$g/L，提示重症急性胰腺炎，病情严重，预后不良。

胰腺超声提示胰腺实质内出现粗大、强回声光团。CT 提示胰周显著渗出，合并胰腺实质内或胰周有单个液体聚集；广泛胰腺内外积液，存在胰腺实质内出血、坏死，胰周脂肪坏死，形成胰腺脓肿。提示合并胰腺组织坏死、感染，属于重症急性胰腺炎。

5. 急性胰腺炎的分级和预后？

中国急性胰腺炎根据 2013 年更新制定的美国亚特兰大 AP 诊断标准，根据有无脏器衰竭将 AP 分为轻症 AP（mild acute pancreatitis，MAP）、中度重症 AP（moderately severe acute pancreatitis，MSAP）和重症 AP（SAP）三大类。根据患者入院后 24 小时内有无脏器衰竭可区分 MAP 和 SAP；根据脏器衰竭在 48 小时内是否能恢复，可区分 MSAP 和 SAP。值得注意的是，AP 的病情发展不是静止的，其病理变化动态发展，因此 SAP 被定义为持续性或渐进性器官功能衰竭和（或）局部胰腺并发症的存在。

MAP 无器官功能衰竭，也无局部或全身并发症，通常在 1~2 周内恢复；MSAP 有短暂性器官功能衰竭（48 小时内可恢复），或有局部或全身并发症，占 AP 的 10%~30%，局部并发症常无须特殊处理，可以自行吸收或自愈，病死率<5%；SAP 有持续性器官功能衰竭（>48 小时），可累及一个或多个器官，占 AP 的 5%~10%，病死率高达 30%~50%。决定胰腺炎预后和结局的主要因素是全身炎症反应综合征（SIRS）所致的多器官功能不全或衰竭的严重程度和持续时间。器官衰竭和感染性胰腺坏死是 SAP 主要死因，重视 SAP 早期治疗是改善患者预后、降低病死率的关键。

6. 孕妇血脂高同时存在胰腺炎能否诊断妊娠期高脂血症胰腺炎？

高脂血症胰腺炎即高脂血症引起的急性胰腺炎，因与血清三酰甘油水平密切相关，与血清胆固醇无关，又称为高三酰甘油血症性胰腺炎。其诊断标准为：血清三酰甘油（triglyceride，TG）≥11.3 mmol/L，或三酰甘油在 5.65~

11.3 mmol/L且出现乳糜样血清，并排除其他原因引起的急性胰腺炎。血清三酰甘油在 1.7～5.65 mmol/L 的胰腺炎，则称为伴高三酰甘油血症性急性胰腺炎。

7. 妊娠期高脂血症胰腺炎降脂的目标？

高脂血症性急性胰腺炎是指急性胰腺炎并静脉乳糜状血或血三酰甘油＞11.3 mmol/L。患者的 TG 水平与预后密切相关，高三酰甘油血症与急性胰腺炎的发病率呈正相关，TG 水平升高与 AP 的严重程度有关。一般情况下，若 TG＜5.65 mmol/L，则不易发生急性胰腺炎，但若 TG＞11.3 mmol/L，则易发生急性胰腺炎。所以在 TG＞11.3 mmol/L 时应积极使用降脂治疗，尽快将 TG 水平降至 5.65 mmol/L 以下。

8. 妊娠期急性胰腺炎是否一定需要终止妊娠？

尽管急性胰腺炎引发血容量下降，从而使胎盘血流量迅速下降致胎儿宫内窘迫，同时胰腺炎本身可以刺激子宫，导致子宫异常收缩。但有学者认为 APIP 并不是流产、引产及分娩的适应证，其不主张将终止妊娠作为急性胰腺炎的治疗手段。是否终止妊娠应在保证母体生命安全的前提下，视孕周和胎儿在宫内的情况而定。对于妊娠早中期患者，以治疗诱发急性胰腺炎的病因为主，其次考虑胎儿因素，如治疗过程中加强对胎儿胎心、胎动等指标的监测，一旦发现存在胎儿死亡情况，应尽早引产，排出死胎；对于妊娠晚期的患者，由于胎儿存活率比较高，在治疗过程中需兼顾胎儿因素，经保守治疗无效后，可在积极做好术前准备工作后及时终止妊娠。而对于存在以下情况者，应及时终止妊娠：①足月妊娠的 APIP 患者；②有明显的流产或早产征象；③胎儿窘迫或死胎。由于剖宫产操作较快、对母体影响最小，因此活产一般选择该法来终止妊娠。

9. 腹部 CT/MRI 对妊娠期急性胰腺炎早期的临床指导意义是什么？

疾病早期及时和定期复查腹部 CT 有助于急性胰腺炎的诊断、寻找诱因、分型、评估并发症和指导治疗。首次明确了 CT 平扫应在急诊就诊后 12 小时内完成，评估胰腺、胰周、胆道等情况；胰腺坏死常在入院 48 小时后才出现，建议在发病 72 小时后完成增强 CT 检查，或发病 7～10 天内复查，可有效区分胰周液体积聚和胰腺坏死范围。对于妊娠期无法完成腹部 CT 者可以选择腹部 MRI。

### （十）小贴士

1. 能否预防急性胰腺炎？

对于无胰腺炎的普通人群，通过调整饮食、控制体重、戒烟、限酒可以降低胰腺炎的发生率。有研究显示，如果所有人体重都在正常范围内（体重指数 18～25 kg/m²），则 1/4 的胰腺炎能免于发生；如果所有人都不吸烟，则至少一半以上的胰腺炎能免于发生；如果所有人都有节制地禁酒，则近 1/5 的胰腺炎能免于发生；拥有食用蔬菜和水果的习惯可使与外分泌胰腺有关的疾病的风险降低近 30%，食用蔬菜使患急性胰腺炎的风险显著降低。

2. 孕妇如何知道自己有急性胰腺炎的早期症状？

如果遇到妊娠中晚期女性出现持续性中上腹胀痛，腰背部酸胀感，并伴有恶心、呕吐等症状时，应警惕急性胰腺炎，尽早就医，行相关血生化及影像学检查明确诊断，避免不良事件的发生。

（甘　泉）

（护理部分：肖　蓉）

## 二、系统性红斑狼疮

### （一）概述

系统性红斑狼疮（systemic lupus erythematosus，SLE）是一种常见的自身免疫性结缔组织病，好发于育龄期女性，以 20～35 岁多见，我国女性整体发病率为 113/10 万。

一般认为，SLE 患者合并妊娠时，妊娠将使 SLE 病情恶化，而 SLE 也会增加妊娠并发症的发生，因此，既往认为 SLE 患者不宜妊娠，但随着风湿免疫学的发展和产科监护技术的提高，SLE 已不再是妊娠的禁忌证。由于该病好发于育龄女性，她们通常有强烈的生育要求，SLE 本身不会影响患者的生育力，因此妊娠合并 SLE 患者人数趋于增多。

SLE 的治疗应根据患者的偏好、临床表现、疾病活动度和严重程度，以及并发症进行个体化治疗。患者需在风湿病科医生指导下进行妊娠、孕期定期监测，以使非药物和药物治疗均达到最佳效果，从而实现妊娠和疾病控制双目标。

SLE 患者的治疗目标是保证长期生存，实现尽可能低的疾病活动度，预防器官损伤，最大限度地减少药物毒性，提高生活质量，并教育患者他们自身在疾病管理中发挥的作用。

### （二）临床表现与诊断

1997 年美国风湿病学会（American college of rheumatology，ACR）推荐的分类标准，包括 11 项内容：颊部红斑，盘状红斑，光过敏，口腔溃疡，累及 2 个或以上外周关节的非侵蚀性关节炎，浆膜炎，肾脏病变，神经病变，血液学异常，抗双链脱氧核糖核酸（double-stranded deoxyribonucleic acid，dsDNA）抗体以及抗核抗体（antinuclear antibody，ANA）滴度异常。其中符合 4 项或 4 项以上者，在除外感染、肿瘤和其他结缔组织疾病后，即可诊断为 SLE。

2019 年欧洲抗风湿病联盟（European anti-rheumatic alliance，EULAR）和美

国风湿病学会联合制定了新的 EULAR/ACR 分类标准，即满足 ANA 阳性且累计加权评分≥10 分即可诊断 SLE，新标准让 SLE 的诊治更为清晰。2017 EULAR/ACR SLE 分类标准如表 8-2 所示。

**表 8-2　2017 EULAR/ACR SLE 分类标准**

| 临床领域及入围标准 | | ANA 阳性史<br>（免疫荧光法≥1∶80）<br>定义 | 权重 |
|---|---|---|---|
| 全身状况 | 发热 | 无其他原因可解释的发热＞38.3℃ | 2 |
| 皮肤病变 | 口腔溃疡 | 不需要一定是医生观察到的 | 2 |
| | 非疤痕性脱发 | 不需要一定是医生观察到的 | 2 |
| | 亚急性皮肤狼疮 | 环形或丘疹鳞屑性的皮疹（常分布在曝光部位）。 | 4 |
| | 急性皮肤狼疮 | 颊部红斑或斑丘疹，有或无光过敏。 | 6 |
| 关节病变 | ≥2 个关节滑膜炎或≥2 个关节压痛或≥30 分钟的晨僵 | 以关节肿胀和压痛为特征。如 X 线存在骨侵蚀或抗环瓜氨酰肽抗体滴度超过 3 倍，则不计该项。 | 6 |
| 神经系统病变 | 谵妄 | 意识改变或唤醒水平下降，和症状发展时间数小时至 2 天内，和一天内症状起伏波动，和认知力急性或亚急性改变，或习惯、情绪改变 | 2 |
| | 精神症状 | 无洞察力的妄想或幻觉，但没有精神错乱 | 3 |
| | 癫痫 | 癫痫大发作或部分/部分灶性发作 | 5 |
| 浆膜炎 | 胸腔积液或心包积液 | 需影像学证据支持，如超声、X 光、CT、MRI | 5 |
| | 急性心包炎 | ≥以下两项：①心包胸痛（锐痛，吸气时加重，前倾位减轻），②心包摩擦音，③心电图广泛 ST 段抬高或 PR 段偏移，④影像学新发或加重的心包积液 | 6 |
| 血液系统损害 | 白细胞减少 | ＜4×10⁹/L | 3 |
| | 血小板减少 | ＜100×10⁹/L | 4 |
| | 免疫性溶血 | ①存在溶血证据，网织红细胞升高，血红蛋白下降，间接胆红素升高，乳酸脱氢酶升高；②Coomb's 试验阳性 | 4 |

续表

| 入围标准 | ANA 阳性史<br>（免疫荧光法≥1∶80） | |
|---|---|---|
| 临床领域及标准 | 定义 | 权重 |
| 肾脏病变 蛋白尿>0.5 g/24 h | 收集的 24 小时尿液蛋白定量>0.5 g | 4 |
| 肾穿病理符合狼疮肾炎 | Ⅱ 或 Ⅴ 型狼疮肾炎 | 8 |
| | Ⅲ 或 Ⅳ 型狼疮肾炎 | 10 |
| 抗磷脂抗体方面 | 抗心磷脂抗体 IgG>40GPL 单位或抗 $\beta_2$ GP1IgG>40 单位或狼疮抗凝物阳性 | 2 |
| 免疫学领域及标准 补体方面 | 低 C3 或低 C4 | 3 |
| | 低 C3 和低 C4 | 4 |
| 高度特异抗体方面 | 抗 dsDNA 阳性或抗 Sm 抗体阳性 | 6 |

注：对于每条标准，均需要排除感染、恶性肿瘤、药物等原因；既往符合某标准可以计分；标准不必同时发生；至少符合一条临床标准；在每个方面，只取最高权重标准得分计入总分。累计加权评分≥10 分可以诊断 SLE。

Coomb's 试验：抗人球蛋白试验。Sm 抗体：史密斯抗体

### （三）孕前管理

1. 危险因素。SLE 病情活动的危险因素包括：孕前 6 个月内及孕期狼疮病情活动，孕期新发 SLE，活动性狼疮肾炎或慢性肾脏疾病，既往不明原因妊娠丢失史合并抗磷脂抗体阳性，抗 dsDNA 抗体阳性，低补体水平，蛋白尿，血小板减少等。

2. 评估 SLE 是否活动。

（1）SLE 无活动的临床表现为无皮疹、红斑、脱发、口腔溃疡、关节炎、血管炎、肌炎、浆膜炎、心脑肾和神经损害等，实验室指标稳定者。

（2）SLE 活动期的临床表现为一种或多种 SLE 的上述表现，实验室检查提示血小板、白细胞、红细胞减少、尿蛋白增加、肾功能异常、抗 dsDNA 等抗体水平升高、补体水平下降等异常者。

（3）根据各器官系统的损害程度，可分为轻重型活动，最严重者可导致狼疮危象危及生命，表现为急进性狼疮肾炎、严重的中枢神经系统损害、严重的溶血性贫血、血小板减少性紫癜、粒细胞缺乏症、严重心脏损害、严重狼疮性肺炎、严重狼疮性肝炎以及严重的血管炎等。

3. 妊娠时机。我国中华风湿医学会建议，SLE 患者必须满足以下条件可考

虑妊娠：

(1) 病情不活动且保持稳定至少 6 个月。

(2) 泼尼松使用剂量为 15 mg/d 或相当剂量以下。

(3) 24 h 尿蛋白定量为 0.5 g 以下。

(4) 无重要脏器损害。

(5) 停用免疫抑制物如环磷酰胺、甲氨蝶呤、雷公藤等至少 6 个月。

(6) 对于服用来氟米特的患者，建议先进行药物消除后，再停药至少 6 个月后才可以考虑妊娠。

4. 妊娠禁忌证。严重的肺动脉高压（肺动脉收缩压＞50 mmHg，或出现肺动脉高压的临床症状）；重度限制性肺部病变（用力肺活量＜1 L）；心功能衰竭；慢性肾衰竭（血肌酐＞247.5 $\mu$mol/L）；既往有严重的子痫前期或经过阿司匹林和肝素治疗仍不能控制的 HELLP 综合征；过去 6 个月内曾出现脑卒中；过去 6 个月内有重度的狼疮病情活动。

### （四）孕期管理

1. 孕期 SLE 监测。对于妊娠合并 SLE 者，应由风湿病科和高危产科医生共同密切监测。风湿免疫科每个月复诊 1 次，如果出现病情活动趋势，可增加复诊频率。产科孕 20 周前每个月复诊 1 次，20～28 周每 2 周复诊 1 次，28 周后每周 1 次。产科检查内容：

(1) 包括详细的病史与体格检查及专科检查。

(2) 实验室检查：血常规，肾功能（尿酸、尿素氮、血肌酐），肝功能，尿常规，电解质、尿蛋白/肌酐比值、补体成分及抗 dsDNA 抗体等；血液检查应每个月 1 次，对疾病的整体情况进行评估。

(3) 超声检查：妊娠 7～13 周核实孕周，16 周后每个月复查评估胎儿生长发育情况，排除胎儿发育畸形，必要时行胎儿超声心动图检查了解胎儿心脏受累情况；抗 SSA 抗体阳性患者，推荐增加胎儿超声心动图检查频率，16～26 周每周 1 次，26 周至分娩每 2 周 1 次。

(4) 脐动脉血流速度监测：26 周后每周监测 1 次。

(5) 胎心监护：孕晚期加强胎心监护，指导患者自测胎动，如发现胎动及胎心异常，及时处理。严密的血压监测，血液检测以评估疾病是否活动，有利于完善治疗方案，决定终止妊娠的时机以及方式。

2. 评估 SLE 是否活动。妊娠期和产褥期 SLE 恶化的发生率为 25%～60%。"恶化"的主要原因为受孕之前 6 个月内疾病处于活动期、狼疮性肾炎的病史、停用羟氯喹。

目前对 SLE 活动判断标准以 SLE 疾病活动指数（systemic lupus erythematosus disease activity index，SLEDAI）最为常用，其将判断病情的各项指标按照受累程度分为四个等级积分，理论总积分为 105 分，但实际上大多数患者的积分小于 45 分，活动积分在 20 分以上者则提示病情有明显活动。在实际的临床工作中常用以下的 SLEDAI 计分等级划分来判断 SLE 病情：0～4 分为基本无活动；5～9 分为轻度活动；10～14 分为中度活动；≥15 分为重度活动。不同的评分，决定着的不同剂量激素的使用和不同免疫抑制剂的选择。SLE 疾病活动指数（SLEDAI）如表 8-3 所示。

表 8-3　SLE 疾病活动指数（SLEDAI）

| 活动指数 | 症状 |
|---|---|
| 8 | 癫痫发作：最近开始发作的，除外代谢、感染、药物所致 |
| 8 | 精神症状：严重紊乱干扰正常活动。除外尿毒症、药物影响 |
| 8 | 器质性脑病：智力的改变伴定向力、记忆力或其他智力功能的损害并出现反复不定的临床症状，至少同时有以下两项：感觉紊乱、不连贯的松散语言、失眠或白天瞌睡、精神活动增多或减少。除外代谢、感染、药物所致 |
| 8 | 视觉受损：SLE 视网膜病变，除外高血压、感染、药物所致 |
| 8 | 脑神经异常：累及颅神经的新出现的感觉、运动神经病变 |
| 8 | 狼疮性头痛：严重持续性头痛，麻醉性止痛药无效 |
| 8 | 脑血管意外：新出现的脑血管意外。应除外动脉硬化 |
| 8 | 脉管炎：溃疡、坏疽、有触痛的手指小结节、甲周碎片状梗死、出血或经活检、血管造影证实 |
| 4 | 关节炎：2 个以上关节痛和炎性体征（压痛、肿胀、渗出） |
| 4 | 肌炎：近端肌痛或无力伴 CPK/醛缩酶升高，或肌电图改变或活检证实 |
| 4 | 管型尿：HB、颗粒管型或 RBC 管型 |
| 4 | 血尿：>5RBC/HP，除外结石、感染和其他原因 |
| 4 | 蛋白尿：>0.5 g/24 h，新出现或近期增加 |
| 4 | 脓尿：>5 个 WBC/HP，除外感染 |
| 2 | 脱发：新出现或复发的异常斑片状或弥散性脱发 |
| 2 | 新出现皮疹：新出现或复发的炎症性皮疹 |
| 2 | 黏膜溃疡：新出现或复发的口腔或鼻黏膜溃疡 |
| 2 | 胸膜炎：胸膜炎性胸痛伴胸膜摩擦音、渗出或胸膜肥厚 |
| 1 | 发热：>38℃，需除外感染因素 |

续表

| 活动指数 | 症状 |
|---|---|
| 1 | 血小板降低：$<100 \times 10^9 /L$ |
| 1 | 白细胞减少：$<3 \times 10^9 /L$，需除外药物因素 |

3. 评估 SLE 常见的不良妊娠结局。妊娠合并 SLE 属于高危妊娠，不良妊娠结局（adverse pregnancy outcome，APO）风险增加，为 7.8%～39.4%。孕妇容易并发狼疮性肾炎、子痫前期（pre-eclampsia，PE）、心力衰竭、广泛性肺间质炎等；妊娠早期自然流产、妊娠中晚期早产、胎儿生长受限（fetal growth restriction，FGR）和死胎等发生率也明显增高；新生儿患先天性房室传导阻滞、新生儿狼疮（Neonatal lupus，NL）的风险增加。因此，在孕前、妊娠期和围生期除了产科与新生儿医生，还需要熟悉风湿免疫疾病的医生共同管理、密切协作，才能最优化母亲和胎儿结局。SLE 常见的不良妊娠结局和危险因素如表 8-4 所示。

表 8-4 SLE 常见的不良妊娠结局和危险因素

| 不良妊娠结局 | 发生率 | 危险因素 |
|---|---|---|
| 自发性流产或死产 | 20% | 狼疮活动和 APS 蛋白尿、血小板减少和妊娠早期高血压 |
| 早产 | 20%～39.4% | 狼疮活动、长期使用高剂量的泼尼松（≥20 mg/d）治疗及高血压病 |
| 子痫前期 | 7.8%～14.7% | 高龄、既往子痫前期病史、高血压病、糖尿病和肥胖 |
| 胎儿生长受限 | 12.9%～28.5% | 妊娠期肾脏受累和狼疮活动 |
| 新生儿狼疮 | 15% | SLE、SLE 并发干燥综合征 |

4. 孕期常用药物。

（1）糖皮质激素与钙剂：泼尼松、泼尼松龙或甲泼尼龙孕期可继续使用，既可低剂量稳定病情也可短时间内大剂量治疗狼疮活动。

病情允许前提下尽量使用最小剂量的泼尼松控制疾病，最好是 10 mg/d 以下。长期高剂量使用会增加糖尿病、高血压病、PE、早产、FGR 的风险。

若早产不可避免，建议给予单疗程（地塞米松 6 mg，每 12 小时 1 次，共计 4 次；或倍他米松 12 mg 每天 1 次，共计 2 天）促胎肺成熟，新生儿按是否合并早产、FGR、NL 等情况进行相应处理。

狼疮危象需采用甲基泼尼松龙大剂量冲击，甲基泼尼松龙 500～1 000 mg

溶于 5% 葡萄糖 250 mL 缓慢静滴 1～2 h/d，连用 3 天为 1 个疗程，然后 0.5～1 mg/（kg·d），5～30 天，必要时重复使用，疗程间隔期 5～30 天。

孕期建议常规补钙，既可治疗应用糖皮质激素和肝素导致的骨质流失又可降低 PE 风险。

（2）羟氯喹（hydroxychloroquine，HCQ）：孕前和妊娠期都被推荐常规用于 SLE 患者。HCQ 无致畸作用，且可改善 APO 如减少疾病活动、降低抗 Ro/La 抗体阳性孕妇胎儿先天性心脏房室传导阻滞的风险。

（3）免疫抑制剂：硫唑嘌呤（azathioprine，AZA）、他克莫司和环孢素 A（cyclosporine A，CSA）孕期都可以使用。妊娠期 AZA 常用剂量为 1～2 mg/（kg·d），若病情控制良好，可在孕 32 周减量以预防严重的新生儿白细胞减少和血小板减少，哺乳期妇女禁用。患者无高血压及肾功能损害也可选用 CSA，剂量为 5 mg/（kg·d），分 2 次口服。AZA 和 CSA 可能会增加早产和 FGR 的风险。

肿瘤坏死因子-α 抑制剂作为一种新兴免疫调节药物，孕期使用安全性有待充分评估；孕前使用环磷酰胺可能导致女性的卵巢储备下降，孕早期使用环磷酰胺可能具有致畸效应，孕中晚期使用尚未发现不良后果；甲氨蝶呤、麦考酚酸盐和来氟米特具有强烈的致畸效应，甚至引起自然流产或胎儿死亡，孕期禁用。

理想情况下，应仅在使用妊娠期可用的药物使疾病处于缓解或稳定状态时尝试受孕，妊娠前可用 AZA 或他克莫司代替吗替麦考酚酯，也可用能够控制疾病活动的最低剂量的糖皮质激素。然而，如果妊娠发生在疾病活动期，则要针对胎儿和母体的安全性对药物进行调整。

（4）低剂量阿司匹林（low-dose aspirin，LDA）：孕期使用 LDA（75～100 mg/d）安全，既不增加新生儿不良结局，也不增加母体出血或胎盘早剥风险，且与动脉导管过早闭合无关，但临床用药需考虑个体化差异。

SLE 是导致 PE 的高危因素，2018 年 ACOG 指南建议 SLE 孕妇从孕 12～28 周开始使用 LDA 直至分娩。

SLE 伴发高滴度抗磷脂抗体孕妇，建议孕期预防性使用 LDA。

SLE 合并抗磷抗体综合征（antiphospholipid antibody syndrome，APS）者在充分评估风险/效应后，孕前建议预防性使用 LDA。

（5）低分子肝素（low molecular weight heparin，LMWH）：合并 APS 加用预防剂量肝素（首选 LMWH）、合并血栓性 APS 使用治疗剂量肝素（首选 LMWH）至产后 6 周。对于应用 LMWH 预防性和治疗性抗凝治疗的孕妇，分别需在计划性引产或剖宫产术前 12 小时、24 小时停药；对于应用普通肝素

(unfractionated heparin，UFH) 7 500 U/次，1 天 2 次者，需在计划性引产或剖宫产术前 12 h 停药。

(6) 抗高血压药：甲基多巴、拉贝洛尔、硝苯地平和尼卡地平是妊娠期最常用的抗高血压药。相比之下，血管紧张素转化酶抑制剂 (angiotensin－converting enzyme inhibitors，ACEI) 和血管紧张素 II 受体阻滞剂在妊娠期是禁用的。应谨慎使用利尿剂。硝普钠或乌拉地尔是紧急控制难治性高血压的最后手段，前者仅限于紧急情况下短时间使用。

(7) 避免应用肼屈嗪、呋喃妥因等可能诱发狼疮的药物。

### (五) 分娩管理

1. 分娩时机与方式。目前对于 SLE 合并妊娠何时终止妊娠还没有定论，需要根据 SLE 病情严重程度及产科指征综合考虑。对于 SLE 病情稳定且无并发症者，可等待自然分娩，分娩过程中严密监测孕妇血压、血生化、胎心监测及产程进展，对分娩过程中病情发生变化且不能及时结束分娩者，建议立即剖宫产终止妊娠。若出现病情活动以及产科并发症时，应提早终止妊娠，适当放宽剖宫产指征。结合中华医学会风湿病学分会 2015 年《系统性红斑狼疮诊断及治疗指南》及产科临床经验，建议终止妊娠的时机如下：

(1) 早孕期出现明显的 SLE 病情活动。

(2) 病情进行性加重，出现严重并发症危及母体安全，如重度子痫前期，血液系统受损，心、肾、肺、脑等器官出现损害等，经积极治疗无好转者，不论孕周大小，都应及时终止妊娠。

(3) 免疫学检查异常，如高滴度抗核抗体和补体下降，可影响胎盘功能，胎儿随时可能有宫内缺氧表现，或出现胎儿生长受限，经治疗未见好转，妊娠≥34 周随时结束分娩，<34 周可促胎肺成熟后结束分娩。

(4) 对于病情平稳者，如胎龄已满 38 周，建议终止妊娠，分娩方式根据产科评估决定。

2. 补充应激剂量的激素。过去 6 个月内接受超过 3 周的每日 20 mg 以上泼尼松或其等效剂量激素的患者，应认为其下丘脑－垂体－肾上腺轴功能受抑，若拟行手术终止妊娠（人流、中期引产或剖宫产），除当日常规口服激素剂量外，我们推荐在诱导麻醉前即刻给予经验性应激剂量的糖皮质激素，如术前氢化可的松 50 mg（或相当剂量），术后氢化可的松 25 mg，每 8 小时 1 次（或相当剂量），第二天恢复至常规口服激素剂量。

系统性红斑狼疮全孕期管理流程图如图 8-3 所示。

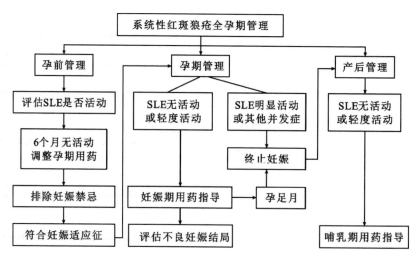

**图 8-3　系统性红斑狼疮全孕期管理流程图**

### (六) 产后管理

1. 评估产褥期 SLE 是否恶化。相较于疾病处于静止期的女性，受孕时为活动性疾病和终末器官损伤严重的患者，产褥期 SLE 恶化的风险更大。因此，产后需要定期评估疾病活动性。在无并发症的分娩后 1 个月时，推荐进行以下实验室检查：血常规、肾功能、尿液分析、尿蛋白/尿肌酐比、抗 dsDNA 抗体、补体。

产后有活动性 SLE 的女性的治疗与非妊娠女性相同，由于许多治疗药物不可在母乳喂养时使用，对于有母乳喂养需求的产妇，需要就不同治疗方法的风险与获益进行深入讨论。

2. 哺乳期常用药物。鼓励大多数 SLE 女性进行母乳喂养。口服泼尼松、羟氯喹、环孢素、硫唑嘌呤和他克莫司可行母乳喂养。

治疗风湿性疾病药物的妊娠期使用风险分为母胎风险非常小、妊娠期允许选择性使用、中高度危害胎儿的风险和风险不详 4 类。

评估哺乳期用药风险的方法通常是计算相对婴儿剂量 (relative infant dose, RID)，即婴儿从母乳中摄取的剂量 [mg/ (kg·d)] ÷ 母亲使用的剂量 [mg/ (kg·d)]。一般认为 RID＜10% 则安全。

风湿性疾病药物常见适应证及妊娠期哺乳期安全使用如表 8-5 所示。

表 8-5 风湿性疾病药物常见适应证及妊娠期哺乳期安全使用一览表

| 药物 | 常见适应证 | 妊娠期用药 | 哺乳期用药 | 备注 |
|---|---|---|---|---|
| 糖皮质激素 | 最低剂量的糖皮质激素来控制疾病； | 安全 | 小剂量安全 | 泼尼松剂量超过 20 mg/d时，建议丢弃用药后 4 小时内的母乳 |
| 羟氯喹（HCQ） | SLE、抗磷脂综合征 | 安全 | 安全 | RID 2% |
| 非甾体抗炎药（non-steroidal anti-inflammatory drug，NSAID） |  | 孕 32 周后限制使用 | 布洛芬安全 | 孕晚期可能导致动脉导管过早关闭 |
| 阿司匹林 | APS，预防 PE | 低剂量安全 | 低剂量安全 |  |
| 静脉用免疫球蛋白（intravenous immune globulin，IVIG） | 原发性或继发性抗体免疫缺陷、皮肌炎和 APS | 安全 | 安全 | 有无新生儿皮疹 |
| 环孢素 A（CSA） | 结缔组织病 | 最低剂量安全 | 安全 | 密切监测孕妇血压和肾功能 |
| 他克莫司 | 结缔组织病 | 安全 | 安全 |  |
| 硫唑嘌呤（AZA） | 肾移植受者、炎症性肠病或近期活动性狼疮患者 | 安全 | 安全 |  |
| 秋水仙碱 | 家族性地中海热、自身炎症性疾病和晶体性关节炎 | 安全 | 安全 |  |
| 柳氮磺吡啶（sulfasalazine，SSZ） | 炎症性肠病和类风湿关节炎 | 安全 | 足月儿安全 | 避免给早产儿、高胆红素血症或 G6PD 缺乏症的婴儿哺乳。 |
| 肿瘤坏死因子抑制剂 | 结缔组织病 | 塞妥珠单抗全孕期安全；其他妊娠早期应停用 | 安全 | 宫内暴露的不在 6 月龄内接种活疫苗（如轮状病毒疫苗和卡介苗），但可以按标准程序接种灭活疫苗。 |

### （七）病例分享

孕妇贺某，女，36 岁。

【主诉】因"孕 28 周$^{+1}$，不规则下腹痛伴见红 15 小时"于 2020 年 6 月 17 日入院。

【病史特点】平素月经规则，末次月经 2019 年 12 月 3 日，因"继发性不孕"移植冻胚 2 枚。孕早期无明显恶心、呕吐等早孕反应，孕 4 月余感胎动至今，2020 年 3 月 21 日因"先兆流产"保胎治疗，孕 16 周$^{+}$ 开始使用低分子肝素至今，2020 年 6 月 17 日 9 时皮下注射最后 1 针。孕期不定期产检，产检 2 次，2020 年 5 月 14 日产检发现血压 146/86 mmHg，未用药。孕期经过顺利，无头昏、乏力、无心慌、胸闷、无下腹胀痛，无皮肤瘙痒等不适。现孕 28 周$^{+1}$，2020 年 6 月 16 日 22 时开始出现不规则下腹胀痛、无阴道流血、无阴道流水，自觉胎动正常，2020 年 6 月 17 日门诊测量血压 146/99 mmHg，因"孕 28 周$^{+1}$，不规则下腹痛伴见红 15 小时"急诊入院。孕期以来，精神、饮食、睡眠可，大小便无异常，体重随孕周逐渐增加。

【既往史】体健，否认乙肝病史，否认心肺肝肾病史，否认高血压、否认糖尿病史等，未发现药物过敏史，否认手术外伤史。确诊系统性红斑狼疮 10 年，药物控制稳定一年后怀孕，孕期继续服用美卓乐（甲泼尼龙片 12 mg）、赛能（硫酸羟氯喹 200 mg，1 天 2 次）、他克莫司（1 mg，1 天 2 次），期间复查病情稳定。

【生育史】$G_4P_0A_3$，人流 3 次。

【家族史】否认双胎家族史，此孕试管婴儿。

【入院诊断】

1. 早产临产。

2. 系统性红斑狼疮合并妊娠。

3. 妊娠期高血压。

4. 双胎妊娠。

5. 珍贵胎儿。

6. 孕 4 产 0 孕 28 周$^{+1}$待产（双臀位）。

【查体】T 36.5℃，P 78 次/min，R 20 次/min，BP 140/100 mmHg，双肺呼吸音清音，未闻及干湿啰音，心率 78 次/min，心律齐，无病理性杂音，腹隆，无压痛及反跳痛，双下肢无水肿。

【产检】腹围 89 cm，宫高 30 cm，胎心 140～152 次/min，宫口开 2 cm，胎膜存，先露臀，可触及胎儿足趾，骨盆无明显异常。

【辅助检查】2020 年 6 月 4 日 B 超提示：单活胎，双臀位。A 胎：双顶径 6.2 cm，腹围 20 cm，羊水平段 4.2 cm，脐动脉血流 3.09，胎儿估重 711 g。B 胎：双顶径 6.5 cm，腹围 20.8 cm，羊水平段 4.4 cm，脐动脉血流 2.32，胎儿 估重 832 g。两胎儿间可见羊膜光带分隔，A 胎儿单脐动脉（左侧缺如）。

【诊疗经过】入院后完善相关辅助检查，因"双胎、早产临产、珍贵胎儿" 行急诊剖宫产术。因为 SLE 药物干扰凝血功能，麻醉方式选择全麻。于 2020 年 6 月 17 日 14 时 36 分以 LSA 位助娩一活女婴，Apgar 评分 9 分/min，10 分/ 5 min，体重 1 120 g，身长 35 cm，脐带真结；于 2020 年 6 月 17 日 14 时 38 分 以 RSA 位助娩一活女婴，Apgar 评分 7 分/min，9 分/5 min，体重 830 g，身长 30 cm，胎盘自然娩出，完整，大小：20 cm×20 cm×2 cm，重量：800 g。脐带 长 55/60 cm。羊水量约 500 mL/500 mL。术中补液 1 500 毫升，静滴地塞米松 5 mg，血压波动于 110/70 mmHg 左右，出血约 300 毫升，尿量约 200 毫升，色 清。术毕脉搏 70 次/min，血压 110/70 mmHg，术后转 ICU。

【术中诊断】

1. 系统性红斑狼疮合并妊娠。

2. 妊娠期高血压。

3. 双胎活产。

4. 脐带真结（A 胎儿）。

5. 珍贵儿。

6. 孕 4 产 1 孕 28 周[+1] 手术产一活女婴 LSA。

7. 孕 4 产 2 孕 28 周[+1] 手术产一活女婴 RSA。

8. 早产。

9. 新生儿窒息（小双）。

【术后随访】术后当天，意识清楚，精神可，无心慌、胸闷，无恶心、呕吐 等，查体合作：T 37.6℃，P 95 次/min，R 19 次/min，BP 140/95 mmHg，$SpO_2$ 100%，双肺呼吸音清，未闻及干湿性啰音，HR 95 次/min，心律齐，各 瓣膜区未及异常杂音，腹部软，伤口敷料干燥，恶露量少于月经量，腹腔引流 管引出少许血性液体，双下肢活动自如。子宫收缩良好，阴道少量出血，尿管 通畅，尿色清。术后一代头孢抗感染，完善相关检查，监测生命体征和恶露， 促进胃肠道功能恢复。

术后第一天，发热，回顾术前：白细胞计数 23.00×10⁹/L（升高），血红蛋 白 94 g/L（下降），血小板总数 141×10⁹/L，超敏 C 反应蛋白 4.35 mg/L（升 高）。D-二聚体测定（D-Dimer）4.50 μg/mL（升高）。术后：白细胞计数 20.49×

$10^9$/L（升高），血红蛋白 88 g/L（下降），血小板总数 $140 \times 10^9$/L，超敏 C 反应蛋白 25.24 mg/L（升高）。血沉 71.00 mm/h（升高）。尿中红细胞 21.00 个/$\mu$l（升高）。

术后卧床活动少，D-二聚体高，SLE 病史，孕期激素使用，血栓高风险，下肢气压治疗预防血栓并加用预防剂量低分子肝素抗凝。

血沉快，术前无数据对比，既往系统性红斑狼疮病史，今继续予以美卓乐（甲泼尼龙片 12 mg，1 天 1 次）、赛能（硫酸羟氯喹 200 mg，1 天 2 次）、他克莫司（1 mg，1 天 2 次）治疗。

既往有青霉素及头孢皮试阳性病史（具体表现不详），患者头孢曲松皮试阳性，长期口服激素及免疫抑制剂等药物，现在最高体温 38.9℃，容易合并严重感染，改用美罗培南抗感染，留取生殖道分泌物细菌培养＋菌种鉴定＋药敏，监测患者体温、炎症指标变化。

术后第二天，未排气排便，未诉腹胀等不适。查体：体温最高 38.3℃，P 100 次/min，R 10 次/min，BP 134/88 mmHg，$SpO_2$ 100%。腹部伤口敷料干燥，未见明显渗血渗液，恶露量少于月经量。继续美罗培南抗感染，下肢气压治疗联合低分子肝素预防深静脉血栓（deep venous thrombosis，DVT），SLE 规律药物口服。

术后第 3 天，体温最高 37.7℃。查体：T 37℃，P 92 次/min，R 18 次/min，BP 127/88 mmHg。体温较前好转，考虑抗感染治疗有效，继续抗感染治疗，密切监测患者体温，动态复查炎症指标变化。复查子宫双附件彩超示子宫前壁切口可见 4.2 cm×3.0 cm 低回声区，宫腔宽 0.8 cm，内回声不均，内未见明显异常血流信号。腹壁切口及胸腹水彩超未见明显异常。下肢静脉彩超示：右下肢小腿肌间静脉局限性增宽（内径 6.8 mm），管腔通畅，探头加压时管腔可完全压瘪。予以调整抗凝药物为治疗剂量低分子肝素，定期复查双下肢静脉彩超检查，拔除腹腔引流管。

术后第 4 天，无发热，已通气通便。查体：T 36.8℃，P 86 次/min，R 18 次/min，BP 121/79 mmHg。腹部伤口敷料干燥，未见明显渗血渗液，恶露量少于月经量。（D-Dimer）1.57 $\mu$g/mL（升高）。血红蛋白 84 g/L（下降），超敏 C 反应蛋白 56.96 mg/L（升高），总蛋白 49.6 g/L（下降），白蛋白 22.4 g/L（下降），前白蛋白 0.07 g/L（下降）。血沉 125.00 mm/h（升高）。治疗药物同前。

术后第 5 天，无发热，查体：T 36.8℃，P 95 次/min，R 19 次/min，BP 135/93 mmHg。腹部伤口敷料干燥，未见明显渗血渗液，恶露量少于月经量。

术后第 6 天，无发热，诉双侧乳房胀痛。查体：T 36.4℃，P 105 次/min，R 20 次/min，BP 138/92 mmHg。腹部伤口敷料干燥，未见明显渗血渗液，恶露量少于月经量。抗双链 DNA 抗体阴性，抗 SS-A52 抗体 168.00 AU/mL（升高），抗 SS-A60 抗体 303.00 AU/mL（升高），抗线粒体抗体 35.00 AU/mL，抗增殖细胞核抗原抗体 7.00 AU/mL，抗硬皮病抗体 11.00 AU/mL，抗核糖体抗体 4.00 AU/mL，抗 Sm 抗体 30.00 AU/mL，抗 SSB 抗体 8.00 AU/mL，抗 RNP 抗体 117.00 AU/mL，抗 Scl-70 抗体 7.00 AU/mL，抗 Jo-1 抗体 5.00 AU/mL，抗着丝点抗体 4.00 AU/mL，抗组蛋白抗体 24.00 AU/mL，抗核小体抗体 13.00 AU/mL。生殖道分泌物培养＋菌种鉴定＋药敏试：未培养出细菌。治疗药物同前，腹部切口拆线。患者乳房胀痛，拟请康复科会诊，协助治疗。转风湿免疫科随诊。

**【经验分享】**

1. 患者长期服用 SLE 药物，需要监测药物带来的不良反应，有母乳喂养需求及时沟通并筛选合适药物，既能控制 SLE 病情又能满足母乳喂养。

2. 患者受孕时 SLE 无活动，为非多器官损伤患者，孕期服药规律，定期随诊，监测无狼疮活动表现，这种患者产褥期 SLE 恶化的风险低，SLE 疾病活动指数（SLEDAI）较分娩前无明显增加，术后发热不考虑为 SLE 活动，考虑感染，加强抗生素治疗好转。

### （八）护理心得

1. 一般护理。

（1）病室环境：病房每日定时消毒，温湿度适宜，空气新鲜，避免阳光直射，定时更换床单，减少外来人员探视，避免交叉感染，保证患者良好的睡眠和休息。

（2）术后去枕平卧 6～8 小时后，协助患者床上翻身。

（3）保持静脉通道的通畅，观察输液不良反应。

（4）做好保暖措施，可采用调高病室温度，加盖棉被等保护措施，避免使用热水袋而导致皮肤烫伤。

（5）保持会阴部清洁，行会阴擦洗、尿道口护理，每日 2 次。

（6）皮肤护理：要保持床铺整洁，无渣，每 2 小时翻身一次，穿着宽松的手术衣裤，不可抓挠皮肤，避免阳光直接照射皮肤。

（7）协助产妇做好生活护理，产后早期下床活动，预防跌倒、摔伤。

（8）饮食、排便：剖宫产术后暂禁饮食，一般 6 小时后，如无恶心、呕吐症状，可进流质饮食，肛门排气后给予高热量、高维生素、低脂、低盐半流质饮食，排便后逐步过渡到正常饮食，但应注意少食多餐。

2. 疾病观察与护理。

（1）密切观察患者生命体征变化，术后 24 小时给予心电监护。

（2）遵医嘱给予低流量氧气吸入。

（3）保持尿管通畅，妥善固定，每小时放尿 1 次，观察尿量、颜色、性状，严格、准确记录 24 小时出入量。拔除尿管后，协助产妇在 4～6 小时进行排尿一次，避免因膀胱过度充盈影响子宫收缩而导致产后出血。

（4）保持腹腔引流管通畅，妥善固定，严密观察腹腔引流液的颜色、性状、量，如发现引流液突然增多，及时报告医生。

（5）评估疼痛的部位、程度及性质，必要时遵医嘱使用镇痛药物。

（6）出血：SLE 患者存在着凝血、抗凝、纤溶的不平衡、产后出血倾向。在产后 24 小时内，必须密切观察切口敷料有无渗血，准确记录渗血的面积，及时告知医生给予处理。腹部切口加压沙袋 6～8 小时，定时按压宫底，了解子宫收缩情况，并评估阴道出血量，并做好护理记录。除腹部切口及阴道出血外，还应观察穿刺点、口腔黏膜、牙龈及身体其他部位皮肤是否有瘀斑等出血征象。

（7）发热：感染是威胁 SLE 患者生命的重要因素之一，激素和免疫制剂药的使用以及低蛋白血症可导致多种细菌、病毒和条件致病菌感染。患者产后抵抗力低，产后恶露多可导致上行感染，护士除了在执行操作过程中严格遵循无菌原则之外，还应做好患者的基础护理，并且每日定时监测体温 4 次，如发生体温升高，注意鉴别是术后吸收热、产后胀奶，或是 SLE 病情活动的征兆等，并根据不同原因，遵医嘱给予处理。

（8）血栓的预防：因激素的使用，患者血栓风险高，应观察双下肢感觉运动情况，遵医嘱给予双下肢气压治疗，在患者下肢感觉恢复后，指导患者在床上做好双下肢的踝泵运动，预防产后下肢静脉血栓的发生。

3. 用药的护理。

（1）抗生素：在使用过程中，注意是否发生皮疹、瘙痒等过敏反应；注意观察是否有腹泻、恶心、呕吐、便秘等胃肠道症状。

（2）抗凝药物：合理使用抗凝药物防止血栓形成。在用药期间，应密切观察有无出血倾向，例如：牙龈出血、注射部位出血、手术切口的血肿出血、消化道出血、手及皮肤发绀、瘀斑等，如有应及时汇报医生，并行凝血功能检查，以便及时做出对症处理。

（3）激素及免疫抑制剂：根据 SLE 病情的评分，遵医嘱合理使用激素和免疫抑制剂。

4. 心理护理。SLE 存在全身各系统、各脏器的损害，可能会导致不良的妊娠结局，因此，护士应向孕妇及家属介绍 SLE 的基本知识，使其了解疾病的治疗及预后，提高心理应对能力，缓解悲观情绪，使其积极配合治疗和护理。

### （九）温馨小提示

1. 如何理解妊娠的某些生理变化可能与活动性 SLE 的特征重叠？

妊娠的某些生理变化可能与活动性 SLE 的特征重叠，导致难以鉴别，例如，正常孕妇容易出现疲劳、水肿、黄褐斑、非炎症性关节痛、脱发、掌部红斑及实验室指标改变［轻度贫血、轻度血小板减少、红细胞沉降率（erythrocyte sedimentation rate，ESR）升高和蛋白尿］。正常妊娠尿蛋白应维持在 300 mg/24 h 以下。基线时收集 24 小时尿液可有助于狼疮恶化与子痫前期及晚期妊娠正常改变之间的鉴别。另外，正常妊娠期间，补体水平可能升高 10%～50%，并且即使有活动性 SLE，其水平似乎也可能保持正常。因此，补体水平的变化趋势比起实际值往往更有价值。因此，必须结合临床背景解读实验室检查结果，对于仅有血清学阳性变化而无临床表现时以临床观察为主，增加监测频率。

2. 妊娠合并 SLE 病情活动与子痫前期病情加重如何鉴别？

SLE 妊娠并发子痫前期的发生率为 13%～35%，而正常孕妇子痫前期发生率为 5%～8%。临床上狼疮肾炎与子痫前期的鉴别诊断及精准治疗尤为重要，因两者治疗原则及药物选择差异大：子痫前期病情加重首选终止妊娠，而 SLE 肾损害患者可选用免疫抑制剂。

子痫前期临床表现为蛋白尿、高血压、神经系统症状、血小板减少及肾功能损害，难以与 SLE 病情活动肾损害区分。头痛可以是正常妊娠或妊娠伴高血压的表现，子痫可导致抽搐发作，这与 SLE 的中枢神经系统表现或抗磷脂抗体综合征很难鉴别。子痫前期、子痫、HELLP 综合征（溶血、肝酶升高、血小板减少）与 SLE 和血管炎复发临床表现类似，很难鉴别。

实验室检查可能对鉴别子痫前期与肾炎或狼疮恶化有用：合并高尿酸血症、无 SLE 活动症状且孕周≥20 周的患者首先考虑子痫前期。患者出现发热、血管炎、口腔溃疡、淋巴结肿大、Coomb's 试验阳性、心肌炎和肺炎预示狼疮病情恶化可能。

狼疮性肾炎常伴有蛋白尿和/或尿沉渣镜检有活动性发现（红细胞、白细胞及细胞管型），而子痫前期只有蛋白尿。

SLE 恶化可能伴有补体水平低下或有降低趋势，而抗 dsDNA 抗体滴度增高；相比之下，子痫前期时补体水平通常正常或增加。

子痫前期的血小板减少、血清肝酶水平增加和尿酸水平高或呈升高趋势等表现，比狼疮性肾炎更明显。然而，SLE 出现血小板减少也可与 APL 抗体、血栓性血小板减少性紫癜和免疫性血小板减少症有关。

这些重叠症状在孕 20 周前出现则更符合狼疮性肾炎的诊断。肾活检可有助于这两种疾病的鉴别，但妊娠期并发症风险较高限制了肾活检在妊娠期的使用。

3. 妊娠合并 SLE 活动是否一定需要终止妊娠？

妊娠出现 SLE 活动表现并非是终止妊娠的强制性指标，但应缩短孕期检查间隔时间，并与风湿免疫科医生共同治疗原发病。对于孕前已确诊的 SLE 患者，需在孕前病情稳定后再妊娠，孕期仍需药物控制。

由于 SLE 可在孕前、孕期及产后发病，故对于孕期新发病例，应加强免疫指标的监测，抗核抗体滴度增加、血清补体水平下降及红细胞沉降率加快等均可提示 SLE 活动，需及时处理；妊娠合并 SLE 患者血栓栓塞和疾病复发可发生在产后 6 个月内，产后仍需进行监测和治疗。

4. 根据疾病活动度和疾病严重程度如何调整治疗？

疾病活动度指某个时间点炎症表现的程度和强度，分为间歇性病情加重（或复发-缓解性疾病，两次加重之间存在疾病静止期）、慢性活动性疾病（就器官受累模式而言）、静止性疾病三种疾病模式。疾病严重程度指器官功能障碍的类型、水平及其后果，常描述为轻度、中度和重度。

由于 SLE 几乎可累及任何器官系统，所以临床和实验室评估时必须对所有器官系统进行检查。确定合适的治疗方案需要准确评估疾病活动度和严重程度，并清楚了解患者对既往、目前疾病表现和治疗措施的反应。

轻度活动患者发热、皮疹和关节痛，并且感觉日益疲劳。实验室检查提示明显的轻度白细胞减少症、血小板减少。可用羟氯喹治疗，联合或不联合非甾体类抗炎药和（或）短期使用低剂量糖皮质激素（等效于≤7.5 mg/d 泼尼松）。

中度活动 SLE 患者出现具有显著但不危及生命的表现（如全身、皮肤、肌肉骨骼或血液系统）。实验室评估显示急性期反应物升高。患者可能需要短疗程的泼尼松治疗。患者通常对羟氯喹联合每日 5～15 mg 泼尼松（或等效的其他糖皮质激素）短期治疗有反应。一旦羟氯喹见效，通常逐渐减量泼尼松。常需要使用减少糖皮质激素的免疫抑制剂控制症状。

重度活动表现为重要器官受累（如肺、肾和中枢神经系统）通常需要初始阶段的强化免疫抑制治疗（诱导治疗）来控制疾病并阻止组织损伤。实验室评估补体明显降低，抗 dsDNA 抗体升高和急性期反应物升高。危及生命的使用静滴免疫球蛋白、血浆置换和大剂量激素短期治疗，急性发病患者连用 3 日 0.5～1 g/d 甲泼尼龙静脉"冲击"疗法，较稳定患者使用 1～2 mg/（kg·d）]，或与其他免疫抑制剂联用。

除有禁忌证外，任何疾病活动程度和类型的 SLE 患者均应使用羟氯喹治疗，有助缓解全身症状、肌肉骨骼表现和皮肤黏膜表现，减少激素用量。上述药物的个体化调整方案建议咨询风湿免疫科医生。

### （十）小贴士

1. SLE 能否怀孕，孕期是否需要继续服药？

以往通常建议患者避免怀孕，但随着风湿免疫学的发展和产科监护技术的提高，SLE 已不再是妊娠的禁忌证。与健康女性的妊娠相比，SLE 患者妊娠的母胎风险更高。若通过治疗，SLE 已处于静止期至少 6 个月后再妊娠，而且孕期接受严密监护和持续药物治疗可以争取母子的最好结局。

2. 孕期发现 SLE，能否产后再治疗？

越早的开始治疗，能达到持续缓解并改善疾病预后的机会就越大，这一点是已经被证实并达成共识的。越晚开始治疗，需要的治疗力度越大，不论是疾病损伤还是药物损伤都更大，导致了不良的治疗结局。狼疮治疗的最佳时间窗是发病以后 3～5 个月内，否则治疗缓解率下降、临床复发率和发展为终末期肾脏的机会增加。孕期发现 SLE，需要结合孕周和分娩意愿尽早启动治疗。

3. 孕期 SLE 平时该注意什么？

妊娠合并 SLE 患者应适当运动，避免过度疲劳、保持充足睡眠，注意营养均衡，保证充足的蛋白质摄入，尤其应注意钙和维生素 D 的摄入至哺乳期结束，戒烟，避免应用可能诱发狼疮的药物。外出注意防晒，暴露于紫外线可能加剧或诱发 SLE 全身性表现。

接受免疫抑制治疗之前应接受适当的免疫接种，比如流感疫苗和肺炎球菌疫苗。乙肝疫苗、四价人乳头瘤病毒（human papilloma virus，HPV）疫苗对稳定性 SLE 患者安全且有效。对于接受免疫抑制治疗的患者，麻疹、腮腺炎、风疹、脊髓灰质炎、水痘、带状疱疹和牛痘（天花）等减毒活疫苗可导致并发症。

（胡　晶　甘　泉）

（护理部分：肖　蓉）

## 三、急性心力衰竭

### （一）概述

急性心力衰竭（acute heart failure，AHF）是由于急性心脏病变引起心排血量急剧减少，导致组织器官灌注不足和急性瘀血综合征，并伴有血浆利钠肽水平的升高。孕产妇急性起病，变化迅速，识别延迟和救治失策容易导致不良结局。妊娠合并心脏病是导致孕产妇死亡的前 3 位病因之一，孕期急性心衰病情发展会很快，危及母儿安全，应引起产科临床医师的高度重视。

### （二）血流动力学变化

1. 产前由于雌激素和黄体酮的增加及肾素-血管紧张素-醛固酮系统的激活，妊娠导致心输出量和血浆容量持续增加及母体全身血管阻力降低，血压最初下降，但在晚期妊娠升高。子宫机械压迫下腔静脉可发生在中期和晚期妊娠，可能减少静脉回流到右心室，引起体位性低血压并加重下肢水肿。这些变化在有多胎妊娠的妇女中被放大。

2. 产时和产后分娩期间及分娩后，心输出量、心率、血压及血浆容积均有显著变化。虽然心率和血压在产后 48 小时内通常会下降，但由于体液转移，在第 3～6 天血压可能会再次升高。在此期间，临床医生应监测患者的高血压并发症和相关的液体超负荷。产妇血流动力学一般在分娩后 3～6 个月恢复至妊娠前状态。

### （三）临床表现和诊断

根据发生部位可分为左心衰竭、右心衰竭和全心衰竭。临床上以急性左心衰竭为多见，又称心源性哮喘。主要症状是呼吸困难，出现以肺水肿为主要表现的各种临床症状，随着心衰进展而进行性加重，从开始表现为咳嗽、胸闷、阵发性呼吸困难或端坐呼吸，进而重度呼吸困难，频率可达每分钟 30～40 次，面色青灰、口唇发绀，烦躁不安伴大汗，严重者咳粉红色泡沫样痰，意识不清甚至休克，是严重的急危重症，抢救是否及时与患者预后密切相关。

听诊可闻及心率明显加快，两肺布满湿啰音，心尖部第一心音减弱，出现第三心音奔马律。脑钠肽（brain natriuretic peptide，BNP）和 N 末端脑肽钠前体（N-termina/pro brain natriuretic peptide，NT-pro BNP）水平明显增高。X 线检查提示肺门蝴蝶影并向周围扩展，心界扩大，心尖搏动减弱。超声心动图提示左心房左心室肥大，搏动减弱，基础心脏病形态学改变，左室射血分数＜50％。心电图提示性心动过速或各种心律失常，心肌损害，左心房、左心室肥大。动脉血气分析提示低氧血症、呼吸性碱中毒及代谢性酸中毒。

### （四）排除诊断

2016 年欧洲指南指出，BNP 或 NT-pro BNP 测定有助于临床心衰诊断，疾病严重程度的评估、心衰危险分层及预后。利钠肽敏感性较高，阴性预测价值突出，BNP＜100 pg/mL、NT-pro BNP＜300 pg/mL 可以排除心衰。利钠肽可指导心衰治疗，特别是无结构性心脏病的心衰，伴随心衰治疗的改善，BNP 和 NT-pro BNP 水平随之下降，与临床结果的改善相关。

### （五）治疗原则

产科急性心力衰竭是妊娠合并心脏病患者的严重心血管并发症。治疗早期应迅速调整体位、纠正低氧、降低前负荷/后负荷改善肺水肿症状并及时终止妊娠，同时监测有无心律失常、稳定血流动力学状态维护重要脏器灌注和功能、预防血栓栓塞。同时进一步寻找心衰的病因及诱因，及时给予处理，改善预后。

1. 改变体位与监测。患者取坐位或半卧位，两腿下垂，以减少静脉回流。保持此体位 10～20 分钟后，可使肺血容量降低 25％。同时开放静脉通道，心电监测，同时行胎心监护了解胎儿宫内情况。

2. 氧疗。给予鼻导管、普通面罩、储氧面罩吸氧维持目标氧饱和度，孕期不低于 95％，产妇不低于 90％；如果上述氧疗无效，出现 RR＞25 次/min、$SpO_2$＜90％的患者尽早联系呼吸内科或 ICU 使用无创机械通气；如果病情继续恶化（意识障碍、呼吸节律异常或呼吸频率＜8 次/min、自主呼吸微弱或消失、$PaCO_2$ 进行性升高）、不能耐受无创机械通气或存在无创机械通气禁忌证，应及时气管内插管，行有创机械通气。

3. 改善肺水肿。

（1）利尿剂降低容量超负荷。容量超负荷是充血性心衰发病机制中的核心作用。利尿剂，特别是袢利尿剂是心衰治疗的基石。对于有液体潴留的心衰患者，利尿剂是唯一能充分控制和有效消除液体潴留的药物。恰当使用利尿剂是其他治疗心衰的药物取得成功的关键和基础。如利尿剂用量不足，会降低对 ACEI 的反应，增加使用 β-受体阻滞剂的风险。另外，不恰当的大剂量使用利尿剂则会导致血容量不足，发生低血压、肾功能不全及电解质紊乱。

（2）降压扩管药物优化血压。高血压是导致心力衰竭发生、发展的最重要原因之一，降压治疗可大幅度降低高血压患者心力衰竭的发生率，也可减少高血压合并心力衰竭患者的心血管事件，降低病死率，改善预后。

（3）控制心律失常。最常见的心律失常为房性早搏和阵发性室上性心动过速，通常房室结传入性心动过速，可通过药物治疗成功。心房颤动和扑动常发生于有结构性心脏病的妇女。孕期控制房颤心室率的药物将洋地黄、β-受体阻滞剂；若无效或存在禁忌证，可用胺碘酮；持续心肌缺血或心动过速，可谨慎使用美托洛尔或艾司洛尔。及时获得床边心电图后联系心血管内科医生会诊共同诊疗。

4. 优化血流动力学。

（1）正性肌力药物。由于此类药物可诱发心动过速、心律失常、心肌缺血等。使用原则为有指征使用、密切监测、动态评估、个体化调整和及时停药。

对于血压正常、无器官组织低灌注的急性心衰不宜使用；对于低血压，不能排除低血容量或其他可纠正因素，需先去除这些因素再权衡使用；符合急需纠正的心肌收缩功能障碍的适应证,如症状性低血压伴低心排或低灌注,吸氧、利尿和血管扩张剂治疗后仍有肺水肿;强调持续心电、血压监测的前提下药物的剂量和速度应根据临床反应作个体化调整;当器官灌注恢复和/或瘀血减轻时则应尽快停用。

(2)血管收缩类药物。对于应用正性肌力药物后仍出现心源性休克或合并明显低血压状态的患者,需要使用血管收缩药。急性心衰的严重阶段是心源性休克,诊断标准为:①持续性低血压,收缩压降至 90 mmHg 以下,且持续 30 min 以上,需要循环支持。②组织低灌注状态,可有皮肤湿冷、苍白和紫绀;尿量显著减少(<30 mL/h),甚至无尿;意识障碍;代谢性酸中毒。③血流动力学障碍:肺毛细血管楔压(PCWP)≥18 mmHg,心脏指数≤2.2 L/(min·m$^2$)(有循环支持时)或 1.8 L/(min·m$^2$)(无循环支持时)。

心源性休克时应首选去甲肾上腺素维持收缩压,效果不佳使用肾上腺素,可以使血液重新分配至重要脏器,增加心输出量,收缩外周血管并升高血压。同时使用床旁超声、脉波指示连续心输出量监测(PICCO)、肺动脉导管等筛查引起休克的其他原因。

5.抗凝药物。妊娠伴随着生理和解剖结构的变化,增加了血栓栓塞的风险,包括高凝状态、静脉淤滞、静脉血流出减少、子宫扩张对下腔静脉和盆腔静脉的压迫作用、活动能力降低。妊娠也会改变凝血因子的水平,而凝血因子通常与血栓有关。这些变化的总体影响是,增加血栓栓塞的风险。先前未接受抗凝治疗或无抗凝禁忌证者,应用低分子肝素降低深静脉血栓和肺栓塞风险,根据病情轻重和缓急选择下肢静脉血管超声、心肌标志物、心脏超声、肺动脉 CTA 筛查。

6.病因及可逆的诱因。

(1)孕期基础疾病甲亢、贫血、结构性心脏病、快速型心律失常(室性心动过速、房颤等)或严重缓慢型心律失常。

(2)围生期新发疾病子痫前期、脓毒症(肺炎、肾盂肾炎、感染性心内膜炎、脓毒血症等)、心肌病(应激性心肌病、围生期心肌病等)、心肌梗死、急性肺栓塞、羊水栓塞。

(3)围生期近期医源性容量超负荷、抗宫缩治疗等。

7.产科处理。对于心脏病妊娠风险分级Ⅲ级且心功能Ⅰ级者可以妊娠至 34~35 周终止妊娠,如果有良好的监护条件,可妊娠至 37 周再终止妊娠;如果出现严重心脏并发症或心功能下降则提前终止妊娠。心脏病妊娠风险分级Ⅳ级但仍然选择继续妊娠者,即使心功能Ⅰ级,也建议在妊娠 32~34 周终止妊娠;部分患者经过临床多学科评估可能需要在孕 32 周前终止妊娠,如果有很好的综合监测实力,可以适当延长孕周;出现严重心脏并发症或心功能下降则及时终止妊娠。心脏病妊娠风险分级Ⅴ级属妊娠禁忌证，一旦诊断需要尽快终止妊娠。

终止妊娠可以纠正妊娠所导致的血流动力学改变，改善心功能。若心衰一旦控制，胎儿在能够存活的情况下应积极终止妊娠；若心衰难以控制，即使胎儿无法存活也应及时终止妊娠。分娩方式建议剖宫产术。产后 3 天，尤其 24 h内仍是心衰的好发期。应加强产后生命体征监护，控制补液量（＜1000 mL/d）和补液速度（＜80 mL/h），减轻心脏负荷，继续使用抗心衰药物以及预防感染治疗，产后根据是否存在严重原发心脏病和心功能状态与心内科共同决定是否适合母乳喂养。由产科医生和心内科医生共同产后随访 6 周。

急性心力衰竭诊断与治疗流程如图 8-4 所示。

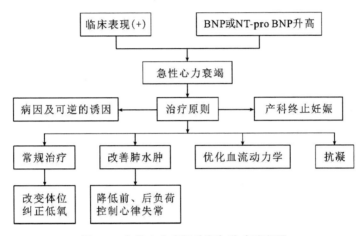

**图 8-4　急性心力衰竭诊断与治疗流程图**

不同心脏病妊娠风险分级联合心功能分级的分娩时机如表 8-6 所示。

**表 8-6　不同心脏病妊娠风险分级联合心功能分级的分娩时机**

| 心脏病妊娠风险分级 | 心功能分级 | 分娩时机 |
| --- | --- | --- |
| Ⅰ 级 | Ⅰ 级 | 36～37 周终止妊娠 |
| Ⅱ 级 | | |
| Ⅲ 级 | Ⅰ 级 | 34～35 周终止妊娠，如果有良好的监护条件，可妊娠至 37 周再终止妊娠 |
| | Ⅱ 级～Ⅳ 级 | 提前终止妊娠 |
| Ⅳ 级 | Ⅰ 级 | 32～34 周终止妊娠 |
| | Ⅱ 级～Ⅳ 级 | 提前终止妊娠 |
| Ⅴ 级 | | 妊娠禁忌证 |

**注**：如果出现严重心脏并发症或心功能下降则提前终止妊娠。

### （六）病例分享

孕妇，女，27 岁。

【主诉】因"孕 33 周$^{+5}$，血压升高 1 天"，于 2017 年 4 月 28 日入院。

【病史特点】平素月经规则，末次月经 2016 年 9 月 5 日，预产期 2017 年 6 月 12 日。停经 30 天查尿 β-HCG 阳性，提示妊娠，孕早期有轻微恶心，呕吐等早孕反应后逐渐缓解，孕 4 月余感胎动至今。孕期定期产检，产检 9 次，早期 B 超提示三胎妊娠。2017 年 4 月 28 日产检发现血压升高，最高达 154/95 mmHg，尿蛋白 3＋，未予药物治疗，门诊给予硝苯地平 10 mg 口服。孕期无头昏、乏力、无心慌、胸闷、无下腹胀痛，无皮肤瘙痒等不适。半月前双足踝部水肿，压之凹陷。无下腹胀痛，无阴道流血、无阴道流水，自觉胎动正常，遂以"孕 33 周$^{+5}$，妊娠期高血压疾病"收入院。孕期以来，精神、饮食、睡眠可，大小便无异常，体重随孕周逐渐增加。

【既往史】体健，否认特殊病史。

【生育史】$G_1 P_0 A_0$。

【家族史】否认三胎家族史，此孕自然受孕。

【查体】T 38.0℃，P 88 次/min，R 20 次/min，BP 118/78 mmHg，双肺呼吸音清晰，未闻及干湿啰音，心率 88 次/min，律齐，无病理性杂音，腹隆，无压痛及反跳痛，双下肢 I 度水肿。产检：宫高 49 cm，腹围 112 cm，胎心率 149、142、140 次/min，宫缩无，先露头，先露定，胎膜存，宫口未开，骨盆外测量无异常。

【辅助检查】2017 年 4 月 17 日医院 B 超提示三活胎，二头一横，BPD 8.3、8.4、8.2 cm，AFV 4.2、5.2、5.2 cm，脐动脉 S/D 2.2、2.2、2.5，胎儿估重 1 981、2 009、1 641 g。

2017 年 4 月 6 日医院查心电图无异常。

2017 年 4 月 28 日医院查尿常规示尿蛋白 3＋。

【入院诊断】

1. 子痫前期重度。

2. 三胎妊娠。

3. 产前发热。

4. 孕 1 产 0 孕 33 周$^{+5}$待产。

【产科诊疗经过】

入院后完善相关检查，2017 年 4 月 28 日因"三胎、子痫前期重度、产前发热"在腰硬联合麻醉下行子宫下段剖宫产术，于 2017 年 4 月 28 日 21 时 21 分以 LOT 位助娩一活男婴，Apgar 评分 9 分/min，10 分/5 min，体重 2 250 g，身长 45 cm，于 2017 年 4 月 28 日 21 时 22 分，以 LSA 位助娩一活男婴，Apgar 评分 9 分/min，10 分/5 min，体重 2 180 g，身长 44 mm；于 2017 年 4 月 28 日 21 时 23 分，以 LOT 位助娩一活女婴，Apgar 评分 9 分/min，10 分/5 min，体重 1 740 g，身长 42 cm。宫体注射催产素 20 U、欣母沛 250 $\mu$g，静滴催产素 20 U、巧特欣 100 $\mu$g。术中出血约 400 mL，补液 1 500 mL，血压波动于 (90～120) / (65～85) mmHg 左右。

分娩后病情变化：剖宫产术后 2 小时，产妇胸闷、偶咳嗽，查体：P 150 次/min，R 35 次/min，BP 169/120 mmHg，血氧饱和度 75%。心律齐，心率增快，满肺湿啰音。考虑急性心衰，予半卧位，吸氧，呋塞米 20 mg 静注后转入 ICU。

【入 ICU 诊断】

1. 急性心力衰竭。

2. 子痫前期重度。

3. 产前发热。

4. 孕 1 产 1 孕 33 周$^{+5}$手术产一活男婴 LOT。

5. 孕 1 产 2 孕 33 周$^{+5}$手术产一活男婴 LSA。

6. 孕 1 产 3 孕 33 周$^{+5}$手术产一活女婴 ROT。

7. 早产

【ICU 诊疗经过】

患者烦躁，端坐呼吸，呼吸急促，查体：T 38.2℃、P 165 次/min、R 30 次/min、BP 175/125 mmHg、SpO$_2$ 67%（2 L/min 鼻导管吸氧），口唇及四肢末端发绀明显，双肺满布湿啰音。入科后立即予以无创机械通气、限制液体、静脉泵入乌拉地尔（40 mg/h）、缓慢推注毛花苷 C（0.4 mg）、呋塞米（40 mg）、静脉滴注氨茶碱（0.25 mg），2 小时后患者呼吸平稳、血压下降（113/65 mmHg）、心率下降（124 次/min），入 ICU 2 h 尿量约 500 mL，双肺听诊湿啰音较前明显好转。给予抗生素、口服降压药物（拜新同 30 mg，1 天 2 次），血压稳定后停用静脉泵入乌拉地尔，术后 24 小时排除产科出血情况给予低分子肝素抗凝。

术后第一天：患者自诉感轻微咽部不适，无烦躁、端坐呼吸、呼吸急促。查体：T 36.6℃，P 86 次/min，R 14 次/min，BP 135/92 mmHg，氧饱和度 95%（2 L/min 鼻导管吸氧），扁桃体呈二度肿大，肺部听诊提示左肺呼吸音稍粗，可闻及少量湿性啰音，腹部伤口敷料干燥无渗血，恶露量少于月经量，24 h 静脉入量约 1 509 mL，尿量约 3 223 mL（呋塞米 40 mg）。

分娩前实验室检查：血液分析中超敏 C 反应蛋白 5.81 mg/L，白细胞计数 15.70×10$^9$/L，中性粒细胞比率 85.0%，炎性指标上升，提示患者术前已有感染；肾功能：胱抑素 C 2.76 mg/L，较高；术前凝血功能、肝功能等未见异常；

分娩后实验室检查：白细胞计数 23.58×10$^9$/L；超敏 C 反应蛋白 138.43 mg/L；

总蛋白 54.3 g/L；白蛋白 22.7 g/L；BNP 245.6 pg/mL；胱抑素 C 2.07 mg/L；降钙素原 10.380 ng/mL；凝血功能＋D-二聚体：D-二聚体 23.16 $\mu$g/mL 较高；电解质：镁 1.14 mmol/L 较高，考虑与患者输入硫酸镁相关，但硫酸镁预防子痫有效浓度为 1.8～3.0 mmol/L，继续监测肾功能、肝功能：白蛋白 23.5 g/L。

术后第三天：神志清楚，精神状态可，无发热，进流质饮食后无恶心、呕吐等，下床活动后无心慌、胸闷，尿管拔除后小便自解，查体合作：T 36.5℃、P 83 次/min、R 16 次/min、BP 135/90 mmHg、$SpO_2$ 96％（未吸氧），双肺呼吸音清，未闻及明显干湿啰音，HR 83 次/min，律齐，各瓣膜区未及异常杂音，腹部膨隆，腹部伤口敷料干燥，触及子宫脐下一横指，恶露量少，四肢活动度可，双下肢水肿较前明显缓解。昨日静脉入量约 815 mL，尿约 995 mL（尿管）和 2 170 mL（拔除尿管后），恶露量约 30 mL。转回产科病房。

术后随访：术后第 7 天，产妇一般情况好，饮食如常，大小便正常。查体：T 36.4℃，双乳软、未扪及结节，乳量多，腹软，无压痛，腹部伤口拆线，无渗血、无渗液，伤口周围无红肿、无硬结，Ⅱ/甲级愈合。宫底脐下四指，阴道少量血性恶露，色暗红，无异味。伤口拆线，愈合好，无感染，产科办理出院。目前母婴一般情况好，未见近远期并发症。

**【出院诊断】**

1. 急性心力衰竭。
2. Ⅰ型呼吸衰竭。
3. 高血压危象。
4. 子痫前期重度。
5. 急性扁桃体炎。
6. 孕 1 产 1 孕 33 周$^{+5}$手术产—活男婴 LOT。
7. 孕 1 产 2 孕 33 周$^{+5}$手术产—活男婴 LSA。
8. 孕 1 产 3 孕 33 周$^{+5}$手术产—活女婴 ROT。
9. 早产。

### （七）经验分享

1. 所有确诊或疑似患有心血管疾病的孕妇和产后妇女应由妊娠心脏小组进行进一步评估，目的是为怀孕、分娩和产后制定多学科协作治疗计划。对于所有孕妇，特别是那些医疗资源有限的地区，如果涉及多学科咨询或紧急转移的需要，应建立地方、区域和高级别设施转诊机制。

2. 妊娠期高血压疾病性心脏病是以左心衰竭为主，多发生于妊娠晚期或产后。妊娠 32～34 周、分娩期及产褥早期为重度妊娠期高血压疾病患者发生心力衰竭的高峰期。妊娠 32～34 周孕妇循环血容量增加达峰值。分娩期为心脏负担最重的时期，第二产程尤为显著，宫缩以及产妇屏气可使心脏前后负荷急剧增加、肺循环阻力增加。产褥早期子宫缩复以及组织间液吸收，血容量可增加15%～25%，另外术后麻醉效应逐渐消退，交感神经阻滞解除及外周阻力急剧增加，造成产后 24 小时是心力衰竭高发期，需要密切监测心脏前后负荷指标，对于出现急性心力衰竭，及时使用药物降低心脏负荷，同时需要筛查是否存在其他引起心力衰竭的先天性心脏病、继发性心脏病（甲亢、严重贫血、主动脉夹层和急性冠脉综合征）和妊娠特有的心脏病。

3. 需重视妊娠期高血压疾病患者早期心力衰竭症状的识别：①轻微活动即出现胸闷、心悸、气促；②休息时 HR＞110 次/min，呼吸＞20 次/min；③夜间出现端坐呼吸；④肺底持续少量湿啰音，咳嗽后不消失；⑤体重迅速增加而水肿程度不加重或不对称；⑥超声心动图示射血分数降低，心脏舒张功能受损，左室壁增厚、左房增大甚至心包积液。此外，对于妊娠期高血压疾病患者，应加强产后管理。产后严密监测、镇痛充分，防止血压急剧升高。硬膜外镇痛可减轻疼痛导致的高血压反应，并阻滞部分交感神经，降低外周血管阻力，减少回心血量，对妊娠期高血压疾病患者可能更有利。

4. 每家助产机构应选择一种适合的静脉血栓栓塞风险评估方案，以减少产后静脉血栓栓塞的发生率。目前的证据不足以建议在剖宫产术后普遍采用静脉血栓栓塞的药物预防措施，但对于血栓高风险患者，需要使用下肢气压泵和（或）低分子肝素预防深静脉血栓。

### （八）护理心得

1. 一般护理。

（1）保持环境的清洁舒适、安静，避免不必要的探视。

（2）术后去枕平卧 6～8 小时，观察双下肢感觉运动情况，6～8 小时后可取侧卧位，上半身抬高 30°，腹部放置 1～2 kg 重的沙袋，持续时间 24 小时，以防腹压骤降而加重心衰。

（3）保持静脉通道的通畅，至少开放 2 条静脉通道，严格控制液体入量及输液速度，避免加重心衰。

（4）做好保暖措施，可采用调高病室温度、加盖棉被等保暖措施，避免使用热水袋而导致皮肤烫伤。协助产妇做好生活护理，下床活动时，预防跌倒、摔伤。

（5）保持尿管通畅，妥善固定，每小时放尿 1 次，观察尿量、颜色、性状，严格、准确记录 24 小时出入量。

（6）保持会阴部清洁，行会阴擦洗、尿道口护理每日 2 次。

（7）皮肤护理：要保持床铺整洁，无渣，骨隆突处垫软枕，每 2 小时翻身一次，在协助患者翻身时，注意下肢水肿部位应轻握轻碰。

（8）遵医嘱完成产后各项化验检查（如：动脉血气、血常规、电解质、肝肾功能、BNP 等、血栓弹力图等）。

（9）饮食护理：术后暂禁饮食，一般 6 小时后可改流质饮食，肛门排气后可进半流质饮食，排便后告知可摄取高蛋白、高热量、高维生素、低盐、低脂肪及富含钙、铁的食物，宜少量多餐；多吃水果、蔬菜，预防便秘。

（10）休息与活动：良好休息可减少组织耗氧，降低心率、血压，减少静脉回流，从而减轻心脏负荷。在产后 24 小时内绝对卧床休息，保证充足的睡眠。产后 24 小时，根据心功能情况合理安排休息及活动。产后 72 小时，应密切观察生命体征及心功能变化。心功能Ⅲ级以上的患者，一天大部分时间应卧床休息，以半卧位为宜；心功能Ⅳ级以上的患者，必须绝对卧床，避免任何体力活动。

2. 疾病观察与护理。

（1）密切监测生命体征变化：注意观察心率、呼吸、血压情况，及动态监测 CVP、ABP 变化，当患者出现血压下降、心率增快时，应警惕心源性休克的发生。

（2）保持呼吸道通畅：急性左心衰竭在临床上较为常见，多表现为急性肺水肿，属严重急危重症，患者表现为突发严重呼吸困难，呼吸频率达 30～40 次/min、端坐呼吸、频繁咳嗽、咳大量粉红色泡沫痰，极度烦躁不安、大汗，听诊双肺布满湿啰音，心率≥110 次/min。此时应密切注意观察双肺呼吸音、咳嗽、咳痰情况，及时清除呼吸道分泌物，协助患者排痰。根据患者呼吸困难的程度，发绀情况，肺部啰音、动脉血气分析和氧饱和度的变化，以及缺氧程度调节氧流量或给氧方式，如患者出现严重肺水肿时，协助医生做好气道正压通气或行气管插管机械通气。

（3）观察神志变化：及时观察患者面色及意识的变化，有无呼吸抑制情况、脑供血不足、缺氧及二氧化碳增高所致头晕、烦躁、反应迟钝、嗜睡等症状。

（4）评估切口情况，如有渗血，准确记录渗血的面积，及时告知医生给予处理。

（5）评估疼痛的部位、程度及性质，必要时遵医嘱使用镇痛药物。

（6）预防感染：密切观察患者的体温变化，遵医嘱合理使用抗生素，用药过程中严格控制滴数；体温≥39℃，在给予物理降温的同时，做好保暖措施；定时进行体温监测，每 4 小时 1 次，直至体温恢复正常。

（7）血栓的预防：给予双下肢间断充气加压泵治疗，在患者下肢感觉恢复后，指导患者行下肢踝泵运动，预防产后下肢静脉血栓。

3. 用药观察及护理。

（1）利尿剂：快速利尿可能引起低血压，应严密观察血压变化，严格记录出入量，注意电解质情况，并定期复查，防止低钾等电解质紊乱的发生。

（2）血管扩张剂：应用血管扩张剂时，严密观察用药前后血压、心率的变化。高血压急症引起的心力衰竭应使血压逐步控制性下降，严格按医嘱调节给药速度，使血压在开始用药的数分钟至 2 小时内降低不超过原血压的 20%～25%，在 2～6 小时内使血压逐渐降到 160/100 mmHg。若血压明显下降，心率显著增快并伴有出汗、胸闷、气急等症状时应及时通知医生。

（3）正性肌力药：用药前先测心率，小于 60 次/min，应停药并通知医生。静推毛花苷 C 时，需要稀释，推注速度宜缓慢速度要慢，并由第二人听心率，观察用药反应。

（4）氨茶碱：可以减轻支气管痉挛，具有扩张外周血管和强心利尿的作用。使用时应注意不良反应有心血管症状（心动过速、心律失常、血压下降）及尿量增多等，必须稀释后缓慢注射。

（5）解痉药物：硫酸镁每日使用总量为 25～30 g，镁离子中毒，最先表现的是膝腱反射减弱或消失，继而出现全身的肌张力下降、呼吸困难，严重者出现呼吸和心搏停止。在使用过程中，应注意观察：膝腱反射是否存在；呼吸≥16 次/min；尿量每小时≥17 mL 或每 24 小时≥400 mL。备好 10% 葡萄糖酸钙10 mL 作为硫酸镁中毒的拮抗剂。

（6）抗凝药物：合理使用抗凝药物防止血栓形成。在用药期间，应密切观察有无出血倾向，例如：牙龈出血、注射部位出血、手术切口的血肿出血、消化道出血、手及皮肤发绀、瘀斑等，如有应及时汇报医生，并行凝血分析检查，以便及时做出对症处理。

（7）抗生素：在使用过程中，注意是否发生皮疹、瘙痒等过敏反应；注意观察是否有腹泻、恶心、呕吐、便秘等胃肠道症状。

4. 心理护理。由于心力衰竭的病情较为严重，发作时的窒息感、濒死感使患者感到恐惧、焦虑。因此，在抢救过程中，护理人员注意适时安慰患者，取得患者与家属的配合，指导孕妇保持情绪稳定，避免紧张而加重急性心力衰竭，增强患者战胜疾病的信心。

5. 母乳喂养的宣教。指导患者产后进行母乳喂养，刺激子宫收缩，降低产后出血的风险。心功能Ⅰ—Ⅱ级可以哺乳，心功能Ⅲ级以上者，不宜哺乳，指导家属协助人工喂养。

## （九）温馨小提示

1. 如何判断右心衰竭？

右心衰竭症状与体征：主要由体循环回流障碍，导致器官瘀血，引起功能障碍。患者常主诉腹胀，食欲缺乏，恶心呕吐，尿少及下肢水肿。查体可见颈静脉、舌下静脉等表浅静脉膨胀；右心增大或全心增大，可伴有三尖瓣关闭不全杂音，收缩期颈静脉搏动；可出现胸腔积液，以右侧多见；有时可出现心包积液；肝大伴触痛，偶有脾大，可出现腹水、黄疸；大多数右侧心力衰竭有不同程度的发绀，尤其在肺源性心脏病及先天性心脏病较明显；下肢水肿常见，为凹陷性水肿，晨轻晚重，严重时皮下水肿可延及胸腹部。严重水肿除了心力衰竭因素外，往往与营养不良、低蛋白血症有关。

2. BNP 或 NT-pro BNP 增高是否一定诊断心力衰竭？

年龄、性别和 BMI 是影响血浆利钠肽主要的生理因素；缺血性卒中、肾功能不全、肝硬化伴腹水、肺血栓栓塞症、甲状腺疾病、严重感染与脓毒症等都可引起血浆利钠肽升高；药物如 β-受体阻滞剂、ACEI 等也可影响血浆利钠肽浓度。因此，应充分结合临床，对检查结果做出合理解读。

3. 妊娠合并心脏病，围生期需要注意什么？

（1）所有确诊或疑似患有心血管疾病的孕产妇都应由妊娠心脏小组进行进一步评估，必要时使用与产科有关的心脏病药物以及与心脏疾病有关的产科药物。妊娠心脏小组包括产科医生、母胎医学专家、心脏病内科专家、麻醉师、心脏外科专家、介入性心脏病专家、心脏成像专家、电生理学家、急诊医生、危重病学专家、新生儿科学专家、遗传学家、心理健康专家、助产士或制药师。建议所有患有中度至高风险心脏病的孕妇（修改后的世界卫生组织风险等级为Ⅲ和Ⅳ级）转到适宜水平的医院。

（2）若围生期出现呼吸短促、胸部不适、心悸、心律失常等和（或）孕妇已确诊心血管疾病，无论有无症状，都必须通过问诊、超声心动图和心肌标志物评估孕妇心脏功能分级、是否合并结构性心脏病、急性冠状动脉综合征和围生期心肌病。

（3）在妊娠期间获得基线 BNP 水平对高风险或已患有心脏病（如扩张型心肌病和先天性心脏病）的孕妇可能是有益的。随着孕周的增加，定期评估心功能分级和 6 min 步行距离（6 min 步行距离<150 m 为重度心衰，150～450 m 为中度心衰，>450 m 为轻度心衰），监测 BNP 或 NT-pro BNP 的动态变化，测定有助于临床心衰诊断，疾病严重程度的评估、心衰危险分层及预后。纽约心脏病协会（New York Heart Association，NYHA）心功能分级如表 8-7 所示。

表 8-7　纽约心脏病协会（NYHA）心功能分级

| 心功能分级 | 心脏状态 | 临床表现 |
| --- | --- | --- |
| Ⅰ | 心脏功能具有完全代偿能力 | 几乎与正常人没有区别，完全能正常地工作、学习及生活，甚至能胜任较重的劳动或体育活动 |
| Ⅱ | 心脏代偿能力已开始减退 | 在较重活动（如快步走、上楼或提重物）时，即会出现气急、水肿或心绞痛，但休息后即可缓解。属轻度心力衰竭 |
| Ⅲ | 心脏代偿能力已减退 | 轻度活动，如上厕所、打扫室内卫生、洗澡等时也会引起气急症状，属中度心力衰竭 |
| Ⅳ | 心脏代偿能力已严重减退 | 休息时仍有气急等症状。在床上不能平卧，生活不能自理，而且常伴有水肿、营养不良等症状。属重度心力衰竭，不仅完全丧失了劳动力，而且还有生命危险 |

（4）有心脏疾病孕妇病情稳定可以在妊娠 39 周时终止妊娠，可阴道试产，是否剖宫产由产科指征决定。

（5）先心病孕妇孕期心功能随访频率取决于先心病的严重程度及心脏病妊娠风险分组。

2018 年妊娠期心血管疾病管理指南指出：①对于Ⅰ级患者，妊娠期的心功能随访可能仅需要 1 或 2 次。②对于Ⅱ级患者，推荐妊娠早、中、晚期各随访 1 次。③对于介于Ⅱ～Ⅲ级的患者，推荐每 2 个月 1 次。④对于Ⅲ级患者，推荐每月 1 次或每 2 个月 1 次。⑤对于Ⅳ级患者，推荐每月 1 次。如病情变化，可适当增加随访频率。

2016 年我国妊娠合并心脏病的诊治专家共识推荐每次检查应询问患者自觉症状，是否有胸闷、气促、乏力、咳嗽等，有无水肿，加强心率（律）和心肺的听诊。定期复查血红蛋白、心肌酶学、肌钙蛋白（CTn）、脑钠肽（BNP）（或 pro-BNP）、心电图（或动态心电图）、心脏超声、血气分析、电解质等，复查频率根据疾病情况而定。

4. 急性左心衰竭如何使用利尿剂和观察利尿剂的反应？

利尿剂分为袢利尿剂、噻嗪类利尿剂、保钾利尿剂、血管加压素 V2 受体拮抗剂四大类。产科常用的利尿剂是袢利尿剂中的呋塞米。无严重肾功能受损时，呋塞米注射液的利尿作用相当于口服剂型的 2 倍（即静脉用呋塞米 10 mg ＝口服呋塞米 20 mg）。液体潴留明显时，静脉剂型作用更强。利尿剂治疗过程中血肌酐一过性短暂的增加（最多增加 0.5 mg/dL）较常见，但并不是所有患者都需要停用祥利尿剂或者减少剂量，尤其是在充血性心力衰竭仍然存在的情况下。

临床上常根据患者病情，肾损伤标志物决定初始静脉呋塞米的剂量。比如，胱抑素 C 升高但肌酐正常范围初始 10 mg，胱抑素 C 升高且肌酐升高初始 20 mg。

用于急性心衰伴肺循环和（或）体循环明显瘀血以及容量负荷过重的患者时，可减轻心脏前负荷，如呋塞米起始剂量为 20～40 mg，给药方式可以是静脉推注或持续静脉滴注，每日总量不超过 200 mg。噻嗪类利尿剂如氢氯噻嗪 25～50 mg，每日 2 次。

祥利尿剂的后续剂量应根据患者对初始剂量的反应来调整，2 小时内尿量应该明显增加，如果对初始剂量没有反应，可即刻增加剂量。由于祥利尿剂的剂量反应曲线是对数的，因此，通常需要剂量加倍以改善利尿剂反应。同时寻找急性肾损伤的其他原因。如果对初始剂量有反应，观察急性左心衰竭的症状和体征有无同步改善，必要时寻找导致呼吸衰竭的其他原因。

5. 急性心力衰竭如何使用降压药物？

国内临床常用药物包括硝酸酯类药物、硝普钠、乌拉地尔等。

（1）硝酸酯类药物：如硝酸甘油可扩张静脉容量血管、降低心脏前负荷；较大剂量时同时降低心脏后负荷；在不减少每搏量和不增加心肌氧耗的情况下减轻肺瘀血。

使用方法：硝酸甘油 15 mg 配置于 50 mL 生理盐水，2～4 mL/h（10～20 μg/min）起泵入，以后每 5～10 min 递增 1～2 mL/h（5～10 μg/min），最高剂量为 200 μg/min，直至心衰症状缓解或收缩压降至 130 mmHg 左右，为满足合并高血压孕妇的胎盘灌注血压不低于 130/80 mmHg，当收缩压 90～110 mmHg 时应谨慎使用。长期（＞48 h）使用可产生药物耐受性需要更换为其他降压药物。

（2）硝普钠：可均衡扩张动脉和静脉，同时降低心脏前、后负荷；注意氰化物和硫氰酸盐中毒，特别是肾功能不全者；通常产妇疗程不超过 72 小时，孕妇使用以不超过 4 小时为宜。降压速度和强度超过硝酸甘油，需要密切监测用药后血压的迅速变化，建议有监护条件的科室使用，有条件的监测动脉血压。使用方法：硝普钠 18 mg 配置于 50 mL 生理盐水，2～4 mL/h（12～24 μg/min）起泵入，以后每 5～10 min 递增 1～2 mL/h（6～12 μg/min），直至心衰症状缓解或收缩压降至 130 mmHg 左右，为满足合并高血压孕妇的胎盘灌注血压不低于 130/80 mmHg，当收缩压 90～110 mmHg 时应谨慎使用。应现配现用，24 h 未用完者必须更换药液，避光前提下保存和使用，易发生反跳现象，故撤药宜缓慢。

（3）乌拉地尔：可阻断突触后 α1 受体，降低外周阻力；激活中枢 5-羟色胺 1A 受体，降低延髓心血管中枢的交感反射，从而降低外周交感张力，降低心脏负荷和平均肺动脉压。使用方法：乌拉地尔 50 mg 配置于 50 mL 生理盐水，2～4 mL/h（12～24 μg/min）起泵入，以后每 5～10 min 递增 1～2 mL/h（6～12 μg/min），直至心衰症状缓解或收缩压降至 130 mmHg 左右，为满足合并高血压孕妇的胎盘灌注血压不低于 130/80 mmHg。

6. 急性心力衰竭如何使用正性肌力药物？

正性肌力药物，又叫作强心药，分为洋地黄类、β-肾上腺素能激动剂、磷酸二酯酶抑制剂、钙离子增敏剂四大类。使用最佳剂量的利尿剂和血管扩张剂后心衰无改善，或患者存在低心输出量低灌注的情况应使用正性肌力药物。

产科常用的正性肌力药物是洋地黄类中的毛花苷 C。毛花苷 C 是快速强心药，能加强心肌收缩，减慢心率与传导，但作用快而蓄积性小，治疗量与中毒量之间的差距较大于其他洋地黄类强心式。使用方法：毛花苷 C 0.4 mg＋5％葡萄糖注射液 20 mL 缓慢静脉注射，以后每 2～4 小时再给 0.2～0.4 mg，24 h 总量小于 1.2 mg。低钾血症慎用，多次使用需要观察有无洋地黄中毒表现，急性心肌梗死早期不宜使用。

β-肾上腺素能激动剂主要作用于心肌 β-受体，直接增加心肌收缩力。多巴胺 3～5 μg/（kg·min）静滴激活心脏 β1 受体，多巴胺＞5 μg/（kg·min）静滴激活心脏 β1 受体和外后血管 α 受体；多巴酚丁胺 2～20 μg/（kg·min）静滴。一旦组织灌注恢复、充血性心衰症状改善，即应停用。一般持续用药时间不超过 3～7 天。

磷酸二酯酶抑制剂通过抑制磷酸二酯酶活性，使 $Ca^{2+}$ 内流增加，从而增加心肌收缩力。代表药物为米力农，负荷剂量 25～75 μg/kg 静脉注射（＞10 min），维持 0.375～0.75 μg/（kg·min）静滴，用药 3～5 天。

钙离子增敏剂，通过改变钙结合信息传递而起作用。本品直接与肌钙蛋白相结合，使钙离子诱导的心肌收缩所必需的心肌纤维蛋白的空间构型得以稳定，从而使心肌收缩力增加，而心率、心肌耗氧无明显变化。同时，通过激活三磷腺苷敏感的钾通道使血管扩张，具有强力的扩血管作用，对治疗心力衰竭有利。代表药物为左西孟旦，负荷剂量 6～12 μg/kg 静脉注射（＞10 min），0.05～0.2 μg/（kg·min）维持静滴 24 小时。低血压时不给予负荷剂量。

### （十）小贴士

1. 有心脏病可以怀孕吗？

确诊患有心血管疾病的女性最好在孕前接受心脏病专家的评估，以便准确诊断和评估怀孕对潜在心血管疾病的影响。根据不同的心脏病类型和严重程度，需要了解怀孕可能导致心脏状况下降，而这种下降在产后可能无法恢复到怀孕前水平，有可能出现孕妇死亡；与不存在心血管疾病的孕妇相比，出现与遗传因素有关的先天性心脏病、胎儿生长受限、早产、胎儿宫内死亡和围生期新生儿死亡的概率更高。因此，如果有严重的心脏病，应该建议患者避免怀孕或考虑人工流产，其中包括：射血分数小于30%或Ⅲ/Ⅳ级心力衰竭，严重瓣膜狭窄，马凡综合征并主动脉扩张超过45 mm，二叶主动脉瓣并主动脉扩张超过50 mm，或肺动脉高压等。

2. 医生说可以怀孕的心脏病，除了常规产检，孕期检查需要注意什么？

计划怀孕的年龄尽可能早，40岁以上的孕妇死于心脏病的风险是20岁以下孕妇的30倍。

孕前糖尿病或者超重或肥胖孕期定期体育活动，有助于控制血糖和体重，定期检查血糖和体重变化。

慢性高血压继续口服孕期安全的降压药物，对于子痫前期高风险的，建议在妊娠12～28周之间开始持续每日服用低剂量阿司匹林至分娩，孕期定期检查血压。

对高风险或已患有心脏病（如扩张型心肌病和先天性心脏病）的孕妇在妊娠期间检查基线BNP水平和超声心动图，便于后续动态评估。

所有胸痛的孕妇和产妇都应该接受标准的肌钙蛋白和心电图检测，以评估是否存在急性冠状动脉综合征。

由于严重贫血可能与心力衰竭和心肌缺血有关，每三个月检查血红蛋白或血细胞比容水平。如果发现贫血，增加监测频率。

对于患有先天性心脏病的女性，在妊娠18～22周时需要筛查胎儿超声心动图，因为胎儿先天性心脏缺陷的风险估计为4%～10%。胎儿生长评估应考虑通过连续临床检查或超声检查，因为胎儿生长受限易发生在母体先天性和后天性心脏病变中。

3. 产后需要注意什么？

建议在分娩后7～10天内对有高血压疾病的女性进行随访，或在分娩后7～14天对有心脏病/心血管疾病的女性进行随访。

如何选择最适当的避孕方式，需要结合她未来怀孕的愿望和个人偏好，以及对病人的潜在疾病和选择的避孕相对风险和益处进行评估。宫内节育器是高风险心血管疾病女性的非永久性避孕的推荐选择。

（李运祥 甘 泉）

（护理部分：肖 蓉）

# 第三节　经验分享及总结

随着辅助生殖技术广泛开展，多胎妊娠率明显升高。不少人认为，多胎妊娠是件省时省力又省心的事，但多胎妊娠属于高危妊娠，母儿并发症增多，容易引起妊娠期高血压疾病、心力衰竭、妊娠期肝内胆汁淤积疾、贫血、胎膜早破、早产、胎儿发育异常等多种并发症。

## 一、双胎孕妇的并发症

1. 妊娠期高血压疾病比单胎妊娠增加 3～4 倍，且发病早，程度重，容易出现心肺并发症及子痫。

2. 妊娠期肝内胆汁淤积症发生率为单胎妊娠的 2 倍，胆汁酸高出正常值 10 倍以上，易引起胎儿窘迫、死胎、死产、围生儿死亡率增高。

3. 贫血是单胎的 2～4 倍，与铁及叶酸缺乏有关。

4. 羊水过多发生率为 12%，单卵双胎常在妊娠中期发生急性羊水过多，与双胎输血综合征及胎儿畸形有关。

5. 胎膜早破发生率约 14%，与宫腔内压力增加有关。

6. 子宫肌纤维伸展过度，常发生原发性宫缩乏力，致产程延长。

7. 胎盘早剥是双胎妊娠产前出血的主要原因，可能与妊娠期高血压疾病发生率增加有关，也与第一胎儿娩出后，宫腔容积骤然减少有关。

8. 产后出血与子宫过度膨大导致产后宫缩乏力及胎盘附着面积增大有关。

9. 双胎妊娠流产率是单胎妊娠 2～3 倍，与胚胎畸形、胎盘发育异常、胎盘血液循环障碍、宫腔相对狭窄有关。

## 二、容易危及生命的并发症

1. 寒战。产后寒战的发生率为 25%～50%。寒战通常始于产后 1～30 分钟，持续 2～60 分钟。原因尚不明确，可能是产后体温下降、胎儿－母亲出血、微小羊水栓塞、胎盘分离、麻醉、菌血症或给予某些药物（如米索前列醇）的反应。可采用支持治疗，加盖保暖毯和（或）保持室内温暖。麻醉引起的寒战可用药物治疗。需要警惕感染性休克、羊水栓塞等早期表现也是寒战。

2. 脓毒症。产前最常见的严重感染是流产合并感染、羊膜内感染（绒毛膜羊膜炎）、复杂性肾盂肾炎，以及肺炎链球菌和流感所致肺炎。产后发热应考虑手术部位伤口感染、子宫内膜炎、乳腺炎或乳房脓肿、泌尿道感染、化脓性盆腔血栓性静脉炎、暴发性结肠炎、坏死性筋膜炎、盆腔脓肿、子宫肌层气性坏疽、化脓性骶髂关节炎。

医生需要通过病史、体格检查及进一步实验室评估和影像学检查，有指征使用抗生素，积极寻找感染灶并按照妊娠期和产褥期脓毒症指南指导诊疗，如果发生严重脓毒症、脓毒性休克及时转 ICU 救治。

3. 出血。子宫收缩乏力是产后早期出血的最常见原因，如果没有观察到出血，对于没有明显症状女性（如有心动过速、低血压）的诊断可延迟，需要警惕阴道分娩后少量多次出血或剖宫产关腹后的腹腔内出血。床旁及时超声可以鉴别有无内出血。

4. 子宫内翻。子宫内翻是指子宫底部陷入子宫内膜腔内，使子宫部分或全部翻出，这是子宫复旧的罕见并发症，也是产科急症。如果没有及时发现并治疗，子宫内翻可导致严重出血和休克。

5. 心血管系统。

（1）高血压危象与子痫大部分发生于产后 48 小时内。对于收缩压≥160 mmHg 和（或）舒张压≥110 mmHg 产后需要积极治疗，可降低母亲发生脑卒中和其他严重并发症的风险。硫酸镁是预防抽搐初发和复发的标准药物。

（2）心力衰竭在足月阴道分娩后的 10 分钟之内，心输出量和每搏输出量分别增加约 60％和 70％。产后 1 小时，心输出量和每搏输出量仍然处于增加状态（分别为约 50％和 70％），而心率降低 15％；血压保持不变。每搏输出量和心输出量的增加最可能是因为子宫胎盘血液自体回输至血管内，使心脏前负荷增加。由于分娩后子宫压迫解除，其对腔静脉的机械性压迫减少，使心脏前负荷进一步增加。心血管系统的生理变化对于有基础心血管疾病、贫血明显的患者影响更突出。

6. 脑血管系统。

（1）头痛首先排除急性脑血管事件及子痫前期。大多数产后头痛与激素生理变化、睡眠剥夺、进食不规律、心理压力、疲劳、椎管内麻醉有关。

（2）可逆性后部脑病综合征（posterior reversible encephalopathy syndrome，PRES）是一种放射影像学上的临床综合征，伴有可逆性皮质下血管源性水肿，可发生于妊娠期，最常由子痫引起。患者表现为血压急性增高，伴头痛、抽搐发作、视力缺损和/或神志改变。脑部 MRI 是诊断 PRES 的金标准。快速开始恰当的治疗，PRES 的神经系统异常和放射影像学异常通常在数日至数周内消退。如果治疗不充分或延误，神经功能缺失可能变成永久性的或者致死性的。

7. 呼吸系统。胸部不适和（或）呼吸困难：可为心血管、肺、胃肠道或肌肉骨骼的疾病，也可为惊恐障碍或抑郁的主诉症状。常见原因有肺水肿、社区获得性肺炎，少见原因有肺栓塞、急性心肌梗死、误吸、哮喘发作、主动脉夹层、羊水栓塞及空气栓塞。

8. 消化系统。妊娠特有的肝病和非特有的肝病在妊娠期或产褥期可导致肝功能不全，如妊娠剧吐、妊娠期肝内胆汁淤积症、子痫前期、HELLP综合征（溶血、肝酶升高、血小板降低）、妊娠急性脂肪肝、病毒性肝炎等，特别是妊娠急性脂肪肝、戊肝或单纯疱疹病毒感染，如果识别延迟容易造成肝衰竭。

9. 血液系统

（1）血栓性血小板减少性紫癜（thrombotic thrombocytopenic purpura，TTP）和溶血尿毒综合征（hemolytic uremic syndrome，HUS）都是罕见且可能致死的疾病，其通常在妊娠中期、妊娠晚期或产后早期发病，积极血液净化治疗可以获得好的结局。

（2）静脉血栓栓塞在美国是母体死亡的第6大原因。

10. 糖尿病酮症酸中毒。糖尿病女性妊娠后，糖尿病酮症酸中毒（diabetic ketoacidosis，DKA）发生率为1‰～3‰，与DKA有关的母体死亡率小于1％，但单次DKA发作的围生儿死亡率为9％～35％。

## 三、不会危及生命的并发症

1. 产后尿潴留（postpartum urinary retention，PUR）。由分娩过程中阴部神经受损所致，可持续至产后2～3个月，极少有女性会出现长期的功能障碍。PUR分为两类，显性PUR是指阴道分娩后6小时内或剖宫产后拔除导尿管6小时内无自发排尿。隐性PUR是指患者自发排尿后，通过导尿或超声检查证实膀胱残余尿量≥150 mL。显性PUR的治疗是间歇性导尿术，而药物治疗无效。当患者的残余尿量＜150 mL且不再有明显的排尿困难症状时，可停止导尿。尿潴留通常是自限性疾病，大多数患者预计可在1周内恢复。

2. 症状性痔。产后常见，发生率约为1/3。治疗方法取决于具体的症状（瘙痒、出血、疼痛或脱垂），结直肠外科指导药物治疗还是手术治疗。

3. 产后尿失禁、排气失禁或大便失禁。在产后初期比较常见，通常在随后数周内改善，但可能持续较长时间。

4. 症状性下肢静脉曲张。在产前或产后期的任何时间都可能发生和出现症状。抬高腿部、运动和压迫疗法可改善氧气向皮肤和皮下组织的转运，减轻水肿，减轻炎症，以及压迫扩张的静脉。静脉曲张是发生浅静脉炎和血栓形成的危险因素。

5. 轻度外阴水肿。在分娩后不少见，在大多数情况下，可用冰袋和其他让患者感觉舒适的措施来缓解症状。轻度外阴水肿与一些因素有关，如因早产临产而使用抗宫缩剂，第二产程延长，以及子痫前期。

6. 产后神经病变的发病率约为1％，通常是单神经病变，由压迫、拉伸、横断或血管损伤引起。最常受损的神经是股外侧皮神经，但也可损伤股神经、腓神经、腰骶丛、坐骨神经和闭孔神经。罕见情况下，神经病变的症状反映椎管内麻醉直接导致的并发症，如硬膜外血肿和硬膜外脓肿。治疗方法取决于具体症状。大多数数日至数周内自行缓解，恢复的中位时间为 8 周。

7. 椎管内麻醉后的硬膜穿刺后头痛（也称为脊椎穿刺后头痛），由脑脊液通过硬脊膜裂缝外漏、颅侧结构受到牵拉和脑血管扩张所致。若头痛有体位相关性，即坐位或站位时加重、躺下后减轻，可诊断为这种头痛。如果头痛没有这一特点，则应寻找其他病因。

8. 心理健康问题。产后忧郁是指一过性状态，特征为几种轻度抑郁症状，如悲伤、哭泣、易激惹、焦虑、失眠、筋疲力尽、注意力下降，以及情绪不稳定（可包括很高兴）。最常用于筛查问卷是爱丁堡产后抑郁量表。产后忧郁的症状通常为自限性，并在发病后 2 周内缓解。如果无法缓解需要需求医生帮助。

（甘　泉）

# 第九章 双胎妊娠孕产妇心理健康与临床管理实践

妊娠和分娩是正常的生物学过程，孕产妇通常在生理、心理、社会等各方面发生巨大的变化。随着辅助生殖技术的发展与促排卵药物的普及等医源性因素的影响，双胎妊娠的比例显著上升。双胎妊娠属于高危妊娠，双胎妊娠孕妇比单胎妊娠更容易发生母婴不良分娩结局，导致双胎妊娠妇女产生更强烈的负面情绪。围生期包括孕产妇的妊娠期、分娩期及哺乳期，WHO 将围生期定义为妊娠期至产后一年，该阶段孕产妇的心理健康受到广泛重视。双胎妊娠的孕产妇的负面情绪可引发一系列不利于机体的妊娠反应，影响孕产妇母儿的身心健康。因此，双胎妊娠孕产妇的临床处置需重视围生期心理健康。

## 一、双胎孕产妇常见围生期心理健康问题及其流行现状

### （一）焦虑

研究显示，妊娠妇女孕中期、孕晚期焦虑症发生率分别为 11.8% 和 18.2%，双胎、多胎或试管婴儿孕妇孕期焦虑的风险是非双胎婴儿的 4.81 倍。在产后早期（0～12 周），双胞胎母亲比单胎母亲存在更高的焦虑风险，其焦虑风险是单胎母亲的 3 倍。因此，产科临床实践需要加强对围生期双胎孕产妇的情绪管理，普及心理健康筛查，对于存在焦虑的孕产妇，应及时采取干预措施，缓解其焦虑情绪与症状。常用的焦虑筛查方法一般采用：

1. 焦虑自评量表（self-rating anxiety scale，SAS）。该量表于 1971 年由 Zung 编制，用于评定病人焦虑的主观感受及其在治疗中的变化。该量表共 20 个条目，采用 Likert4 级评分，总分 50～59 分定义为轻度焦虑，60～69 分为中度焦虑，≥70 分为重度焦虑。

2. 医院焦虑抑郁情绪测定量表（hospital anxiety and depression scale，HADS）。该量表于 1983 年由 Zigmond AS 与 Snaith RP 编制。主要应用于综合医院患者焦虑与抑郁的筛查。该量表包括 14 项条目，其中 7 项抑郁条目，7 项焦虑条目，总分≥9 分认定为焦虑或抑郁。

3. 汉密尔顿焦虑量表（hamilton anxiety scale，HAMA）。该量表于 1959 年由 Hamilton 编制。该量表是他评量表，是临床精神科最常用的量表之一，包括 14 个项目，采用 0～4 分进行 5 级评分，总分≥14 分认定为焦虑。

## （二）抑郁

抑郁症是最常见的心理障碍之一，女性发病率约为男性的 2 倍，其发病年龄在生育年龄达到高峰。围生期抑郁症是围生期妇女最常见的并发症之一，分为妊娠期抑郁症和产后抑郁症。发达国家妊娠期抑郁症患病率为 7%～15%，中低收入国家为 19%～25%；发达国家产后抑郁症患病率约为 10%，而中低水平国家约为 20%。围生期抑郁症可对妇女、婴儿和家庭造成毁灭性打击，其导致的母亲自杀死亡甚至超过由于产后出血或妊娠期高血压疾病造成的产妇死亡。在胎儿期，母亲不良心理健康状况可能会影响下一代的整个生命周期。大量研究表明，双胎妊娠妇女比单胎妊娠妇女发生围生期抑郁的风险显著升高。常用的抑郁筛查量表有：

1. 抑郁自评量表（self-rating depression scale，SDS）。该量表共 20 个条目，采用 4 级评分，总分 53～62 为轻度抑郁，63～72 为中度抑郁，72 分以上为重度抑郁。

2. 爱丁堡产后抑郁量表（edinburgh postnatal depression scale，EPDS）。该量表由 10 个自述项目组成，每个条目有 4 个选项，按严重程度计分为 0～3 分，该量表总分为 0～30 分。其中总分为 0～9 分为"无抑郁倾向"，10～16 分为"轻度抑郁"，17～21 分为"中度抑郁"，22～30 分为"重度抑郁"。

3. 产后抑郁症筛查量表（postpartum depression screening scale，PDSS）。该量表于 2000 年由 Beck 等人编订而成，该量表共 35 个条目，采用 Likert5 级评分法，总分≥60 分作为筛查产后抑郁的临界值，≥80 为重度抑郁。

## （三）分娩恐惧

"分娩恐惧"是由德国学者 Ringler 等人于 1982 年提出，将其描述为"女性孕中期和产前出现的因惧怕面对分娩、母体或胎儿受到伤害、分娩阵痛、分娩带来的不良影响和心理创伤、分娩过程中出现并发症、分娩过程中失去控制、无力感、分娩过程中的未知因素，而导致的孕产妇心理障碍和分娩应对困难"。研究显示，我国孕妇分娩恐惧的发生率高达 79.2%。分娩恐惧不仅能够导致双胎妊娠孕产妇妊娠期躯体不适、降低孕产妇生活质量，增加无指征剖宫产率，同样能够增加产科不良结局的风险。

常用的评定量表：Wijma 分娩预期与经历量表（Wijma delivery expectancy/experience questionnaire，W-DEQ）。该量表分 A、B 两个版本，A 版本主要针对女性的分娩预期，适用于孕晚期孕妇；量表的 B 版本主要针对女性的分娩经历，适用于产后产妇。该问卷共 33 个条目，采用 Likert6 级评分，总分≥85 分为分娩恐惧，≥100 分为严重分娩恐惧。

### （四）创伤后应激障碍（posttraumatic stress disorder，PTSD）

创伤后应激障碍是指突发性、威胁性或灾难性的生活事件导致个体延迟出现和长期持续存在的精神障碍，临床表现以再度体验创伤为特征，并伴有麻木、情绪反应迟钝、情绪易激惹和回避行为。双胎妊娠孕产妇作为产科特殊群体，遭受创伤后所表现出的各种应激障碍尤为明显。关注双胎妊娠孕产妇的近远期心理变化，减轻或消除患者的创伤后应激，可改善其心理健康，对提高患者的生活质量有重要意义。

常用的评定量表：创伤后应激障碍诊断量表（clinician-administered PTSD scale，CAPS）。该量表用于临床评估 PTSD 症状严重性和诊断状态，是一种结构式晤谈工具。该量表于 1990 年由美国 PTSD 国家研究中心开发，后来经过不断改进，目前常用的 CAPS 版本包括 30 个条目，其中包括标准 A（暴露于创伤时间）、标准 B-D（核心症状群：再体验、麻木和回避、过度警觉）、标准 E（病期）、标准 F（功能损害），以及伴随症状如内疚和分离。

## 二、双胎妊娠产妇心理健康的影响因素

1. 年龄。年龄较大的双胎妊娠孕产妇发生焦虑和抑郁的风险更高，可能与双胎孕产妇过分担心超过最佳生育年龄、新生儿平安分娩与健康成长等因素有关。此外，妊娠年龄过小同样是导致心理健康问题的因素之一，妊娠年龄小是低龄孕妇发生产前抑郁的影响因素之一。

2. 婚姻状况。研究表明，未婚先孕妇女发生心理疾病的风险比已婚的孕产妇更高。未婚妇女缺乏合法婚姻保护，其对新生儿的抚养与成长发展的担心可能会多于夫妻双方共同承担新生儿照顾的妇女，这可能是未婚妇女心理疾病风险升高的原因之一，尤其是双胎妊娠妇女。

3. 社会支持与家庭支持。一方面，丈夫的情感支持可以大大缓解孕产妇的精神压力，从而降低双胎妊娠妇女心理疾病的发生风险。另一方面，我国长期受传统"重男轻女"思想的影响，孕产妇可能会担心公婆、丈夫及周围人歧视，其对孩子的性别担忧可能是导致其情绪低落的主要原因之一。此外，双胎妊娠孕产妇的新生儿照顾的负担更重，更需要家庭的支持，孕产妇家庭对分娩育儿知识的缺乏使双胎孕产妇担心自身和婴儿的安全，产生恐惧紧张心理，心理状态不稳定，易诱发心理疾病。

4. 配偶心理健康状况。有研究显示，我国初产妇配偶抑郁症发生率高达 10.8%。配偶的心理健康状态也会直接影响孕产妇心理健康。孕妇配偶的焦虑、

抑郁等心理疾病与孕产妇的心理健康状况呈现正相关。

5. 文化程度、职业及社会经济状况。多项研究表明，文化程度为高龄双胎妊娠女性焦虑和抑郁的显著影响因素。产科临床建议护理人员加强双胎妊娠孕妇的产前教育，针对双胎妊娠妇女的具体情况进行有针对性的护理和指导，从而降低双胎妊娠女性的妊娠压力与分娩压力，更好地帮助其顺利度过妊娠期，降低心理疾病的发生风险。

6. 并发症。有研究表明，合并妊娠糖尿病孕产妇出现焦虑和抑郁的负面情绪的风险更高，严重影响母儿的分娩结局。同样有研究表明，存在双胎输血综合征的孕妇出现焦虑和抑郁的风险显著高于单纯单绒双胎与双绒双胎孕妇。

7. 不良妊娠结局。有研究表明，双胎死产或在双胎妊娠一胎胎死宫内能够显著增加产妇焦虑、抑郁与创伤后应激的风险。此外，胎儿畸形也是导致孕产妇不良心理健康状况的危险因素之一。因此，产科临床需要尤其重视存在合发症、并发症或产科不良结局的双胎妊娠孕产妇。

8. 辅助生殖。有研究表明，在接受辅助生殖技术治疗过程中，孕产妇围生期焦虑发生率为 14.7%。此外，接受辅助生殖治疗是加重双胎妊娠妇女焦虑、抑郁的主要因素之一。因此，双胎妊娠的心理健康管理需要结合孕产妇的个体化风险，分别采取不同的干预措施。

## 三、双胎妊娠产妇心理疾病的临床干预

### （一）健康教育

健康教育不仅能够普及围生期心理健康知识，也是孕产妇焦虑、抑郁预防及干预的有效方法。研究证明，对孕妇进行围生期健康教育的同时，邀请其配偶或陪护家属陪同参加，一起学习妊娠、分娩相关知识，不仅可以建立和睦的家庭关系，还能缓解孕妇分娩前焦虑、抑郁情绪，增强分娩信心。有研究结果表明，有效的健康教育对于改善双胎孕产妇的焦虑、抑郁情绪具有显著疗效。可能由于系统化的健康教育能够增加医患沟通与患患交流，从而加强了双胎孕产妇对医护人员的信任，使其达到心理平衡，降低心理疾病的风险。健康教育是产科临床实践最常用的缓解孕产妇心理紧张情绪的方法。

### （二）音乐疗法

音乐疗法主要以音乐作为载体，是一种治疗心理疾病的辅助疗法，旨在缓解双胎妊娠孕产妇的不良情绪。研究表明，全程导乐助产护理干预能够改善双胞胎阴道分娩产妇的焦虑情况。由于音乐疗法操作便捷，经济实用，孕产妇的可接受程度高，能够在产科临床广泛开展。

### （三）正念减压疗法

正念减压疗法主要以正念为核心，该方法通过意向、关注和态度三个步骤，逐步帮助患者管理情绪来缓解自身的心理压力、促进患者身心健康的一种心理治疗方法。正念减压疗法实施方便、条件要求低，并且具有较高实用性、经济性及安全性。双胎妊娠孕产妇在熟悉该疗法之后可在家中自行练习，方便实用。

### （四）认知行为疗法

认知行为疗法是认知疗法和行为疗法相结合的心理疗法，通过改变治疗对象的思维、认知，以达到调整行为和改善情绪为目标。近年来，该疗法应用于孕产妇心理治疗已取得较好的效果。国内外对认知行为疗法应用比较成熟，在干预方式上不断创新，采用现代化交流工具进行线上干预。这种干预方式在2019年底爆发的新型冠状病毒性肺炎疫情期间被广泛使用，该方法能够避免医患面对面地接触，采用一对一或一对多的方式，缩短干预距离，提高干预效率。

### （五）人际心理疗法

提高个体人际交往能力，改善孕产妇的人际关系，能够起到缓解孕产妇心理疾病的作用。人际心理治疗包括个体干预与团体干预。学者对产后抑郁患者进行人际心理治疗，结果显示与对照组相比抑郁状况明显改善，干预组在干预治疗后6周、12周后患者的抑郁评分明显低于对照组。多项研究均表明，采用人际心理干预能够显著改善孕产妇的心理健康状况。该方法适用于双胎妊娠妇女的临床心理疾病的防治。

### （六）孕期瑜伽

孕期瑜伽以柔和的哈他瑜伽为主，主要适宜孕中期和孕晚期的孕产妇，以及妊娠反应弱、母儿健康状况较好的孕妇。该方法注重体位的舒适，结合平稳的呼吸，缓解双胎孕妇紧张的情绪。国外有专家对孕期瑜伽进行创新，将正念减压疗法融入瑜伽训练中，采用多种干预训练的效果更好。由于双胎妊娠妇女身体改变与妊娠反应更为强烈，孕期瑜伽在双胎妊娠妇女的推广效果仍需科学评估。

（程　瑶）

# 第十章 双胎临床规范化处理总结与展望

随着辅助生殖技术的发展，双胎妊娠比例逐年上升，双胎妊娠相比单胎妊娠，孕期母婴风险均会显著增加。双胎妊娠在孕期的流产率、早产率、先兆子痫，以及胎儿生长受限等特殊并发症发生率和围生儿死亡率等均明显高于单胎妊娠。双胎妊娠种类较多且复杂，除了巨大胎儿和过期妊娠外，几乎每种产科并发症在双胎妊娠中都更常见。那么，在怀上双胎后，孕期如何个体化评估及检测，如何及早发现孕期母儿异常、如何及时通过恰当的手段在孕期进行合理干预治疗，如何选择合适的分娩方式，最终顺利分娩并获得良好的母儿结局，是产科医生关心的热点问题，也是产科医师临床处理中的棘手问题。因此，加强双胎妊娠的孕期规范化管理尤为重要。

前面章节已经分别详尽叙述了每个并发症的相关内容，这一章中将归纳双胎各类绒毛膜性及并发症的最新临床处理共识及诊治进展，以优化妊娠期管理及改善围产结局。

## 一、双胎绒毛膜性的判断

绒毛膜性的判断对双胎的评估及妊娠管理至关重要。孕早、中期（妊娠6～14周）进行超声检查并保存相关的超声图像，以明确绒毛膜性至关重要。大多数双卵双胎的绒毛膜性为双绒双羊；而单卵双胎则根据发生分裂时间的不同，演变成双绒双羊双胎、单绒双羊双胎和单绒单羊双胎，如果分裂发生的更晚，则形成联体双胎。所有单绒毛膜双胎均为单卵双胎，而双绒毛膜双胎不一定是双卵双胎。如果绒毛膜性的判断有困难，需要及时转诊至区域性产前诊断中心或胎儿医学中心。

## 二、双胎孕期区别化管理

1. 双胎孕期区别化管理是根据不同绒毛膜性来进行判定。
2. 双胎妊娠需参照高危妊娠来进行规范化管理。
3. 双绒毛膜双胎较单胎而言需要增加产前检查和超声监测的次数，需要有经验的产科医疗团队进行妊娠期管理。

（1）建议在妊娠中期每月至少进行 1 次产前检查。

（2）由于双胎妊娠的妊娠期并发症发生率明显高于单胎妊娠，建议在妊娠晚期适当增加产前检查次数。

（3）双胎妊娠的妊娠期热量、蛋白质、微量元素和维生素的需求量增加，缺铁性贫血较为常见，尤其是孕晚期孕妇。至少每月进行 1 次胎儿生长发育的超声评估和脐血流多普勒检测。

（4）妊娠晚期酌情增加对胎儿的超声评估次数，便于进一步发现双胎发育发育可能存在的差异，并准确评估胎儿宫内健康状况。

（5）单绒双羊双胎的妊娠期监护需要产科医师和超声医师之间密切合作。

1）发现异常时，及早转诊至有条件的产前诊断中心或胎儿医学中心。

2）在充分知情告知的基础上，妊娠晚期加强对单绒双羊双胎的监护，酌情终止妊娠。

3）单绒双羊双胎由于存在较高的围生儿病率和死亡率，建议自妊娠 16 周开始，至少每 2 周进行 1 次超声检查。

4）由于单绒毛膜双胎的特殊性，部分严重的单绒毛膜双胎并发症可能产生不良妊娠结局。建议在有经验的胎儿医学中心综合评估母体及胎儿的风险，结合患者的意愿、文化背景及经济条件制定个体化诊疗方案。

5）单绒单羊双胎在妊娠早、中期即可发生双胎间的脐带缠绕，导致胎儿死亡率较高。产前检查需要充分告知孕妇存在发生不可预测的胎儿死亡风险。建议定期进行超声检查，评估胎儿的生长发育和多普勒血流，在适当的孕周也可以通过胎心监护发现胎儿窘迫的早期征象。

## 三、双胎妊娠的产前筛查及产前诊断

1. 在妊娠 11～13 周$^{+6}$的超声筛查是通过检测胎儿 NT 来评估胎儿发生唐氏综合征的风险，早期发现部分严重的胎儿畸形。不建议推荐单独使用妊娠中期生化血清学方法对双胎妊娠进行唐氏综合征的筛查。

2. 对于双绒毛膜双胎妊娠而言，妊娠 11～13 周$^{+6}$双胎 NT 检测并结合胎儿鼻骨、静脉导管、三尖瓣反流情况，对唐氏综合征的检出率可达 80%，与单胎妊娠的筛查结果相似。对于单绒毛膜双胎，应按一个胎儿的唐氏综合征发生风险计算（使用头臀长最大值和 NT 的平均值）。

3. 双卵双胎的胎儿畸形发生概率与单胎妊娠相似；单卵双胎的胎儿畸形发生率较单胎增加 2～3 倍。最常见的畸形为心脏畸形、神经管缺陷、面部发育异常、胃肠道发育异常和腹裂等。妊娠早期行胎儿 NT 检查时，可对一些严重的胎儿结构异常，如无脑儿、颈部水囊瘤及严重的心脏异常等进行早期产前诊断。

4. 建议在妊娠 18～24 周，最晚不要超过 26 周对双胎妊娠进行超声系统结构筛查。

5. 对于有指征进行细胞遗传学检查的孕妇，要及时给予产前诊断咨询。

（1）对于双绒毛膜双胎，应对两个胎儿分别进行取样。

（2）对于单绒毛膜双胎，通常只需对其中任一胎儿取样；但如单绒毛膜双胎其中之一胎儿结构异常或双胎大小发育严重不一致，则应对两个胎儿分别取样。

（3）双胎染色体检查的指征与单胎妊娠相似。需要注意，单卵双胎的唐氏综合征发生概率与单胎相似，而双卵双胎其中一胎儿发生染色体异常的概率为同年龄组单胎妊娠的 2 倍。所以双胎妊娠产前诊断咨询需个体化，充分交代相关风险后由夫妇双方做出决定。

## 四、双胎妊娠分娩方式及分娩时机的选择

### （一）双胎分娩方式的选择

双胎分娩方式的选择应根据绒毛膜性、胎方位、孕产史、妊娠期合并症及并发症、子宫颈成熟度与胎儿宫内情况等综合判断，没有足够证据支持剖宫产优于阴道分娩，应根据不同病情制定个体化的治疗方案。

1. 单绒单羊双胎建议行剖宫产终止妊娠。

2. 无并发症的双绒双羊双胎及单绒双羊双胎分娩方式的选择依据双胎儿的胎方位、胎儿体重等决定。条件允许的情况可以选择阴道试产。

### （二）双胎分娩时机的选择

关于不同绒毛膜双胎妊娠的分娩孕周的选择存在争论。我国 2019 年双胎指南建议如表 10-1 所示。

（1）复杂性双胎需要结合母儿具体情况制定个体化分娩方案。

（2）双胎妊娠具备阴道试产条件，在患者充分知情选择的情况下可以进行促宫颈成熟和引产。具体的促宫颈成熟以及引产方法与单胎妊娠相似。

表 10-1 双胎分娩时机和分娩方式选择

| 绒毛膜性 | 终止妊娠孕周 | 终止妊娠方式 |
| --- | --- | --- |
| 双绒双羊 | 38 周 | 阴道试产/剖宫产 |
| 单绒双羊 | 37 周 | 阴道试产/剖宫产 |
| 单绒单羊 | 32～34 周 | 剖宫产 |

## 五、双胎妊娠早产的孕期管理

1. 2019 年双胎指南提出既往存在早产史，与此次妊娠双胎早产的发生密切

相关，与既往早产的时间无关。

2. 经阴道行宫颈长度测量及经阴道检测胎儿纤连蛋白可用于双胎妊娠早产发生的预测，但目前没有证据表明哪种方法更具优势。国内多数学者主张在妊娠18～24周行超声结构筛查的同时测量子宫颈长度。

3. 目前专家共识，没有证据表明卧床休息和住院观察可以改善双胎妊娠的结局。已有多个荟萃分析表明，卧床休息和宫缩监测并不能降低无高危因素的双胎孕妇的早产率和新生儿入住新生儿重症监护病房率。

4. 无临床证据表明宫颈环扎术能避免双胎妊娠早产的发生。既往有早产史或者多产孕妇进行选择性宫颈环扎术可能会改善妊娠结局。

5. 因子宫颈缩短与孕激素应用无显著相关，故孕激素制剂无论阴道给药或者肌内注射均不能改变早产结局。

6. 对早产风险较高的双胎妊娠，如无禁忌，可按照单胎妊娠的处理方式进行糖皮质激素促胎肺成熟治疗。

7. 与单胎妊娠类似，双胎妊娠中宫缩抑制剂的应用可以在较短时期内延长孕周，以争取促胎肺成熟及宫内转运的时机。无论单胎还是双胎，对孕周小于32周早产的孕妇应用硫酸镁具有胎儿神经保护作用，可降低新生儿脑瘫的发生率。

8. 多胎妊娠早产的处理如表10-2所示。

表 10-2　多胎妊娠早产的处理

| 处理方式 | 目的 |
| --- | --- |
| 宫缩抑制剂（推荐首先钙离子通道阻断剂和非甾体抗炎药） | 为糖皮质激素和转诊争取时间（48小时） |
| 糖皮质激素 | 推荐 24 周－34 周$^{+6}$前使用，预防新生儿死亡、呼吸窘迫、肠坏死，脑出血 |
| 硫酸镁 | 32 周之前早产预防死产和脑瘫 |
| 宫颈长度测量及胎儿纤连蛋白 | 推荐18～24周超声检查 |
| 预防性宫颈环扎 | 仅是既往有早产史或者多产的孕妇，效果不明确 |
| 住院或卧床 | 不能降低无高危因素的双胎孕妇的早产率和新生儿入住新生儿科率，不推荐 |
| 预防性宫颈托 | 不推荐 |
| 预防性宫缩抑制剂 | 不推荐 |
| 孕酮 | 因宫颈缩短与孕激素应用无显著相关，不推荐 |

## 六、双胎妊娠并发症的诊断和处理

对于双胎妊娠并发症，尤其是单绒毛膜性双胎并发症人群发病率较低，临床缺少大样本随机对照研究，以下很多相关的临床研究结论来自于既往的专家共识及经验性结论，目前对某些并发症的处理仍存在较大的争议。本文以下内容来自于迄今为止所发表的最高级别的文献证据、专家共识及双胎指南，为目前双胎临床实践提供参考。

（1）双绒毛膜性双胎孕期并发症及处理（表 10 3）。

**表 10-3　双绒双胎并发症分类及处理**

| 双绒毛膜双胎并发症 | 处理 |
| --- | --- |
| 双绒毛膜性双胎生长发育不一致 | 多因素综合考虑，选择适宜的分娩时机和分娩方式 |
| 双绒毛膜性双胎一胎胎死宫内 | 无高危因素者，结局良好 |
| 双绒毛膜性双胎一胎异常 | 个体化治疗方案制定，严重者可行减胎术 |

（2）单绒毛膜性双胎并发症及处理（表 10-4）。

**表 10-4　单绒双胎并发症分类及处理**

| 单绒毛膜双胎并发症 | 处理 |
| --- | --- |
| 选择性胎儿宫内生长受限 | 根据 Quintero 分级制定不同治疗方案 |
| 双胎输血综合征 | 根据 Quintero 分级制定不同治疗方案 |
| 单绒毛膜性双胎一胎死亡 | 个体化治疗方案，包括宫内输血治疗延长孕周 |
| 单绒毛膜性双胎中一胎畸形 | 个体化治疗方案，包括减胎术 |
| 双胎反向动脉灌注序列征 | 个体化治疗方案，包括血管凝固术减胎（射频消融术或脐带凝固术） |
| 双胎贫血-多血序列征 | 个体化治疗方案，包括期待治疗、终止妊娠、胎儿宫内输血、选择性减胎或胎儿镜激光术 |
| 单绒单羊双胎妊娠 | 孕 32～34 周剖宫产终止妊娠 |
| 联体双胎 | 孕 12～14 周引产，孕 24 周之后部分需要剖宫取胎，孕晚期分娩则需行剖宫产术 |

1. TTTS 的 Quintero 分级及处理（表 10-5）。

表 10-5　TTTS 的 Quintero 分级及处理简图

| TTTS 分型 | 分型依据 | 处理及预后 |
|---|---|---|
| Ⅰ型 | 两胎膀胱均可见，一胎 MVP≤2.0 cm，另一胎儿妊娠 20 周前 MVP≥8 cm，妊娠 20 周后 MVP≥10 cm | 期待治疗，转归不确定 |
| Ⅱ型 | 供血儿膀胱未显示 | 胎儿镜激光治疗，最佳的治疗孕周为 16~26 周，预后多样性 |
| Ⅲ型 | 任一胎出现多普勒频谱异常，如脐动脉或静脉导管舒张期血流消失或反向 | |
| Ⅳ级 | 任一胎儿出现胸腔积液心包积液腹腔积液或水肿 | |
| Ⅴ级 | 一个或两个胎儿死亡 | 预后差 |

注：Quintero 分期的主要依据是疾病的严重程度，但与疾病的预后无明显相关性，因为 TTTS 可以是跳跃式进展。

2. sIUGR 的 Quintero 分级及处理（表 10-6）。

表 10-6　sIUGR 的 Quintero 分级及处理

| sIUGR 分型 | 脐动脉舒张期血流频谱 | 处理及预后 |
|---|---|---|
| Ⅰ型 | 正常 | 期待治疗，临床预后好 |
| Ⅱ型 | 持续性缺失或倒置 | 期待治疗及宫内治疗，预后多样性 |
| Ⅲ型 | 间歇性的缺失或倒置 | 预后不可预测 |

注：对 sIUGR 而言，是否宫内治疗应从以下 3 个因素来考虑：胎儿宫内死亡或脑损伤的风险；家属的意愿；所在医院的医疗技术水平。

3. 单绒毛膜性双胎一胎死亡。

（1）引起单绒毛膜性双胎之一宫内死亡的原因很多，包括胎儿染色体异常、结构发育异常、TTTS、TAPS、严重的 sIUGR 以及单羊膜囊双胎脐带缠绕等。建议转诊至具备产前诊断中心或胎儿医学中心的医院进行详细的系统超声评估及产前咨询。

（2）单绒毛膜性双胎一旦发生一胎死亡，存活胎儿的血液通过胎盘之间血管吻合倒灌至死胎，从而引起急性的或长期的低血压、低灌注，可能引起存活胎儿各脏器的缺血性损伤，尤其是神经系统的损伤，甚至是另一胎儿死亡。所以对于单绒毛膜性双胎中一胎死亡孕妇需要制订个体化的诊疗方案。

（3）单绒毛膜性双胎之一胎儿死亡后，是否需要立即分娩另一存活胎儿尚存在争议，需和患者及家属充分沟通，交代胎儿的可能预后。

（4）对孕妇的妊娠管理主要监测妊娠相关合并症及并发症。部分循证医学证据显示，双胎妊娠中一胎胎死宫内后，孕妇妊娠高血压相关疾病的发生率有所增高，需定期监测血压和尿蛋白。

（5）单绒毛膜性双胎中一胎死亡后，孕妇感染的风险并未增加。

4. 单绒毛膜性双胎中一胎畸形。

（1）单绒毛膜性双胎孕妇发现一胎异常应及时给予相应的监测和手术治疗。

（2）单绒毛膜性双胎发生胎儿结构异常的概率是单胎的 2～3 倍，如胎儿肢体短缺、肠道闭锁、心脏畸形等，其可能原因是与单绒毛膜性双胎之间的异常血管连接有关。很多单绒毛膜性双胎中一胎畸形的发生，如体细胞嵌合、卵裂球不对称分裂、表观遗传学修饰等，从而导致其中一胎发生染色体异常、神经管缺陷、脑积水、腹裂等。此类复杂性双胎一经诊断需及时转诊，在有经验的胎儿医学中心进行充分评估。

（3）对于单绒毛膜性双胎中一胎畸形的处理，应综合考虑胎儿异常的严重程度、是否合并染色体异常、对孕妇和健康胎儿的影响、减胎手术的风险、患者意愿、伦理及社会因素，制订个体化的治疗方案。如决定减胎，方法与 sIUGR 的减胎术相同。

5. 双胎反向动脉灌注序列征。

（1）TRAPS 又称无心畸胎序列征，是单绒毛膜性双胎的独特并发症。

（2）正常胎儿称为泵血儿，无心胎的循环需要依赖正常胎儿，超声检查未见异常胎儿的心脏显示，但胎体内可见血液流动，异常胎儿的脐带为单脐动脉，即入胎动脉血流，其血流频谱所显示的心率、心律与正常胎儿的心率、心律完全一致。

（3）本病的病因不详，目前广泛接受的假说是"血管反向灌注理论"。

（4）TRAPS 孕妇同样需要及时转诊到有经验的产前诊断中心或胎儿医学中心进行监测，给予相应的咨询和提供合理的治疗方案。孕期应每周监测胎儿大小及是否存在泵血胎儿羊水过多、心力衰竭、水肿等情况，决定干预时机。同时应借助超声检查及颅脑 MRI 检查，充分评估无心畸胎、泵血胎儿的生长发育情况，并告知病人保守治疗及有创手术治疗的利弊，在严密监测下，选好分娩时机及分娩方式，以减少术中及术后母胎并发症，从而取得较好的围生期结局。

（5）TRAPS 的治疗方式与单绒毛膜性双胎中一胎异常的方式相似，多采用血管凝固术减胎（射频消融术或脐带凝固术）。是否需要减无心胎取决于无心胎与泵血儿的相对大小，及是否出现泵血儿心脏功能受损的表现。

（6）关于对无心胎进行宫内干预的指征包括：

1）无心胎的腹围与供血儿相等甚至大于供血儿。

2）伴有羊水过多（羊水最大深度＞8 cm）。

3）泵血儿出现严重的超声血流异常，包括脐动脉舒张期血液缺失或倒置，脐静脉血流搏动或者静脉导管血流反向。

4）泵血儿水肿（胸腹水等）。

5）出现脐带缠绕的单羊膜囊双胎。

6．单绒单羊双胎妊娠。

（1）MCMA 因为脐带缠绕风险较高，孕期需加强监测。

（2）一旦诊断为 MCMA，应严密监护，分娩方式以剖宫产为宜，分娩时机以孕 32～34 周为宜。

7．双胎贫血-多血序列征。

（1）TAPS 为单绒毛膜双羊膜囊双胎的一种慢性的胎-胎输血，两胎儿出现严重的血红蛋白差异。

（2）对 TAPS 的诊断主要通过 MCA-PSV 的检测，同时需要排除 TTTS。

（3）对 TAPS 的处理包括期待治疗、终止妊娠、胎儿宫内输血、选择性减胎或胎儿镜激光术。

8．联体双胎问题。

联体双胎是 MCMA 中的一种罕见类型，发生率为 1/100 000～1/90 000，其发生与胚胎发育异常有关。80％～90％可以在孕 12～14 周做出诊断而终止妊娠，部分病例出现胎死宫内。如未诊断或者在孕 24 周之后发现联体双胎，引产过程中会出现难产和子宫破裂，可能需要剖宫取胎，孕晚期分娩则需行剖宫产术。

（张　莉）

# 附　　录

## 附录 1　双胎妊娠护理工作流程

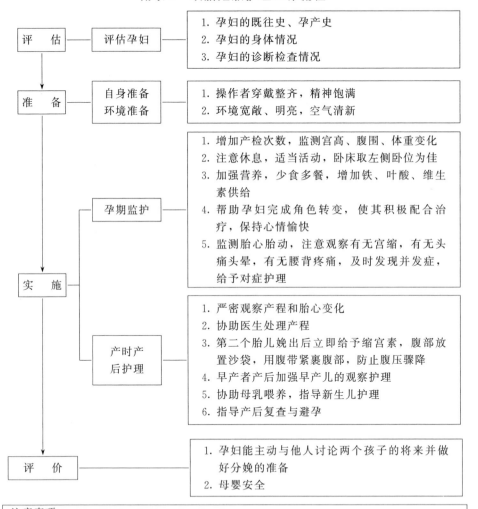

| 评　估 | 评估孕妇 | 1. 孕妇的既往史、孕产史<br>2. 孕妇的身体情况<br>3. 孕妇的诊断检查情况 |

| 准　备 | 自身准备<br>环境准备 | 1. 操作者穿戴整齐，精神饱满<br>2. 环境宽敞、明亮，空气清新 |

实　施

孕期监护
1. 增加产检次数，监测宫高、腹围、体重变化
2. 注意休息，适当活动，卧床取左侧卧位为佳
3. 加强营养，少食多餐，增加铁、叶酸、维生素供给
4. 帮助孕妇完成角色转变，使其积极配合治疗，保持心情愉快
5. 监测胎心胎动，注意观察有无宫缩，有无头痛头晕，有无腰背疼痛，及时发现并发症，给予对症护理

产时产后护理
1. 严密观察产程和胎心变化
2. 协助医生处理产程
3. 第二个胎儿娩出后立即给予缩宫素，腹部放置沙袋，用腹带紧裹腹部，防止腹压骤降
4. 早产者产后加强早产儿的观察护理
5. 协助母乳喂养，指导新生儿护理
6. 指导产后复查与避孕

评　价
1. 孕妇能主动与他人讨论两个孩子的将来并做好分娩的准备
2. 母婴安全

注意事项：
(1) 双胎妊娠孕妇发生妊娠期高血压疾病、妊娠期肝内胆汁淤积液、贫血、胎膜早破、胎盘早剥等并发症较单胎妊娠多，且发病早、程度重、容易出现心肺并发症。护士对双胎妊娠孕妇应加强病情观察，及早发现并发症。
(2) 双胎妊娠无论阴道分娩还是剖宫产，均需积极防治产后出血
(3) 约 50% 双胎妊娠围生儿发生早产、胎儿生长受限等并发症较多，应加强围生儿监护

## 附录 2 母乳喂养护理工作流程

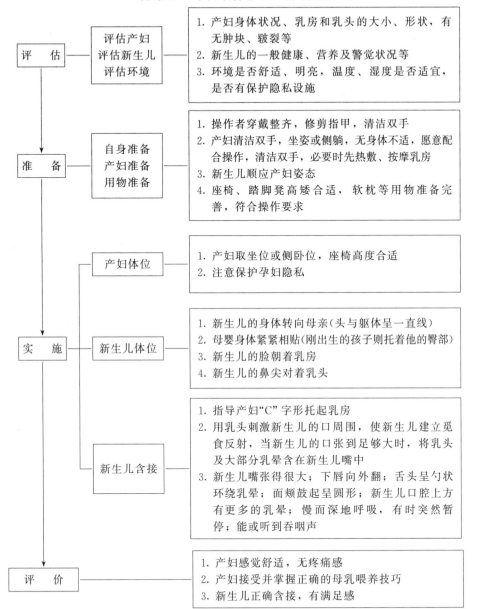

| 评 估 | 评估产妇<br>评估新生儿<br>评估环境 | 1. 产妇身体状况、乳房和乳头的大小、形状，有无肿块、皲裂等<br>2. 新生儿的一般健康、营养及警觉状况等<br>3. 环境是否舒适、明亮，温度、湿度是否适宜，是否有保护隐私设施 |

| 准 备 | 自身准备<br>产妇准备<br>用物准备 | 1. 操作者穿戴整齐，修剪指甲，清洁双手<br>2. 产妇清洁双手，坐姿或侧躺，无身体不适，愿意配合操作，清洁双手，必要时先热敷、按摩乳房<br>3. 新生儿顺应产妇姿态<br>4. 座椅、踏脚凳高矮合适，软枕等用物准备完善，符合操作要求 |

| 实 施 | 产妇体位 | 1. 产妇取坐位或侧卧位，座椅高度合适<br>2. 注意保护孕妇隐私 |
| | 新生儿体位 | 1. 新生儿的身体转向母亲(头与躯体呈一直线)<br>2. 母婴身体紧紧相贴(刚出生的孩子则托着他的臀部)<br>3. 新生儿的脸朝着乳房<br>4. 新生儿的鼻尖对着乳头 |
| | 新生儿含接 | 1. 指导产妇"C"字形托起乳房<br>2. 用乳头刺激新生儿的口周围，使新生儿建立觅食反射，当新生儿的口张到足够大时，将乳头及大部分乳晕含在新生儿嘴中<br>3. 新生儿嘴张得很大；下唇向外翻；舌头呈勺状环绕乳晕；面颊鼓起呈圆形；新生儿口腔上方有更多的乳晕；慢而深地呼吸，有时突然暂停；能或听到吞咽声 |

| 评 价 | | 1. 产妇感觉舒适，无疼痛感<br>2. 产妇接受并掌握正确的母乳喂养技巧<br>3. 新生儿正确含接，有满足感 |

注意事项：
(1) 母乳喂养过程中注意母婴交流，注意观察新生儿的面色、呼吸、吸吮情况等
(2) 观察母乳是否足够、新生儿体重增长情况、每天大小便情况
(3) 指导产妇识别新生儿吃饱奶的征象，指导其在哺乳后将新生儿竖抱，手掌空心地轻拍新生儿后背使其打嗝，以避免呛奶

## 附录 3  手法挤奶护理工作流程

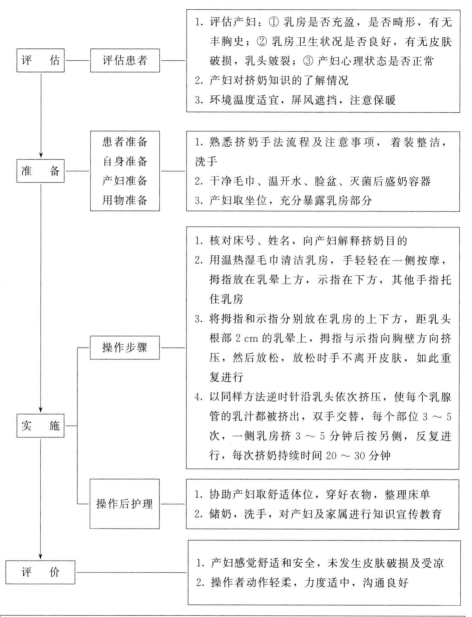

| | | |
|---|---|---|
| 评 估 | 评估患者 | 1. 评估产妇：① 乳房是否充盈，是否畸形，有无丰胸史；② 乳房卫生状况是否良好，有无皮肤破损，乳头皲裂；③ 产妇心理状态是否正常<br>2. 产妇对挤奶知识的了解情况<br>3. 环境温度适宜，屏风遮挡，注意保暖 |
| 准 备 | 患者准备<br>自身准备<br>产妇准备<br>用物准备 | 1. 熟悉挤奶手法流程及注意事项，着装整洁，洗手<br>2. 干净毛巾、温开水、脸盆、灭菌后盛奶容器<br>3. 产妇取坐位，充分暴露乳房部分 |
| 实 施 | 操作步骤 | 1. 核对床号、姓名，向产妇解释挤奶目的<br>2. 用温热湿毛巾清洁乳房，手轻轻在一侧按摩，拇指放在乳晕上方，示指在下方，其他手指托住乳房<br>3. 将拇指和示指分别放在乳房的上下方，距乳头根部 2 cm 的乳晕上，拇指与示指向胸壁方向挤压，然后放松，放松时手不离开皮肤，如此重复进行<br>4. 以同样方法逆时针沿乳头依次挤压，使每个乳腺管的乳汁都被挤出，双手交替，每个部位 3～5 次，一侧乳房挤 3～5 分钟后按另侧，反复进行，每次挤奶持续时间 20～30 分钟 |
| | 操作后护理 | 1. 协助产妇取舒适体位，穿好衣物，整理床单<br>2. 储奶，洗手，对产妇及家属进行知识宣传教育 |
| 评 价 | | 1. 产妇感觉舒适和安全，未发生皮肤破损及受凉<br>2. 操作者动作轻柔，力度适中，沟通良好 |

注意事项：
（1）挤奶前可先喝热饮或做乳房热敷与按摩。
（2）注意观察病情，发现异常情况及时给予处理。
（3）向产妇讲解母乳的储存方式和储藏时间。

## 附录 4 新生儿护理工作流程

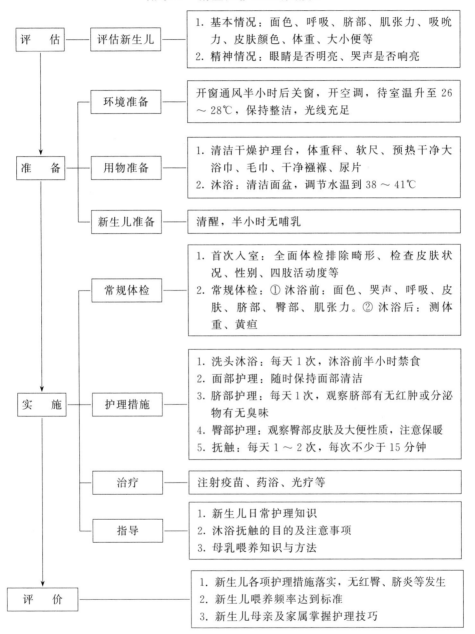

| 评估 | 评估新生儿 | 1. 基本情况：面色、呼吸、脐部、肌张力、吸吮力、皮肤颜色、体重、大小便等<br>2. 精神情况：眼睛是否明亮、哭声是否响亮 |

| 准 备 | 环境准备 | 开窗通风半小时后关窗，开空调，待室温升至 26～28℃，保持整洁，光线充足 |
| | 用物准备 | 1. 清洁干燥护理台、体重秤、软尺、预热干净大浴巾、毛巾、干净襁褓、尿片<br>2. 沐浴：清洁面盆，调节水温到 38～41℃ |
| | 新生儿准备 | 清醒，半小时无哺乳 |

| 实 施 | 常规体检 | 1. 首次入室：全面体检排除畸形、检查皮肤状况、性别、四肢活动度等<br>2. 常规体检：① 沐浴前：面色、哭声、呼吸、皮肤、脐部、臀部、肌张力。② 沐浴后：测体重、黄疸 |
| | 护理措施 | 1. 洗头沐浴：每天 1 次，沐浴前半小时禁食<br>2. 面部护理：随时保持面部清洁<br>3. 脐部护理：每天 1 次，观察脐部有无红肿或分泌物有无臭味<br>4. 臀部护理：观察臀部皮肤及大便性质，注意保暖<br>5. 抚触：每天 1～2 次，每次不少于 15 分钟 |
| | 治疗 | 注射疫苗、药浴、光疗等 |
| | 指导 | 1. 新生儿日常护理知识<br>2. 沐浴抚触的目的及注意事项<br>3. 母乳喂养知识与方法 |

| 评 价 | | 1. 新生儿各项护理措施落实，无红臀、脐炎等发生<br>2. 新生儿喂养频率达到标准<br>3. 新生儿母亲及家属掌握护理技巧 |

注意事项：
(1) 母乳喂养过程中注意母婴交流，注意观察新生儿的面色、呼吸、吸吮情况等。
(2) 观察母乳是否足够：新生儿体重增长情况、每天大小便情况。
(3) 指导产妇识别新生儿吃饱奶的征象，指导其在哺乳后将新生儿竖抱，手掌空心地轻拍新生儿后背使其打隔，以避免呛奶。

# 参 考 文 献

[1] 国家卫生和计划生育委员会公益性行业科研专项《常见高危胎儿诊治技术标准及规范的建立与优化》项目组.双胎妊娠产前筛查与诊断技术规范(2017)[J].中国实用妇科与产科杂志,2017,33(8):810-813.

[2] 刘彩霞.双胎妊娠孕期管理及临床研究热点[J/CD].中华产科急救电子杂志,2019,8(1):1-4.

[3] 严焕琛,李南,陈敏.加拿大妇产科学会指南"双胎妊娠非整倍体的产前筛查及诊断"解读[J].实用妇产科杂志,2019,35(9):669-672.

[4] 刘星,曹引丽.双胎妊娠的孕期胎儿监护[J].中国实用妇科与产科杂志,2019,35(4):387-392.

[5] 赵祖英,庞义坚.双胎妊娠自发性早产预防措施的研究进展[J].中国医药导刊,2019,21(6):334-337.

[6] Barzilay E,Mazaki-Tovi S,Amikam U,et al.Mode of delivery of twin gestation with very low birthweight:is vaginal delivery safe?[J].Am J ObstetGynecol,2015,213(2):219.e1-e8.

[7] Cozzolino M,SeravalliV,MasiniG,et al.Delayed interval delivery in dichorionie twin pregnancies:A single-center experience[J].Ochsner J,2015,15(3):248-250.

[8] Committee on Practice Bulletins—Obstetrics;Society for Maternal‐Fetal Medicine.Practice Bulletin No.169:Multifetal Gestations:Twin,Triplet,and Higher-Order Multifetal Pregnancies [J].Obstet Gynecol,2016,128(4):e131-46.doi:10.1097/AOG.0000000000001709.

[9] Emery SP,Bahtiyar MO,Dashe JS,et al.The North American Fetal Therapy Network Consensus Statement:prenatal management of uncomplicated monochorionic gestations[J].Obstet Gynecol,2015,125(5):1236-43.doi:10.1097/AOG.0000000000000723.

[10] Hack KE,Derks JB,Schaap AH,et al.Perinatal outcome of monoamniotic twin pregnancies[J].ObstetGynecol,2009,113(2 pt 1):353-360.

[11] 尹少尉,刘彩霞.双胎输血综合征的诊治[J].实用妇产科杂志,2019,35(9):654-656.

[12] 郭咏冰,孙瑜,杨慧霞,等.双胎输血综合征发病机制研究进展[J].中华围产医学杂志,2017,20(8):607-610.

[13] 张欢,贺红菊,徐敏,等.双胎综合征胎儿预后[J].中华妇幼临床医学杂志(电子版),2017,13(2):139-143.

[14] Emery SP,Hasley SK,Catov JM,et al,North American Fetal Therapy Network:Intervention versus expectant management for stage I twin-twin transfusion syndrome[J].American Journal of Obstetrics and Gynecology,2016,215(3):346,e1-346,e3467.

[15] 国家卫生和计划生育委员会公益性行业科研专项《常见高危胎儿诊治技术标准及规范的建立与优化》项目组.胎儿镜激光治疗双胎输血综合征技术规范(2017)[J].中国实用妇科与产科杂志,2017,33(7):695-697.

[16] Diehl W,Diemert A,Grasso D,et al,Fetoscopic laser coagulation in 1020 pregnancies

with twin-twin transfusion syndrome demonstrates improvement in double-twin survival rate[J].Ultrasound Obstet Gynecol,2017,50(6):728-735.

[17] 何志明,周祎.选择性宫内生长受限的诊断与处理进展[J].中华产科急救电子杂志,2018,7(1):62-64.

[18] 张丽姿,毕石磊,陈敦金.选择性胎儿生长受限的诊治[J].实用妇产科杂志,2019,35(9):656-659.

[19] Francesco D.Antonio,Anthony O.Odibo,Federico Prefumo.Weight discordance and perinatal mortality in twin pregnancies:a systematic review and meta-analysis[J].Ultrasound Obstet Gynecol,2018,52(1):11-23.

[20] 吕淑平,王彦林.sIUGR 发生机制的遗传学研究进展[J].现代妇产科进展,2017,26(11):865-868.

[21] 国家卫生和计划生育委员会公益性行业科研专项《常见高危胎儿诊治技术标准及规范的建立与优化》项目组.双胎妊娠超声检查技术规范(2017)[J].中国实用妇科与产科杂志,2017,33(8):815-818.

[22] 黄帅,漆洪波.双胎之一胎死宫内的诊治[J].中华产科急救电子杂志,2019,2(8):5-9.

[23] Blickstein I,Perlman S.Single fetal death in twin gestations[J].J Perinat Med,2013,41(1):65-69.

[24] Mackie FL,Rigby A,Morris RK,Kilby MD.Prognosis of the co-twin following spontaneous single intrauterine fetal death in twin pregnancies:a systematic review and meta-analysis[J].BJOG,2019,126(5):569-578.

[25] Giorgio Conte,AndreaRighini,Paul D.Griffiths,et al.Brain-injured Survivors of Monochorionic Twin Pregnancies Complicated by Single Intrauterine Death:MR Findings in a Multicenter Study[J].Radiology,2018,288(2):582-590.

[26] 肖晓青,侯淑红,陈东平,等.双胎无心反向动脉灌注序列的超声应用及治疗进展[J].中外医疗,2019,27:190-192.

[27] 中国妇幼保健协会双胎妊娠专业委员会.双胎反向动脉灌注序列征诊治及保健指南(2020)[J].中国实用妇科与产科杂志,2020,36(4):380-382.

[28] 曾艳欣,陈敏,赖贺,等.国际妇产科超声学会实践指南"超声在双胎中的应用"解读(一)[J].中国实用妇科与产科杂志,2016,32(7):646-650.

[29] TollenaarL,LoprioreE,MiddeldorpJM,et al.Improved prediction of twin anemia-polycythemia sequence by delta middle cerebral artery peak systolic velocity:new antenatal classification system[J].Ultrasound Obstet Gynecol,2019,53(6):788-793.

[30] 颜斌,余家康,钟微,等.4 例胸腹联体婴儿术前评估策略及手术时机探讨[J].临床小儿外科杂志,2019,18(4):304-309.

[31] 国家卫生和计划生育委员会公益性行业科研专项《常见高危胎儿诊治技术标准及规范的建立与优化》项目组.胎儿镜激光治疗双胎输血综合征技术规范(2017)[J].中国实用妇科与产科杂志,2017,33(7):695-697.

[32] 孙笑,孙瑜.宫内输血围手术期处理进展[J].中华围产医学杂志,2019,22(5):353-356.

[33] 张晗,赵扬玉.复杂性双胎妊娠中射频消融减胎术的应用[J].中华产科急救电子杂志,2019,8(1):10-13.

[34] 曾桢,孙笑,杨慧霞,等.单绒毛膜双羊膜囊双胎妊娠第二个胎儿延迟分娩一例报道及文献复习[J].中华围产医学杂志,2015,1(18):45-47.

[35] 浙江省医学会重症医学分会.浙江省重症急性胰腺炎诊治专家共识[J].浙江医学,2017,39(14):1131-1151.

[36] Forsmark CE, Swaroop VS, Wilco CM. Acute Pancreatitis[J]. N Engl J Med, 2016, 375(20):1972-1981.

[37] 中国医师协会胰腺病学专业委员会.中国急性胰腺炎多学科(MDT)诊治共识意见(草案)[J].中华胰腺病杂志,2015,15(4):217-224.

[38] 中国系统性红斑狼疮研究协作组专家组.中国系统性红斑狼疮患者围生期管理建议[J].中华医学杂志,2015,95(14):1056-1060.

[39] 邓洪梅,山丹.妊娠合并系统性红斑狼疮[J].中华全科医师杂志,2015,14(5):391-393.

[40] 郭松,张建平.妊娠合并系统性红斑狼疮活动期的管理[J].中华产科急救电子杂志,2017,6(1):14-18.

[41] 贺芳.妊娠合并系统性红斑狼疮与不良妊娠结局[J].中国实用妇科与产科杂志,2020,36(5):412-416.

[42] 中华医学会妇产科学分会产科学组.妊娠合并心脏病的诊治专家共识(2016)[J].中华妇产科杂志,2016,51(6):401-409

[43] ACOG Practice Bulletin No.212: Pregnancy and Heart Disease[J]. Obstet Gynecol, 2019, 133(5):e320-e356.

[44] 中华医学会心血管病学分会心力衰竭学组,中国医师协会心力衰竭专业委员会,中华心血管病杂志编辑委员会.中国心力衰竭诊断和治疗指南2018[J].中华心血管病杂志,2018,46(10):760-789

[45] Owen DJ, Wood L, Tomenson B, et al. Social stress predicts preterm birth in twin pregnancies[J]. Journal of psychosomatic obstetrics and gynaecology, 2017, 38(1): 63-72.

[46] Tendais I, Figueiredo B. Parents' anxiety and depression symptoms after successful infertility treatment and spontaneous conception: does singleton/twin pregnancy matter?[J]. Human reproduction (Oxford, England), 2016, 31(10): 2303-2312.

[47] 马淑红,高凤香.高龄双胎妊娠女性负性情绪与妊娠压力的相关性研究及社会支持的调节效应[J].中国妇幼保健,2017,32(15): 3457-3461.

[48] Beauquier-Maccotta B, Chalouhi GE, Picquet AL, et al. Impact of Monochorionicity and Twin to Twin Transfusion Syndrome on Prenatal Attachment, Post Traumatic Stress Disorder, Anxiety and Depressive Symptoms[J]. PLoS One, 2016, 11(1): e0145649.

[49] Druguet M, Nu OL, Rod C, et al. Emotional Effect of the Loss of One or Both Fetuses in a Monochorionic Twin Pregnancy[J]. Journal of obstetric, gynecologic, and neonatal nursing: JOGNN, 2018, 47(2): 137-145.